小郎中学医记

——爷孙俩的中医故事4

曾培杰　陈创涛　编　著

U0201114

中国中医药出版社

·北京·

图书在版编目（CIP）数据

小郎中学医记.爷孙俩的中医故事.4 / 曾培杰，陈创涛编著.—北京：中国中医药出版社，2023.6

ISBN 978－7－5132－6676－5

Ⅰ.①小… Ⅱ.①曾… ②陈… Ⅲ.①中医学—普及读物 Ⅳ.① R2－49

中国版本图书馆 CIP 数据核字（2021）第 008426号

中国中医药出版社出版

北京经济技术开发区科创十三街 31 号院二区 8 号楼
邮政编码　100176
传真　010-64405721
山东华立印务有限公司印刷
各地新华书店经销

开本 710×1000　1/16　印张 15.75　字数 273 千字
2023 年 6 月第 1 版　2023 年 6 月第 1 次印刷
书号　ISBN 978－7－5132－6676－5

定价　58.00 元
网址　www.cptcm.com

服 务 热 线　010-64405510
购 书 热 线　010-89535836
维 权 打 假　010-64405753

微信服务号　zgzyycbs
微商城网址　https://kdt.im/LIdUGr
官 方 微 博　http://e.weibo.com/cptcm
天猫旗舰店网址　https://zgzyycbs.tmall.com

如有印装质量问题请与本社出版部联系（010-64405510）

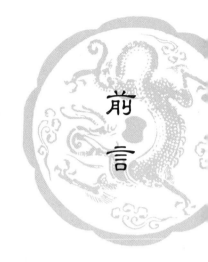

前言

　　中医要普及，首先要让更多的人来认识中医。如果人们都读不懂中医，中医要想世界化，这个进程就步履维艰。所以将传统中医药的很多理念术语，转化为现代大众能听得懂、用得上的语言尤为关键。

　　运用讲故事的写作形式弘扬中医，使用各类取象譬喻，让中医更有趣；将中医晦涩难懂的医理生活化、现代化，使人们能够轻松阅读，方便使用。这些都是在推进中医普及，使中医走进民众，走向世界。

　　比如在《小郎中学医记——爷孙俩的中医故事3》中，我们讲到祛风湿药，本书我们讲到化湿药、利水渗湿药，这么多治湿的药，该如何梳理、浓缩出精华呢？为何说治湿的药很重要？大家看，人体内大部分都是水津，懂得治湿就懂得如何调配水津，进而治疗大部分疾病时就能够另辟蹊径。

　　有人问一老中医，你是如何看病的？这位老中医笑笑说，我不是在看病，我是在看人体气血水津是如何运行的，为什么出现障碍。我用药也不是在调疾病，而是在调人体气血水津。

　　我们会发现，祛风湿药大都是藤类药、风药，比如独活、威灵仙、海风藤、青风藤等。大自然里风能胜湿，毛巾高悬，被风一吹，很容易就干了；头发湿了，用电吹风一吹，也很快干了；地面上有些水，被风一吹，也很快蒸发了。所以羌活胜湿汤里用大量的风药，把高巅、脊背乃至周身的湿气吹化，身体就轻松了。

化湿药大都苦温干燥，比如苍术、厚朴、草果、砂仁等。大自然里的燥土能够把水湿给吸走，正如地上有水，用点灶灰一洒就干了；雨后道路泥泞，坑洼里有水，铲几锹干土填平，就马上干爽了。所以平胃散里用苍术、厚朴、陈皮等物，就像把坑洼积水的胃土这条谷道平整干爽。

利水渗湿药又分为好几个板块，总的来说离不开利水消肿、利尿通淋、利湿退黄，比如茯苓、薏苡仁、车前子、滑石、茵陈、金钱草等，但不管怎么样，它们都具有不同程度开膀胱、导水沟的作用。正如路上水决决，怎么用风吹、用土填都不管用时，这时挖沟渠排水才是最为重要的。沟渠通畅，水湿自去。

又比如耕田种地，为何首先要挖沟渠，因为再多的土壤也抵不住瓢泼大雨冲洗，不把沟渠挖好，农田很快就变成水田。所以人体膀胱水道不通，就很容易水肿、肥胖、胀满。这时用风吹干、用土填平，都比不上挖沟来得快，挖沟渠就是利水渗湿……

南方低湿之处，桌椅脚总是先烂，所以在南方行医如果不懂得治湿是不行的。但治湿之道非常复杂，把这复杂的治湿之道形象化，把这高深的医理朴素化，便能够迅速让大众把握住中医的精髓。所以普及中医既需要科学严谨的态度，更需要各种灵活生动的讲法。如果学起中医来，有十足的趣味，十足的悟性，那谁也不会半途而退。

中医普及学堂
2022 年冬

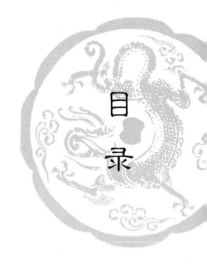

目录

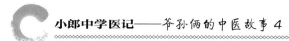

1. 茯苓

◎ 除湿圣药——茯苓

> 茯苓甘淡平，除湿水气行。
>
> 脾虚神不定，健脾可宁心。

小指月边学药边总结，甚至他自己都能编出朗朗上口的歌诀。

这几天竹篱茅舍窗台上一盆兰花枯黄，掉叶子。小指月最喜欢这盆兰花了，非常心疼，但又不解其故，便问爷爷，为什么兰花会枯萎呢？

爷爷走过去一看，笑笑说，你瞧，这盆里的土太湿了，都水泱泱的了，估计根快腐烂了，叶子能不脱落吗？小指月马上把花盆翻过来看，原来花盆下面的洞堵住了，一浇水，过多的水都停留在花盆里，兰花的根都快泡烂了。

小指月马上给兰花换了一个花盆，装些疏松干爽的泥土，这个花盆下面的孔非常通透，过多的水能够很快流走。过了一个多星期，兰花又焕发了生机。

一个青年脱发1年余，前额光溜溜的。爷爷一看他舌苔水滑，便说，就用一味茯苓打粉，每天吃2次，每次吃6克，以后不要再喝凉饮冰水了。

这青年就是经常喝冰冻饮料。爷爷说，凉饮制造秋冬肃杀的场，所以人体头发就像大自然草木逢肃杀之令，必定生机不旺。

这个青年回去吃了1个月的一味茯苓饮，脱发1年多的地方居然重新长出了头发。他非常开心，又来要了一料一味茯苓饮，又吃了1个月，脱发就好了。

小指月不解地问，爷爷，肾其华在发，发为血之余。你既没有用补肾精的何首乌、熟地黄，也没有用养血的当归、酸枣仁，怎么却治好了他的脱发呢？

爷爷笑笑说，如果是精亏血虚，就要补精养血，用七宝美髯丹，或者你说的思路都行。如果只是水饮为患，把水利去，头发就能很快生出来。

小指月说，爷爷，为什么水饮会导致脱发？爷爷说，你看到那盆兰花没有？浇水太多，花盆下面的孔又被堵住，水湿下不来，阻在里面，就会烂根，导致兰花掉叶。对于人体而言，如果三焦、膀胱气机不利，水湿阻在里面，就会上泛巅顶，水湿腐蚀发根，头发就容易脱落。所以岳美中老中医认为，脱发的形成有一种原因是水气上泛巅顶，浸蚀发根，使发根腐烂而脱落，茯苓能上行渗水湿，而导饮下降，湿去则发生。这叫降本流末，而生万物。

小指月恍然大悟说，原来如此。爷爷继续说，他还有前列腺炎，下面尿道有瘀塞，水湿才排泄不畅，所以茯苓一物二用，上病下取，通利三焦，能够淡渗利湿，打开下焦水湿下行的开关，就像把花盆下面堵塞的孔通开，这样水湿下注不上泛，发根就清爽牢固，而尿道也通畅舒服。随后小指月在小笔记本中记道：

岳美中经验：一味茯苓饮治脱发。用茯苓 1000 克，打成细粉，每次服用 6 克，白开水送服，每日 2 次。一脱发青年，服药 2 个多月，发已丛生。一脱发 10 余年的病人，服用 3 个月后，头发也生长出来。（《名老中医用药心得》）①

◎青松林下茯苓多

割断凡缘，心安神定。山中采药修身命。青松林下茯苓多，白云深处黄精盛。百味甘香，一身清净。吾生可保长无病。八珍五鼎不须贪，荤膻浊乱人情性。

小指月唱着《踏莎行·割断凡缘》，跟着爷爷入山采茯苓。

茯苓这味药在这个时代用得非常多，不是因为爷爷喜欢用茯苓，而是这个时代的人们普遍饮食过度，血液浑浊浓稠，"三高症"很多，所以急需要一些甘淡之品，把浊阴淡渗出去，这叫浓者淡之。

爷爷在一个大松树前面观察了一会儿，然后用锄头在地上敲了敲，地面上发出空响声。爷爷笑笑说，这下面准有茯苓。

小指月说，爷爷，你又没有透视眼，怎么知道下面有茯苓呢？爷爷笑笑说，采药和中医望诊是一样的，都讲究司外揣内，透过现象看本质。

小指月一下来了兴趣，爷爷，你能透过地面的蛛丝马迹，看到地下有茯苓？爷爷说，如果老药工没有这样的火眼金睛，上山跑个遍，也挖不到茯苓啊。

小指月急着说，爷爷，那你快把这火眼金睛教给我，我也想找出茯苓来。爷爷说，茯苓喜欢生长在松树林里，你看这茯苓生长之处，土壤都会比较干爽。

小指月说，是不是水湿都被茯苓收下去了呢？爷爷点点头，又说，茯苓生长的地面，你用锄头去敲，如有空响声，再结合松树的末端带些枯黄，那树下就可能有茯苓。小指月点点头说，原来爷爷刚才敲地面便是在叩诊、听诊啊！

爷爷又说，司外揣内的方式很多。你在松树林里看到被砍伐或倒下的松树，如果不朽不蛀，用鼻子去闻，又没有明显松脂的气味，那是松脂精华都被茯苓吸纳了，然后你用锄头去击打，一击就碎，那么这松树根部下面极有可能有茯苓。

小指月笑笑说，爷爷，这就是闻诊啊！小指月按照这些方法，又在周围的松

---

① 本系列图书所引用名老中医经验，除非特别指出，均是引自原人民军医出版社出版的《名老中医用药心得》系列（本系列图书最新修订版将由中国中医药出版社出版），后续不再一一指出。

林找到了一处，然后他挖下去，果然采到了茯苓，他兴高采烈地拿着自己的成果说，爷爷，我也练就了火眼金睛，哈哈！

有个小伙子，稍微喝水多点就拉肚子，晚上如果再灌点啤酒就遗精、滑精。

爷爷说，这是什么病症呢？小指月说，舌苔水滑，脉濡缓，诸湿肿满，皆属于脾，这是脾虚湿盛。爷爷说，选择一味既能除湿又能健脾的药。

小指月说，一味茯苓足矣！这小伙子便用米汤送服茯苓粉，每天2次，吃了1周后，就很少拉肚子、遗精了，即使偶尔喝多点水也没事。

爷爷说，茯苓能够通利三焦，走水道。茯苓生长之处，地面干爽。体内如有水湿四布，它进入人体，周身因此而清爽舒适，故一味茯苓乃健脾除湿妙品。

小指月说，如果小便多，怎么办？爷爷说，可以加些山药。

小指月又说，如果湿泻厉害，舌苔水滑，怎么办？爷爷说，加些白术，其效更速。随后小指月在小笔记本中记道：

《仁斋直指方》记载，治心虚梦泄或白浊，白茯苓末二钱，米汤调下，日二服。

《儒门事亲》记载，治小便多，滑数不禁，白茯苓（去黑皮）、干山药（去皮，白矾水内湛过，慢火焙干）各等份，为细末，稀米饮调服之。

《素问玄机原病式》茯苓汤，治湿泻，白术一两，茯苓（去皮）七钱半，上细切，水煎一两，食前服。

◎苏东坡与茯苓芝麻面

这几天小指月在品读《苏东坡传》，这位文人词客为何能够屡被贬谪仍然豪放豁达，一一挺过来呢？甚至人们认为他被南下流放后，几乎不可能再活着回来，自古南迁几人回。苏东坡不仅屡屡创造名篇佳句的奇迹，更是在创造生命的奇迹。

爷爷说，豪放的性格，使得苏东坡开创宋朝一代豪放词风，一改婉约靡弱之风气，同时也能够让他在逆境之中畅天怀。但如果不精通些中医中药，他在被流放的途中，不是死于恶病，便是误于庸医之手。

小指月说，爷爷，难道一代文雄苏东坡也是精通中医的人？爷爷说，不仅苏东坡，甚至杜甫、范仲淹、袁了凡，这些名流都通于医药。

小指月不解地问，他们为什么要学医呢？爷爷说，业余学，身家用，闲时学，急时用。中医可以为健康护航，为生命充电，为家人朋友的健康加油。

小指月说，苏东坡医术达到什么程度呢？爷爷说，除了流传有《苏沈良方》外，还有大量苏东坡自己用药调理身体的故事。

小指月说，我最喜欢听故事了。爷爷喝了一口茶，慢慢道来。

这文人墨客大都喜欢坐于书桌旁，读书写字，吟诵诗篇。但久坐便有一个问题，那就是湿气下注，久坐伤肉，伤脾，这样就容易腿脚沉重不利，下半身长湿疹、湿疮，甚至痔疮。苏东坡就经常痔疮发作。在《与程正辅书》中，苏东坡曾讲述，一次他的痔疮复发了，不得不断酒肉、忌酱菜盐酪好几天，可是不见好转。有些中医朋友就推荐苏东坡用一些攻毒活血、清热泻火的药治疗痔疮。但苏东坡认为自己的痔疮不是简单的血毒瘀滞，而是自己经常思虑过度，劳伤心脾，脾虚导致湿邪下注，久坐导致血脉不通，这样湿浊与瘀血相互搏结，便结成痔疮。如果去攻毒活血，清热泻火，自己体质本虚，不适宜攻伐太过，不如固本培元，通过健脾除湿，来治疗湿邪的来源。苏东坡便开始阅读医籍，寻找思路。

他发现，可以把茯苓和芝麻配在一起制成食疗方。因为正常人都不太喜欢吃药，如果能够制成一些糕点，既能够治病，又美味可口，还能补益人体，延年益寿，何乐而不为呢？文人就是多奇思妙想，说干就干，随后一料茯苓芝麻面就制造出来了。苏东坡吃后，痔疮就很少发作了，思维也更清晰，精神更充足。

小指月便问，爷爷，为什么用茯苓和黑芝麻呢？爷爷笑笑说，苏东坡还经常便秘，大便一不通畅，痔疮就容易发作，所以要选用一味既能润肠通便，又可以补益身体的药，而且要非常可口，那就非黑芝麻莫属了。而茯苓淡渗利湿，中医认为血不利则为水，水湿不利也会加重痔疮瘀血。所以通过茯苓通利周身水气，又能补中健脾，这样未生之水湿令不生，已生之水湿令消去，湿气流通，血脉顺畅，痔疮症状因此减轻，大便畅通，浊气得降，肛裂出血也就消失了。

随后小指月在小笔记本中写道：

《东坡杂记》中记载了治疗脾虚痔疮的方法，黑芝麻去皮，九蒸九晒，茯苓去皮，入少白蜜为面，食之甚美，如此服食多日，气力不衰，而痔减退。只吃此面，不消别药，百病自去，此长年真诀也。孙思邈说，茯苓久服百病除。苏东坡采用茯苓芝麻面治疗痔疮的方法距今已有 900 多年，至今民间仍用此法治疗痔疮。方法：把炒熟后的黑芝麻碾碎，与茯苓粉混合，每天服用 20 克。

◎苏辙与茯苓粥

《神农本草经》记载，茯苓久服，安魂养神。

爷爷继续给小指月讲苏东坡弟弟苏辙的故事。苏门出了三学士，苏轼和苏辙两兄弟关系非常好，他们既是文人，也都在朝做过官。文人或官人都有一个特点，就是大都想事情太多，体力活干得少。想事情多就容易伤脾，体力活干得少，胃口也打不开，所以消化食物功能一减退，人就很容易累。因为中医认为四肢皆禀气于脾，脾运化的水谷少了，四肢和五脏怎么能得到充足的能量呢？

这样他们兄弟俩都容易倦怠乏力，特别是苏辙，每每用心太过还容易失眠，晚上睡在床上，人是静下来了，但脑子却像骑马一样静不下来。他也尝试了服用各种安神药，发现效果都不太好。苏轼就告诉苏辙，即使仕途不太如意，也不要太过忧郁。你看我多次起起落落，照样写文章，游山访友，要多与老百姓一起干活。干完活后，人既容易睡觉，脑子里的灵感也会如泉涌。而苏辙也知道自己疏于锻炼，他想找一味药，作为食疗，来调理自己虚弱的脾胃和心悸、失眠。

苏轼发现了历代医药方中常见的二味药，就是茯苓和甘草。茯苓在古代医家眼中为四时神药，虽然平和，却不可或缺。他把这一发现告诉弟弟苏辙，苏辙也跟朋友交流，并且认真研究前人关于茯苓的记载，他看到典籍里说，对于脾虚心悸，属于水湿偏盛的，便可以放胆服用。但如何诊断自己是水湿偏盛呢？苏辙又仔细阅读典籍，发现可以从最简单的舌诊入手，如果舌头胖大，甚至舌头两边有齿痕，而且舌苔普遍偏厚腻而白，这时体内肯定水湿偏重，容易觉得困倦乏力。这些简单的症状诊断和自己对应上了。

于是苏辙便经常从松树林里采集茯苓，这样既可以得到茯苓，又可以通过爬山采药，出出汗，劳其筋骨，锻炼身体。他平时有空就熬茯苓粥喝，喝了几个月后，睡眠大好，服用了1年，身体强健，胃口大开，甚至心慌的症状也消失了。周围的人很奇怪地问他，你作为男人怎么也用化妆品呢？以前你的脸没那么洁白润泽的，怎么现在看起来越来越润泽了呢？苏辙跟大家解释说，自己是靠茯苓粥来调养身心，健脾和胃，宁心安神，这样脾胃一开，睡觉便好，所以精充神满，颜面光泽。

《肘后方》中记载，服用茯苓至百日，肌体润泽，延年耐老，面若童子。

可见茯苓不仅是调内脏水湿之妙品，更是美容上品，可以净面，可以养颜，可以祛除皮肤瘀滞暗斑、色素沉着。因为周身水精四布，五经并行，自然面洁如洗，身心如同清洗过一般。

◎ 慈禧与茯苓夹饼

小指月说，爷爷，我喜欢听故事学中医。爷爷说，再给你讲个茯苓夹饼的故事。

小指月说，这茯苓夹饼不是北京特产吗？爷爷说，正是，这北京特产可是有来头的，不仅广为老百姓喜爱，更是宫廷必备养生延年之妙品。

小指月说，这茯苓夹饼是怎么来的呢？爷爷便娓娓道来。

慈禧太后垂帘听政，每天要处理大量国事，经常日夜烦扰，精神疲惫，因此老觉得胸中有团逆气，而且惊恐忧虑，心悸失眠。太医们绞尽脑汁，或是酸枣仁汤，或是安神定志丸，但毫无效果，搞得神经衰弱，容颜憔悴。对于太后而言，容颜比什么都重要。慈禧太后便想到北京城外香山有个法海寺，寺内方丈人称老寿星，年近百岁，却颜若童子。慈禧太后说，如果谁能把他养生美容的秘诀挖掘出来，她便重重有赏。

一侍卫去问老和尚，太后都厌倦吃药了，你可有法子让太后不吃药却能治好病？老和尚笑了笑，说，先别说治病，让太后尝尝老衲亲手烙制的圆饼。这侍卫就疑惑了，我们宫里什么糕点都有，御厨们做出来的点心岂是你们民间粗俗之人所能比拟的。老和尚看出侍卫的不屑，便笑笑说，人生在世不求仙，五谷百草保平安。此饼乃用老衲采集的茯苓所制，名曰茯苓夹饼，服用后，既能健脾安神，养颜美容，又可延年益寿，轻身耐老。

这么一说，侍卫才发现此饼原来大有玄机，绝不是普通家常小饼。茯苓夹饼送到慈禧太后手中，一打开，便有阵阵异香扑鼻，闻到这股香味，慈禧太后胃口马上大开，一尝非常松脆可口，吃完一小盒，意犹未尽，想不到就没有了。慈禧太后便急着叫侍卫向老和尚索要。老和尚笑笑说，此饼每天只炮制一点，要等到第二天才有。原来老和尚知道好吃不可多吃，饼到七分饱，这样意犹未尽，才能把脾胃养好。这样慈禧太后连续吃了几天后，顿觉神清气爽，心慌、失眠的症状一扫而光。

既不用服用苦口的汤药，又能够品尝鲜美可口的美食，而且还可以治好病，这样的事天底下也难找。慈禧太后连连赞叹老和尚养生有功，制作茯苓夹饼有一手，便重重赏赐了法海寺众僧人。随后慈禧太后便召集御膳房和太医院，叫御厨和太医们联手制作茯苓夹饼，这样在宫中就可以时常吃到这种健脾安神、延年益寿的小吃。从此慈禧太后身体越来越好，不仅心悸、失眠之症不再犯，而且胃口大开，精力充足，连皮肤都比以前光泽，自觉又年轻了。

茯苓夹饼从此成为宫中每天必制的保健小吃。由于此饼药食统一，美味与养生兼备，所以很快便传到民间，广受大众欢迎，成为北京一知名特产。上至80岁老人，下至3岁顽童，但见脾虚气弱，不思饮食，睡眠不安，只要有水湿为患的，用这茯苓夹饼作为保健小食，都能很好地缓解病症，带来健康。

小指月说，为什么一味茯苓夹饼，居然可以解决连太医都束手的难题？爷爷说，这就是老和尚的高明之处。《神农本草经》中记载，茯苓，味甘平，主胸胁逆气，忧恚惊邪恐悸。茯苓最善治疗用心、用神过度导致的忧劳，心中纠结，能安神定悸，而且茯苓还能够缓解心胸中压力。

小指月说，它如何缓解心胸中压力呢？爷爷说，淡渗可利湿。很多达官贵人，出入必车马，升降必电梯，很少走路，体力劳动也减少，这样整个身体阳气就不足，阳气一不足，湿气就到处为患，所以周身容易困重疲累。

小指月说，原来水湿便是心胸中压力及身体不适的一个重要原因。

爷爷接着说，你还得明白水湿怎么来的。这些达官贵人大都生活条件好，他们能吃到大量生冷瓜果，吃起来看似可口，实则伤人脾肾阳气，阳气一伤，水湿更加运化不了。这些运化不了的水湿留在体内，就会造成心脏的压力。

小指月说，原来茯苓是通过开水湿下行的通路，使身体湿气去，压力轻。

爷爷说，没错，这就是为何五苓散、苓桂术甘汤能除痰湿以减肥轻身，都以茯苓为主药。早在张仲景就看到茯苓善去水湿了，所以别小看茯苓这味药平淡无奇，用好了，却能挡千军万马。

小指月说，难怪了，刚开始我也觉得平淡无奇的茯苓夹饼怎么可能解决令太医都束手的顽疾呢？爷爷笑笑说，世间没有神奇之法，只有平淡之法。平淡之极，乃为神奇。随后小指月在小笔记本中记道：

茯苓饼是由茯苓霜和精白面粉做成的薄饼，中间夹有用蜂蜜、砂糖熬化调匀的蜜饯松果碎仁，其形如满月，薄如纸，白如雪，珍美甘香，风味独特。关于茯苓饼的制食法，早在800年前的南宋《儒门事亲》中就有记载：茯苓四两，白面二两，水调作饼，以黄蜡煎熟。不过这种蜡煎的饼并不好吃。到了清初，有人提出"糕贵乎松，饼利于薄"的主张，于是后来的饼就越来越薄。因为滋补性强，加上慈禧爱吃，所以身价百倍。凡到北京的外地人，大都要到王府井买几盒带回去，以馈赠亲友。

◎钱乙与风湿病

小指月说，爷爷，这些故事真好听，还有没有关于茯苓的故事呢？爷爷说，听故事你永远听不够，爷爷也永远讲不完。

小指月笑了，他知道爷爷又要讲故事了。爷爷便用他那不急不缓的语气，又开始讲了起来。

宋朝有个名医，叫钱乙，是上天送给孩子的最好的礼物。为什么这样说呢？原来钱乙善于治疗小孩的疾病，有儿科圣手的美称。很多小孩的疑难杂病都因为他而得以救治，而且很多儿科医家也因为看了他的书而医术得以提高。大家耳熟能详的六味地黄丸，就是出自这位儿科圣手。

但医生能够医别人病，并不能保证自己不得病，很多医生得的病更顽固难治。钱乙就得了顽固的风湿，晚上关节痛得难以入睡，钱乙总是搞些姜外敷一下，或者喝点酒。由于经常熬夜，加上随时都要看病，吃饭没有规律，所以他又得了痰饮病，这样风湿加上痰饮，瘦弱的身体就更受不了。

钱乙遍览古籍，他发现自己脾虚有湿，又咳吐痰多，色白，而且还风湿关节痹痛，如果不把痰湿疏散开，关节痹痛就很难真正好起来。所以必须要找一味药，既能健脾除湿，又可以化痰行水，这样脾胃得健运，痰湿得化，脾主四肢功能增强，手脚风湿痹痛就会减轻。他舍弃了常规用藤类药治疗风湿筋骨痹痛的思路，从脏腑入手，选用一味茯苓来治疗自己的风湿。

他让自己的亲戚到东山上去采茯苓，特别是有些老松树长满了菟丝子，下面长的茯苓是最好的。有句话叫千年古松，下有茯苓，上有菟丝。找到菟丝子后用火烧，烧到菟丝子根部时，就一定能挖出茯苓来。

钱乙就靠这茯苓来治疗自己的风湿痹痛，服用茯苓后，因自己常年久坐，腿脚沉重痹痛的症状就减轻了，而且吃饭胃口也好多了。从此他就每隔一段时间就服用茯苓，帮身体除除湿，健健脾，安安神。这样下除湿，腿脚便利索；中健脾，吃饭就有胃口，咳痰也减少了；上宁心安神，睡眠质量提高。茯苓这味药真是理顺上、中、下三焦水道的最佳之品啊！

为何茯苓可以减少身体的痰饮呢？《世补斋医书》记载，茯苓一味为治痰主药，痰之本水也，茯苓可以行水；痰之动湿也，茯苓又可以行湿。

茯苓治疗风湿，小指月还是第一次听到。中医认为脾主四肢，四季脾旺不受邪，通过健脾除湿，风湿在身上便待不下去了，用茯苓治风湿是治其本。

小指月又在典籍里发现了有关茯苓治风湿的记载，便把它抄录了下来。

成吉思汗在中原作战时，下了好几个月连绵不断的小雨，大部分将士水土不服，染上了风湿病，成吉思汗十分着急。有几个士兵因偶尔服食了茯苓，风湿病得以痊愈。听说此事后，成吉思汗大喜，他急忙派人到盛产茯苓的罗田县，运来大批茯苓给将士们吃，将士们吃后风湿病就好了，成吉思汗最后打了胜仗。茯苓治疗风湿病的神奇功效也被广为传诵。

◎一味茯苓能美白

小指月说，脸上为什么有黑斑呢？爷爷说，肾主水，在色为黑。如果肾的功能不好，水湿排泄不利，色素便会沉着，就会产生各种黑斑。

小指月说，怎么去这些黑斑呢？爷爷说，要看是什么原因伤了肾。有人熬夜过度，脸上黑斑必加重，那就要安神、早睡。有人郁怒伤肝，子盗母气，木拔肾水，那就要戒嗔怒。

小指月又说，为什么女人脸上容易长斑？爷爷说，一个是年纪到了，阴阳两虚；另一个是女人相对男的运动比较少，阳气没那么足，阳微则湿盛，所以身体容易留湿。故而她们平时可以用些茯苓、薏苡仁煲汤，以除湿下行，给斑浊、色素一个出路。小指月说，原来是这样。

爷爷说，还有，指月啊，你知道为什么这个时代水湿重的病人越来越多吗？

小指月说，脾主湿，脾虚吧。爷爷说，为什么脾虚？小指月就答不上来了，毕竟造成脾虚的因素太多了。

爷爷说，其中有一个重要的原因，叫饱食伤脾。现在的人普遍吃得太好了，吃的东西远远超过所需，这么多东西压在中焦脾胃上，对脾胃来说无疑是个大负担。超载的车容易坏，经常超载的脾胃也容易生病。脾胃一病，湿气就四处流行，在肺则咳痰，在关节则痹痛，在脸则为斑，在心则失眠、惊悸，在肾则腰酸，在脚则腿脚沉，在眼睛则视物不明，在巅顶则发脱……

小指月恍然大悟说，我明白了，爷爷。我知道为什么一味茯苓有这么大本事了，原来这叫异病同治。不管病在哪里，只要脾虚水饮泛滥，都可以用茯苓去对治中焦痰饮水湿之源，这样源清则流自洁，脾胃一旺，痰饮水湿就少，气血津液就多，身体就好。爷爷点点头。

有个嘴唇周围长黑斑的女孩子，很苦恼。

爷爷说，黑斑为水之色，唇周乃脾所主，舌淡胖有齿痕，明显脾虚水湿盛。一方面内服茯苓粉，另一方面外用茯苓和蜂蜜做成的面膜，这样用了1周后，暗斑居然消了。随后小指月在小笔记本中记道：

《补缺肘后方》记载，治䵟，白蜜和茯苓涂上，满七日。

◎茯苓拾珍

《医学衷中参西录》记载，友人竹某曰：嵊县吴氏一家，以种苓为业。春间吴氏之媳病，盖产后月余，壮热口渴不引饮，汗出不止，心悸不寐，延余往治。病患面现红色，脉有滑象，急用甘草、麦冬、竹叶、柏子仁、浮小麦、大枣煎饮不效；继用酸枣仁汤，减川芎，加浮小麦、大枣，亦不效；又用归脾汤加龙骨、牡蛎、萸肉则仍然如故。当此之时，余束手无策，忽一人进而言曰：何不用补药以缓之？余思此无稽之谈，所云补药者，心无见识也，姑漫应之。时已届晚寝之时，至次日早起，其翁奔告曰：予媳之病昨夜用补药医痊矣。余将信将疑，不识补药究系何物。乃翁持渣来见，钵中有茯苓四五两，噫！茯苓焉，胡为云补药哉？余半晌不能言。危坐思之，凡病有一线生机，皆可医治。茯苓固治心悸之要药，亦治汗出之主药。仲景治伤寒汗出而渴者五苓散，不渴者茯苓甘草汤。伤寒厥而心下悸者宜先治水，当服茯苓甘草汤。可知心悸者汗出过多，心液内涸，肾水上救入心则悸，余药不能治水，故用茯苓以镇之。是证心悸不寐，其不寐由心悸而来，即心悸亦从汗出而来，其壮热口渴不引饮、脉滑，皆有水气之象，今幸遇种苓家，否则汗出不止，终当亡阳，水气凌心，必当灭火，是谁之过欤？余引咎而退。观竹某此论，不惜暴一己之失，以为医界说法，其疏解经文之处，能将仲景用茯苓之深意，彰彰表出，固其析理之精，亦见其居心之厚也。

指月按：茯苓乃宁心安神妙品，其味甘淡渗利，然其性纯良补益，乃通利水气带补之品。张锡纯称其善敛心气之浮越以安魂定魄，兼能泻心下之水饮以除惊悸，为心经要药。有一李姓妇，头目眩晕，心中怔忡，呕吐涎沫，有时觉气上冲，昏愦不省人事。他医治以安神之药无效，继又延医 10 余人皆服药无效，危险已至极点。诊其脉，浮而无力，视其形状无可下药。恍悟《医学衷中参西录》茯苓解中所论重用茯苓之法，当可挽回此证。遂俾单用茯苓 30 克煎汤服之，服后甫 5 分钟，病即轻减，旋即煎渣再服，益神清气爽，连服数剂，病即全愈。后每遇类此证者，投此方皆可奏效。

范桂滨经验 大剂量茯苓可镇静催眠

临床中发现，大剂量茯苓有较好的镇静催眠作用，且无明显的不良反应。取茯苓 50 克，水煎 2 次，共取汁 100 毫升左右，分 2 次服用，分别于午休及晚睡前半小时各服 1 次。服药期间停用一切镇静药，禁食辛辣刺激性食物，1 个月为 1 个疗程。从治疗结果看，单味大剂量应用茯苓治疗不寐具有较好的疗效，可谓简便廉验，值得推广。

指月按：归脾汤、天王补心丹、酸枣仁汤、安神定志汤这些古代名方，大都用到茯苓来宁神助眠，而单用一味茯苓，则比较少。茯苓一味，通补兼施，能升能降，既是药品，也能作为食疗，安全可靠。所以可以用大量茯苓配平补的山药，治疗虚性之神经衰弱及一些心脏疾病所致心悸、虚怯之病证。当然还有十味温胆汤，重用茯苓，可以去痰湿，安镇神志。

李学声经验　*茯苓愈婴汤治疗婴幼儿泄泻*

茯苓愈婴汤组成：炒怀山药 10 克，云茯苓 10 克，生鸡内金 5 克，罂粟壳 3 克（周岁剂量）。茯苓愈婴汤适用于各型婴幼儿泄泻。但因体质差异，受邪不同，略加减之，每奏良功。如伤食泄泻加焦山楂；伤暑泻加香薷、黄连，罂粟壳减半；湿热泻加葛根、黄连；寒湿泻加扁豆、干姜；脾虚泻加党参、灶心土；肾虚泻加党参、附子；久泻不止，气虚下陷者，加参、芪、升麻等。

一小儿泄泻突起，呈喷射状，日 10 余次，泻下之物如米泔蛋花，心烦发热，脉滑濡数，乃暑季湿邪伤及脾胃，遂以滑石粉加西瓜汁饮服，利小便以实大便。再用茯苓育婴汤，1 剂则病减，3 剂则病除。

指月按：小儿脾常不足，饮食不节，或外感湿邪，很容易腹痛泄泻，用山药、茯苓之品，健脾治其本。鸡内金消积，罂粟壳收敛治标。标本并行，泄泻可治。

韩世荣经验　*苓术散治疗小儿流涎*

苓术散组成与用法：白术、茯苓各 10 克，共研为粗末，纱布包后置瓷碗中，加冰糖 10 克，水 100 毫升，在锅中加盖蒸 30 分钟，去药取液，分 3 次服。用上述自拟方治疗小儿流涎 13 例，病程最短半个月，最长 1 年。经治疗后痊愈 10 例，好转 2 例，无效 1 例。一般 1 剂痊愈，多则不过 3 剂。

马某，女，3 岁。近 2 个月来口唇内起小白点，溃烂，流清涎不止，纳差，时有便溏。曾用中西药治疗无效。舌淡，苔白润，脉细滑。用本方益气健脾，温中摄涎，2 剂告愈。随访 2 年未复发。

指月按：脾开窍于口，诸湿皆属于脾，脾不虚则水湿不外溢。小儿脾常不足，故流涎多乃脾虚不敛，所以选用补脾圣药白术，渗湿圣药茯苓，这样脾健湿去，流涎自止。此二药堪称至平至和组合，却有至神至奇效果，故我们称其为健脾祛湿二药。

2. 薏苡仁

◎辛弃疾与薏苡仁

张师正《倦游录》云，辛稼轩忽患疝疾，重坠，大如杯，一道人教以薏珠（薏苡仁）用东壁黄土炒过，水煮为膏服，数服即消。程沙随病此，稼轩授之，亦效。

小指月说，爷爷，如果每一味药都有故事，如果都能够听故事学中医，那学起中药来就是轻松加愉快了。爷爷笑笑说，对啊，如果学医学得很费解，说明没有找对路，兴趣是最好的老师，学习没有乐趣怎么能够持之以恒呢？

小指月说，爷爷，我还想再听故事。爷爷说，爷爷的故事是讲不完的。你就喜欢用耳朵，而不喜欢用眼睛。很多故事都载于古籍里，你只要多去翻阅、品读，那你就有看不完的故事了。小指月说，等我把爷爷的故事听完了，再去看书。

爷爷哈哈一笑说，今天给你讲个辛弃疾与薏苡仁的故事。小指月说，辛弃疾是忧国忧民的大诗人、大词人啊！爷爷说，你知道他的诗词吗？

小指月说，背过啊，他那"金戈铁马，气吞万里如虎"的《永遇乐·京口北固亭怀古》，有苏东坡豪放派的气概，为宋词里的绝唱。

爷爷说，成绝唱不足为奇。辛弃疾此人精忠耿直，英明神武，更是人间罕有。正因为空有才华武艺，却报国无门，辛弃疾不得不归隐田园，经常抑郁寡欢。长期抑郁不得志，便患了一种奇怪的病，腹股沟周围长了水囊，大如杯，这个病叫疝气。辛弃疾根本不在乎自己的病，仍然身在草野，心在朝廷，先天下之忧而忧。肝郁加忧虑，更容易使人气机郁滞，辛弃疾不会不懂，他也知道气行则水行、气滞则水停的道理，自己身上长的水气囊肿，是因为肝气郁结为本，水湿停留只是其标。这疝气越来越重，连走路都受影响，躺在床上会稍微好一些，稍微休息不好就加重。真是内忧外患，令人不得安啊。

辛弃疾虽然归隐田园，却跟很多隐士、道人有往来。有一次他的庄园里来了一位道人，这道人非常敬佩辛弃疾的为人，见他苦恼于疝气病，便哈哈大笑说，君但忧国忧民，身上小疾由贫道替君担忧。然后道人便叫辛弃疾用一味薏苡仁土炒，而且一定要用东方泥墙壁土炒黄，然后再用水煮烂，研成膏，每次用酒送服两三钱。

辛弃疾也读过医书，他疑惑地说，疝气之疾，大都用茴香、橘核，或大黄、附子，或川楝子、乌药来疏达下焦肝部气机，因为肝经下络阴器。你为何只取一味平和的薏苡仁，并没有任何疏肝作用，难不成可以解除我身上的疝气？

这道人哈哈一笑说，用行气疏肝之品治疝是常规之法，对于普通肝郁之人有效果。可阁下人中龙凤，为人豪爽，并无自身之忧，只有家国之虑，本身阁下又经常练武耕种，气机调畅，所以只需以除湿为主，配点酒便能畅行气血，这样气、血、水三通，痰、湿、瘀三消，其疝气必定能除。唯独服药期间要少思寡虑，家国之虑暂时抛开，使胸中不平之意气不要动摇药力，那么疝气之疾便指日可愈。

辛弃疾听后点点头，便按照道人所说，服了半个多月的药，疝气之疾消无芥蒂。他感慨地说，我身上之病，也请过一些名医国手来调治，并未见效，想不到民间草野之中有奇人奇士、奇方奇药，令我疾消。

后来又有一个叫程沙随的老人，也得了这种疝气病。辛弃疾便教用此法治疗，居然也好了。这薏苡仁治疗水湿下停真是神奇效验，而且平淡无奇啊！神是因为它效果神，平淡是因为它随处可得。

随后小指月在小笔记本中记道：

吴天强老中医一次偶然的机会，给一位卵巢囊肿病人处方用药以桂枝茯苓汤，重加薏苡仁50克，病人耳外眼角下一颗刺疣及左腕处两颗刺疣（已带疣近20年），服药30剂，不仅卵巢囊肿愈，刺疣也全部脱落，疣痕皆无。余兴致之余，每见病人有刺疣者，均在处方之余，加生薏苡仁50克研末令其冲服，20日后大多都能消失。20年来运用于临床每收捷效，无一不应手而消。

运用生薏苡仁150克，加炮山甲3克，共研末冲服，治疗痔核，无不应手而除。黄某，女，26岁。患痔疮7年之久，经多方医治，反复发作，3年前手术根治。1年后再次发现多个痔核，因不愿再受手术之苦，延余问药。处方：生薏苡仁1000克，炮山甲20克，共研末，每次冲服50克，每日1次，嘱其坚持服尽。15日后痔核消除，至今已2年，未见复发。平日用于痔疮病人，汤药合之，无不应验。

临证治疗乳腺结核、乳腺纤维瘤、乳腺小叶增生、子宫肌瘤、卵巢囊肿、疝气包块，在对应用药基本方中，加入生薏苡仁50克，白芥子12克，神奇地发现病灶消除神速。薛某，女，53岁。诊断为子宫肌瘤（B超显示83mm×78mm）。延余诊疗，予自拟参莲贝甲汤加薏苡仁60克，白芥子12克，嘱服15剂后复查B超。20日后，B超显示子宫肌瘤52mm×38mm，嘱病人依方坚持再服30剂后复查，结果B超显示瘤体消失，余拟参莲汤代茶饮以固疗效。至今已1年，未见复发。

薏苡仁清热排脓，更消肿瘤，临床运用体会，最小量不能低于50克，炒用没有生用的效果好。薏苡仁无毒副作用，许多地方当作粮食。放心运用，百利无一害。

◎士兵们的湿热脚气

《本草纲目》记载，薏苡仁粥，治久风湿痹，补正气，利肠胃，消水肿，除胸中邪气，治筋脉拘挛。薏苡仁为末，同粳米煮粥，日日食之。

薏苡仁酒，去风湿，强筋骨，健脾胃。薏苡仁粉，同曲米酿酒，或袋盛煮酒饮之。

《神农本草经》记载,薏苡仁主筋急拘挛,不可屈伸,风湿痹,下气。

爷爷说,哪种人容易得风湿脚气痹痛呢? 小指月说,第一种是老人,因为年老体衰,阳气不足,湿气下注。

爷爷说,所以老年人容易腿肿抽筋,腰膝关节退行性病变。

小指月说,第二种是南方低洼之地的人们,他们经常跟水湿打交道,湿气熏蒸,容易伤人腰脚。《黄帝内经》叫伤于湿者,下先受之。

爷爷说,确实,潮湿之地湿气盛,民众也容易患湿气病,所以住在潮湿之地,如果不懂得煲些薏苡仁、赤小豆之类除湿的话,身体就容易不舒服。

这时爷爷便讲起南方湿气重容易得脚气的故事。东汉时名将马援,有一次带兵去攻打南方叛贼,这些士兵们原在北方生活,一到南方,山林湿热熏蒸,瘴气流行,地势低洼潮湿,经脉容易被湿邪阻滞。士兵们纷纷水土不服,腰脚沉重乏力,行军速度大受影响。有些士兵出现腿部严重肿胀,路都走不了,还拘挛痹痛,不可屈伸,痛得严重时,号啕大哭,严重影响军心。

这时马援就不得不高度重视,便向当地人请教,既然当地人能够在低洼潮湿之处生存下来,一定有他们的保健之法。 个地方有 种疾病,必有一种防病之术。当地的老人说,这种脚气病可以用薏苡仁防治,很多老人腿脚沉重就煲些薏苡仁汤喝,喝了都有不同程度的减轻。

马援立即采购了一大车薏苡仁,熬成汤水给士兵们喝,轻的喝一两次就好了,重的多喝几次也纷纷好了。战胜了疾病,士兵们士气大振,一举降伏了叛贼。

正如《药性赋》里所说,薏苡理脚气而除风湿。这个故事可以说是《药性赋》最好的注脚。《后汉书》中记载,马援说,此物能轻身省欲,以胜湿邪瘴气也。

小指月说,爷爷,薏苡仁为什么可以治疗脚气呢? 爷爷说,薏苡仁味甘入脾补脾,又因为其平淡,淡能渗湿。《黄帝内经》说,诸痉项强,皆属于湿。又说,湿热不攘,大筋软短,小筋弛长。湿气不单引起脾胃不和,脾胃一受湿,四肢也容易困倦乏力,所以用薏苡仁祛湿则脾胃安,脾胃安则中焦调,中焦调则气血能达于四肢,所以经脉通利,筋骨有力。如此湿痹脚气自去,此脾主四肢也。

随后小指月在小笔记本中记道:

西安王新午老中医认为,薏苡仁,《神农本草经》主“筋急拘挛,不可屈伸,风湿痹,下气”,诸家本草谓能利湿消水。西洋、东洋学者只分析其所含成分:蛋白质、脂肪、碳水化合物,其滋养力较白米为优。仲景方治浮肿,排脓;《外台方》

多因之;《唐本草》治肺痿肺气，积脓血，杀蛔虫，历验皆效；日人用以治疣，服之皆脱落，可知非但皆滋养料也。唯《本草》治筋急拘挛，人少用之。

1915 年秋，孙君之妻，产后 4 日，无寒热，四肢皆向外反折拘曲，壮妇 4 人按之不能直，稍定，诸如常人，移时复作，痛极啼号。注射西药镇静药数日，迄今无效，举室惶惶。王新午老中医诊其无他病，嘱以薏苡仁五两（150 克）煎汤恣饮，饮后即止。乃复疏补气益血方，加薏苡仁五两（150 克），服之再未复作。

王新午老中医于大筋拘挛症，予以薏苡仁罔不获效，益信《本经》主治，非后世臆测所可及也。

◎痰浊包块怎么排

《梅师集验方》记载，治肺痿唾脓血，薏苡仁十两，杵碎，以水三升，煎一升，入酒少许服之。

《范汪方》记载，治肺痈咳唾，心胸甲错者，以醇苦酒煮薏苡仁令浓，微温顿服之。肺若有血，当吐出愈。

《济生方》记载，治肺痈咯血，薏苡仁三合，捣烂，水二大盏，入酒少许，分二服。

小指月说，爷爷，薏苡仁利水渗湿，健脾除痹，我都学到了，唯独清热排脓这个不好理解。爷爷说，有什么不好理解的呢？

小指月说，薏苡仁是淡渗利湿的，它凭什么能够排脓呢？为何古人在肺痈、肠痈里都常用，而且确有奇效，这点我最想不通了。

爷爷说，指月，你想想，不要把膀胱只看成膀胱，要用五脏相关的思想去理解。你想想，膀胱与何脏相别通呢？小指月说，肺与膀胱相别通啊，所以尿道炎、膀胱炎要降肺气。

爷爷说，学医要会反弹琵琶，要有逆向思维。你反过来想想，肺部有脓浊热气，是不是要通过膀胱来排泄呢？小指月说，爷爷，我明白了，肺痈就是肺中痰湿郁热，湿阻才会化痰，痰堵便会生热，热极便是火。所以肺痈、肠痈表面热火，实则痰湿交阻，把痰湿通过膀胱排泄，热火便孤立无助，其势自息。

爷爷点点头说，清朝名医叶天士善于治疗各类湿热杂病。他通过观察自然界万象，知道湿和热最容易搏结，如油入面，难舍难分，这时要懂得把湿撤出体外，热火嚣张之势便会平息，所以他有一个非常出名的说法，叫透风于热外，或渗湿于热下，或不与热相搏，其势必孤矣。

小指月说，原来薏苡仁治疗肺痈或肠痈，它是渗湿于热下，这样局部痈肿发热，就会像泄气的皮球，一点点地被放气，像釜底抽薪一样，从下面把脓浊湿垢一点点排走，局部壅热，黄痰浊垢，便会慢慢减轻。

有个病人，得了大叶性肺炎，咳吐脓浊，医院检查肺部有一团阴影。先用大量抗生素，高热退了，但吐脓浊、胸痛始终未减。他找到一个中医，用了千金苇茎汤，即桃仁、薏苡仁、冬瓜仁、芦根，吃了5剂，胸痛减轻，咳吐脓痰也减少了，可就是没能根治，还是昼夜咳吐脓浊不止。他便找来竹篱茅舍。

小指月看后说，方证对应，好像没有什么问题。爷爷说，正如劈柴，你瞄准了柴心，为什么一刀劈下去还是劈不开？小指月恍然大悟说，力量不够。

爷爷说，欲起千钧之石，必用千钧之力。病重药轻，就像虽然有勇将精兵，只派一个排过去，再厉害也被对方一个团打得鼻青脸肿，而无反手之力。

小指月说，那该加哪些药呢？爷爷说，把薏苡仁加到150克。

这病人吃完3天药后，胸中如云开雾散，好像有个扫把把胸中痰浊从上往下扫开了，咳吐的脓痰一天比一天少，一天比一天淡，最后呼吸顺畅，胸痛消失，不再咳痰。他本来担心肺部阴影会不会是肿瘤，被薏苡仁消除瓦解了，方才心开意解，不再忧虑。

爷爷说，治疗这些痈脓痰浊，如果只用清热泻火之药，就容易冰伏包块，医生必须要慎重用药，要懂得给痈脓痰浊出路，不能只顾着消炎解毒、清热泻火，需要理顺脏邪还腑、上病下取、浊阴出下窍的思路，这样痰浊通过六腑排出去，才是治疗各种痰湿包块的王道。

小指月说，爷爷，原来这薏苡仁还可以治疗各类痰湿包块，而这思路便是脏邪还腑。我现在知道薏苡仁为什么能够排脓了，也知道为什么可以治疗肿瘤了，只要是痰浊湿阻的，我们都用得上它。爷爷说，用薏苡仁治疗肿瘤包块，甚至疑难杂症，在中医期刊里早有报道，不过这王道之药，功在久长，不在速效。

《中医杂志》报道，凡治疗多发性脂肪瘤、息肉、癌瘤、大动脉炎、病毒性心肌炎，俱重用生薏苡仁120克，根据病种特点，加入辅佐药，连服数月及半年，俱有好转或痊愈。

随后小指月在笔记本中记道：

钟新渊老中医经验，薏苡仁有清痰之功。

1983年9月末，我得了一次感冒，初愈后，每日清晨仍咳黄色浊痰，历时1周，有增无减。担心痰浊不清，引起他病。暗自思量，找一味善药来清除痰源，黄色浊痰是湿热酿成，我就选用薏苡仁清化。每日取薏苡仁 50 克煮粥，连吃 3 天。果然，咳痰逐日减少，尿量增多，湿热从下泻去。我素来脾肾不足，薏苡仁淡渗寒滑，虽然有利于清化痰热，但却使我溲时余沥点滴，有时自流而难于约束。可见善药也非十全。于是在薏苡仁粥中加入 10 枚红枣，连吃 4 天，痰浊尽去。从此以后，我对肺热痰浊重者常用薏苡仁治之，效果多佳。

常食薏苡仁能保健、抗癌、美容颜，这是何任教授养生却病之秘诀。何老认为，薏苡仁性味甘淡平和，功效健脾胃，益肺肾，利水湿，消肿毒。食用是养生保健之佳品，医用乃疗疾治病之良药，经常服食则能养生抗病，延年益寿。

数十年来，何任教授不但自己常食薏苡仁以养生却病，而且近年来将此法传授给友人和广大病人，尤其是肿瘤病人，使效法者无不受益。有些素体不足，常易感冒者，自服食薏苡仁以来，体质增强，感冒明显减少；有些高血压、高血脂者，服食薏苡仁数月后，血压、血脂渐趋正常，或有较明显的下降，等等。值得一提的是，许多肿瘤病人，尤其是经手术或放疗、化疗后的病人，自坚持服食薏苡仁后，体力恢复良好，抗病能力明显提高，病情稳定，而且服食时间越长，效果越好。有的已坚持服食 10 余年，至今稳定，并恢复正常工作。凡坚持服食者，肿瘤复发的甚少。在临诊中，对肿瘤病人，何任教授总是一再嘱咐："须坚持服食薏苡仁，服食时间越长，越能见功效。"

服用方法：选用国产薏苡仁（米仁），以粒大、色白、饱满、完整者为佳。忌用霉变者。每日 30～60 克，加水适量，在砂锅或高压锅内煮成稀粥状，可适当放少许白糖或食盐调味。亦可加 30 克红枣同煮食。每日早上或下午空腹服食。

◎薏苡仁拾珍

谢兆丰经验　薏苡仁用于食补

薏苡仁含有蛋白质、淀粉、维生素 B_1 等，营养丰富，效用广泛。它不仅是一味治病良药，而且还是一味食补疗法的要物。近代名医张锡纯所著《医学衷中参西录》中，采用药食配制有不少的成方，如用生薏苡仁、生山药、柿霜配制而成的珠玉二宝粥，对老年病和久病损伤胃气者均适用之，服后有补益脾胃的作用。谢氏根据前人的经验，结合自己的体会，常嘱恢复期的病人，用薏苡仁、大米、红枣等煮粥食之，服后确能起到预期康复的效果。

李某，男，41 岁。患严重乳糜尿，经服中药 30 余剂，乳糜尿基本已愈，唯体力衰弱，常感头昏身倦，四肢无力，脘腹不适，食纳不振，大便日 2 次，苔白，脉缓弱。乃病后脾胃虚弱,生化之源未复,以健补脾胃的食补疗法,嘱用苡米莲枣粥。即薏苡仁 50 克,大米 120 克,红枣 50 克,莲子肉 30 克,加水适量,每日煮粥食之。10 天后体力渐充,头昏乏力消失,食欲日增。

指月按:食疗之法,可于病后康复过程中使用,既可以免除药物难喝之苦,又能够加速身体康复。而珠玉二宝粥,薏苡仁如珍似珠,山药似雪白宝玉,以此煮粥,色香味俱全,大开胃口。两味都是清淡平和之品,可耐久服。久服能益力气,除湿轻身,健脾强壮。

谢海洲经验

我在马来西亚应诊时,因天气炎热夹湿,冷饮与主食并用是当地的习惯,不管用什么餐,同时需要消暑祛湿的冷饮为辅,我常饮薏苡仁粥,确有祛暑化湿的作用。

薏苡仁粥,远在《神巧万全方》中即有记载,不过它除了薏苡仁为主外,还加薄荷、荆芥、葱白、豆豉,其用量为薏苡仁 150 克,豆豉 50 克,其他中药各为 15 克。豆豉为发酵品,有促进消化、清解除烦之功。本方用于感冒时,啜稀粥以恢复体力,与盖被取暖相辅而行,不论风寒、风热,皆可取效。既尊古意,又有新知。

指月按:薏苡仁能渗湿下下,淡豆豉、薄荷、荆芥、葱白能透风于外,这样浊降清升,恢复身体中焦升降秩序。此药粥不仅为伤风感冒之保健粥,更是健脾除湿,升清阳,治疗各类湿盛表闭疾患的良好药粥。

孙浩经验 薏苡仁治疣

薏苡仁治疗疣目(寻常疣)、扁瘊(扁平疣)50 余例,效佳。

如张某,男,12 岁。诊见面额、手臂部位散见扁瘊甚多,如秫米大小,略高于皮面,平整光滑,无异色,无痛痒。此缘外感疣毒,淫于皮肤。处以生薏苡仁 20 克,大枣 6 枚,大米 50 克,加水煮粥食之,每日 1 次,连食 5 次,扁瘊全部退净,皮肤光洁如初。

赵某,男,22 岁。诉近 2 个月来,手足、胸胁部位出现大小不等的瘊子。查见头皮、手背、指、趾、足缘等处出现如黄豆、玉米粒大小半球型丘疹结节,表面粗糙不平如刺状。处方:生薏苡仁 100 克,牡丹皮、紫草、赤芍各 30 克,共煎水约 2000 毫升,倒入浴缸内,掺温开水,以能全身浸入水内为度,每日煎水浸浴 2 次,每次约 15 分钟,浸浴后揩干身体即可。本方煎水连浴 3 天,共 6 次,疣目全部脱落,感染处亦愈。

指月按:用薏苡仁治疣,内服、外用皆可,虽然不是说通治所有疣,但大部分疣，由于湿毒蕴发于肌肤的，薏苡仁除了撒湿毒下行外，还能够抗病毒，对这种疣毒有独特的效果，所以可在辨证方中加入，提高疗效。

刘秀英经验　薏苡仁治疗足跟痛有效

刘氏家传，用薏苡仁与黄芪、怀牛膝配伍，炖猪蹄治疗足跟痛有效。处方：薏苡仁150克，黄芪50克，怀牛膝20克，猪蹄1只（500克）。将猪蹄洗净，用布将黄芪、怀牛膝包好，一起放在砂锅里炖烂，吃薏苡仁、猪蹄及喝汤。

如治张某，男，65岁，足跟疼痛4年，服用中西药、外敷等均未见效。自诉足跟痛严重时行动不便，生活不能自理，服上方1剂痛减，3剂痊愈，随访1年未复发。

足跟痛是气血痹阻不能达四肢末端，气血不通则痛。《神农本草经》云：薏苡仁主筋急拘挛，不可屈伸，风湿痹。方中薏苡仁舒筋除痹止痛为主药；黄芪益气行血以除痹；怀牛膝壮筋骨，活血祛瘀，引药下行至足跟。诸药合用，舒筋除痹止痛，益气壮筋骨，故足跟痛愈。

指月按：薏苡仁不仅是治疗湿性下注足跟痹痛的特效药，它更是治疗各类湿痹顽痹的良药。一般重用薏苡仁，其剂量为45～60克，加入治疗方中，可明显提高疗效。古人云：风可骤散，寒因温可去，唯湿浊难以速除。而薏苡仁恰恰是除湿给邪以出路，健脾又防邪复起，已生之邪令祛除，未生之邪令不生。一味薏苡仁堪称是扶正祛邪两全其美之物。

王文彦经验

薏苡仁既能清热利湿，又善排脓，对于各种脓肿后期发热不明显者，单用即可奏效。王老在鞍山行医时曾治一肝脓肿后期病人，因家境贫寒，住不起院，求治于中医。王老让他每天三餐各用薏苡仁60克煮粥代食，服用1个月后复查，脓肿消失。又治一肺脓肿后期病人，用芦根30克纱布包裹，与薏苡仁50克煮粥代食，未足1个月而愈。可见薏苡仁治脓肿之奇效，不愧为清热利湿排脓之圣药。

指月按：薏苡仁消肿排脓之妙药也，乃平和将军。若真是湿邪脓肿，不论在肺，还是在肝，或者在卵巢、子宫，用此食疗之粥，平和有效，可为病者福音。

竺友泉经验

竺老大夫临床以大剂量薏苡仁配伍活血化瘀药以增强消肿散结之疗效。他还以薏苡仁配伍黄精退颜面雀云（色素沉着）如"蝴蝶"。

指月按：像这种色素沉着斑，一般是疲劳时加重，用黄精可以补人体中土精华，有益肝肾，薏苡仁能除掉湿浊，体力恢复，湿浊排去，雀斑如洗。

沈之增经验 吴萸薏苡仁散治疗带状疱疹溃烂

20 世纪 50 年代末，在采风献方活动中，我从一位老药工处获得一治疗俗名"烂蛇缠"，即带状疱疹溃烂的验方，吴茱萸、生薏苡仁各等份，研末撒患处。

如治赵某，女，55 岁。患烂蛇缠 1 周，初起右胁部小水疱密集成群，带状分布，虽经西药抗炎、B 族维生素治疗，但未能控制，水疱溃破，有淡黄色渗出液，局部疼痛，神疲纳钝。遂嘱以吴萸薏苡仁散均匀地撒在溃破面上，有渗出液即撒，不拘次数。1 日后溃破处渐趋干燥，3 天内结痂，且皮疹消退后的神经痛比用他法消失要早。

指月按：吴茱萸善走窜，薏苡仁能除湿。带状疱疹，表面上是病毒感染，实际上局部若无湿浊大环境，病不得生。所以若局部溃烂，水疱云集，明显是湿盛之象，用此二药把湿浊渗出来，使局部容易干燥结痂，便可治愈。

路志正经验 黑豆薏仁饮治疗慢性肾炎蛋白尿

有一部分慢性肾小球肾炎病人，在其他症状缓解后，蛋白尿却长期存在，久治不愈。我在长期临床实践中不断摸索，发现在辨证施治的基础上，辅以黑豆薏仁饮，能收到较好的效果。本方由黑大豆 30 克，生、熟薏苡仁各 20 克，赤小豆 15 克，荷叶 6 克组成。以水 1000 毫升，煮极熟，任意食豆饮汁。

指月按：慢性肾炎后期，之所以蛋白尿缠绵不愈，大都脾肾两虚，湿阻血瘀，无法固摄，所以呈现水土流失之象。这时用黑豆补肾，薏苡仁利湿，作为食疗服用，既有保护脾肾之功，又有利除湿浊之效。

3. 猪苓

◎站在人体脏腑升降角度去用药

近年来研究发现，猪苓这味药能抗癌，提高身体免疫功能，加以猪苓野生药材本就不多，这样猪苓的地位一下子提高了，很多药农都种植猪苓来致富。

爷爷说，中医不是站在疾病的角度去研究药物功效的，而是站在人体脏腑的角度去认识药物，以人为本。小指月说，为什么猪苓能够在抗癌、增加免疫力方面大显身手呢？

爷爷说，还得回归脏腑升降来说。猪苓甘淡平和，利水渗湿。黄元御认为，猪苓渗利泄水，较之茯苓更捷。也就是说，它开启身体水热下行的作用非常厉害，但补益健脾之功却不如茯苓。所以慢性调理用茯苓，急性攻逐水热用猪苓。你要明白身体为什么会患癌症？免疫力为什么会低下？癌症的发生和水热互结有关，这时猪苓用上去就能大展身手。

小指月说，原来还是以通利淡渗膀胱为水热邪气出路。爷爷说，祛邪不外乎汗、吐、下，扶正不外乎从脾胃抓。只要脾胃能取其精华，毛孔、膀胱、大肠能去其糟粕，身体升降出入无碍，那就能抗癌，就能提高免疫力。所以凡是有助于身体气机升降出入畅通无阻的药物，都不简单。

小指月说，《神农本草经》讲到，猪苓能解毒，主痎疟，又可以利水道。

爷爷说，没错，猪苓有个特点，它不像玉米须，专门通利水道，它同时还可以化解、稀释身体的毒邪，一些结石、包块常常少不了它。特别是体内的一些质地坚硬的肿结，会暗耗人体很多水分，容易干渴、发热，猪苓可瓦解肿结，把水热互结分解开，淡渗下排。

小指月说，如何判断它是水热互结呢？爷爷说，凡治病必察其下，从下面排尿热赤可以得知，排尿黄浊也提示体内水热盛，还有各类小便不利，尿道感染。所以问诊很重要，只要问出水热互结，猪苓能够令阳随阴降，水饮下泄，阳热邪气便顺着水道被引导出去了。这样身体不再有热邪耗阴，那么阴液自富，诸症自除。

小指月说，我明白猪苓为什么能提高免疫功能了。爷爷说，为什么呢？

小指月说，免疫功能就是人体的正气，邪去则正安，浊降则清升。当水热邪气从膀胱利去时，人体的正气就恢复了。当浊水从膀胱清走后，身体的清气就升起来了。邪去一分，正气就恢复一分，免疫力就增强一分。浊气去一分，清气就升一分，正气也就足一分。

爷爷说，但猪苓剂量一般不能太大，毕竟利尿容易伤阴损气，或者在运用猪苓的方子里配伍一些养阴健脾之品，防止邪去正虚。

有位病人经常心悸，胸满，小便不畅，下肢肿胀，足踝部一按一个坑。医院检查，既有卵巢囊肿，又有冠心病。

爷爷说，不要被病名牵着走，中医要看病机。小指月说，这病人舌苔水滑，脉弦沉，明显有阳虚水停。

爷爷点点头说，此为心阳不足、寒水射心所致，又叫"水心病"。从阴阳来看，治疗思路就简化了，不外乎通过强大心脏制阳光，再通过渗利水湿消阴翳。

小指月说，爷爷，制造心脏阳光的莫如桂枝，可以强心，淡渗水湿，消阴翳的可以用茯苓、猪苓、泽泻。爷爷说，诸湿肿满，皆属于脾。治水千万别忽视了脾脏，脾主土，土能制水，所以燥脾能渗湿，再加一味补脾圣药白术。

小指月说，这不就是五苓散吗？爷爷说，正是五苓散。

小指月说，我只想到五苓散治疗膀胱炎、尿道炎，爷爷还用来治疗心脏病、卵巢囊肿？爷爷说，这都是水湿为患，不论什么病，我们把水患治理了，身体就能恢复。就像水灾泛滥一样，它可能冲倒房子，可能冲毁工厂，可能淹没农田，但不管出现什么问题，终归要治理这水患，而不是只顾着去修房子、恢复工厂或重建农田。

小指月说，爷爷的意思是心脏被水气所凌就像水冲房子；尿道、膀胱或者卵巢出现囊肿、炎症，就像水淹农田；肠胃出现水泻，就像水冲工厂。

爷爷笑笑说，中医之秘传全在于病机，中医之精华全在于脏腑升降。治病一定要站在人体里头思考药物、疾病，而不是站在疾病上面去思考人体、药物，要以人为本，最终才能够战胜疾病。站在人体脏腑升降角度去用药，就不会迷惑于各类检查报告和很多层出不穷的新药功效，也不会被各种药理结论，比如某某药抗癌、某某药消炎、某某药安眠所误导。

这病人服用五苓散后，心脏压力减轻，小便通畅，脚肿便消了，再一检查，卵巢囊肿也缩小了。随后小指月在小笔记本中记道：

刘渡舟经验：治水心病兼见下肢浮肿、小便不利，阳虚不能化气行水之证。

陈某，女，45 岁。患心悸、胸满、憋气等水心病见证，而小便不利，脚膝作肿，按之没指，行路发沉，脉沉，舌苔水滑。辨为水心病而不能通阳化气行水，小便不利，聚而为肿也。乃用五苓汤，重用桂枝、茯苓、泽泻，服至 5 剂，小便畅通而脚腿之肿消退。

◎猪苓消肿

有个妇人怀孕几个月，脚就开始肿，刚开始她不以为然，可是后来一直肿到肚腹，小便也排泄不畅，这时才引起重视。医生都不敢轻易下药，因为开方一般少不了通利之品，可通利之品必定会损伤胎气，这样左右为难，投鼠忌器。她便寻来竹篱茅舍。

爷爷一看其脉沉弦，沉取有力，又观舌苔水滑，便说，单用利水渗湿无妨。于是摒弃诸药，选择猪苓一味打粉，以热水调服，治疗妊娠脚肿至腹，小便不利。

小指月不解为何要用热水来服用猪苓粉？爷爷说，《内经》讲，寒则涩而不行，温则消而去之。身体这些水肿属于阴邪，阴寒之邪如同冰霜，得阳气方能化、能运、能行、能消。

这妇人只吃了两天的药，排尿很多，身体肿势就像退潮般消下去了，真是效如开锁，药到病除。小指月说，爷爷，为什么只给她服用两天的药？

爷爷说，衰其大半乃止。利水药利去她身体大半的水气后，正气、元气就减轻了压力，剩下的那些水气可以靠她自身的阳气去温化。

小指月说，原来这样，可为什么其他医生不敢用利水药，怕伤胎元，而爷爷却直接用猪苓呢？爷爷说，猪苓其性沉降，善入膀胱，能打开排水开关，通利水道。只要通身肿满，小便不利，脉象又有力，但用猪苓一味，直接利水而愈。

小指月说，不怕伤了胎气？爷爷说，《内经》讲，有故无殒，亦无殒也。身体有邪气则邪气受，况且脉象有力，正气不虚，可以一搏，有病病受。治病不能拘泥于眼前的一些正气损失，如果姑息养奸，排邪失去时机，等正气日虚，再想祛邪攻疾，那时就更难了。所以体察病人虚实很重要，有力无力辨虚实，如果确实体虚不足，就要稍微佐以扶正之品，以免伤及无辜。

随后小指月在小笔记本中记道：

《子母秘录》记载，治妊娠从脚上至腹肿，小便不利，微渴引饮，猪苓五两，末，以熟水服方寸匕，日三服。

◎ 猪苓拾珍

王沛经验　猪苓轻身耐老

猪苓乃常用药，为多孔科寄生植物猪苓的干燥菌核，因其表皮黑褐色，内部呈黄褐色，成块如猪屎而得名。欲论猪苓药效，一般认为渗湿利水，堪称佳品，而《神农本草经》记载的"久服轻身耐老"作用，鉴赏者已乏其人，推崇者更属罕见。先人用之，多治小便不利、水肿胀满、淋浊带下、妊娠子肿胎肿、脾湿引起的泄痢和痰湿引起的湿疟等证。今人用之，多针对心脏功能不全引起的水肿，各种原因发生的胸水、腹水，下肢浮肿和泌尿系统诸疾患。

考据历代文献，几乎都把猪苓的利水道功效作为首选，对其轻身耐老作用均持否定态度。博览群书，尚无取轻身耐老作用而专用猪苓者，而均主张猪苓不入补剂。更有甚者，告诫之，猪苓久服必损肾气，昏人目。清代叶天上有其独到的见解，他在解释猪苓的功效时，认为猪苓味甘益脾，脾统血，血旺故耐老；辛甘益肺，肺主气，气和故身轻也。叶氏虽做了精辟阐述，然临床并未见其把猪苓作轻身耐老而专用之。余在诊治恶性肿瘤晚期病人过程中留意观察，猪苓或入煎剂，或作食疗，用量一般都在 30 克之多，用期亦不短，服后反馈良好，不见有明显的利尿作用，更无损肾、昏人目之弊端。大部分病人食欲增强，气力增加，精神转振。中医学讲，有胃气则生，无胃气则死。食欲增强，说明脾胃得健，正如叶氏所教，血气旺盛，则能耐老轻身。余所用食疗方为二苓薏仁大枣粥，其组成为猪苓 30 克，茯苓 30 克，生薏苡仁 30 克，大枣 10 枚，加冰糖适量，亦有时加入山药、银耳之品。综观其方为健脾利湿之剂无疑，食用后理应尿量增多，但不尽然，常服反能使体重增加。对晚期恶性肿瘤病人来说，达此效果实非轻易之举，起到了延长存活时间的作用。

结合现代对猪苓研究的结果看，猪苓的主要成分是多糖类的葡聚糖，诸凡多糖类的中药，大都有一定的扶正抗癌作用，如常用的茯苓、云芝等。免疫功能增强，中医学讲就是扶正。正气得复，就能轻身耐老。实验业已证明，大凡使用健脾之剂，都能获得免疫功能的提高（主要是细胞免疫功能）。

余冒昧认为，扶正之功，猪苓应列为前茅。在此也大胆提出，猪苓不入补剂之说应予纠正，单纯把猪苓用于利水道而选之，则多具片面性，且因小失大，不免可惜，应为猪苓的轻身耐老作用而正名也。

指月按：人体 70% 是水，这些水正常循环，浊降清升，就是津液。一旦异常，则变为水饮邪气。中医通过理顺水津升降输布，就等于恢复脾胃健运，周身能禀水谷气，则正气日昌，邪气日退。善于治水者，治疗大部分疑难杂病都会有不少新的启发。而猪苓正是治水之妙药，擅长淡渗利湿。它能升能降，质地比较轻，能通达三焦，通透内外。

4. 泽泻

◎能轻身减肥的泽泻

小指月说，茯苓、猪苓、泽泻都能利水，有何分别？爷爷说，《神农本草经》里说茯苓能利小便，猪苓可以利水道，泽泻能消水，它们三者都属淡渗之物，它们的功用也全在利水。张仲景的五苓散、猪苓汤常三者同用，强强联合，我们称之为利水三药。但猪苓利的是三焦水，三焦为水道；茯苓利的是膀胱水，膀胱乃州都之官，为水府，小便从此而出；而泽泻利的是肾水，肾者主水，百川归海，而泽泻利水之余还能泻热，故水热互结，或湿热为患，皆可用之。

小指月说，爷爷，《神农本草经》形容泽泻太夸张了。爷爷说，怎么夸张呢？

小指月说，它讲久服泽泻，耳聪目明，不饥延年，轻身，面生光，能行水上。爷爷哈哈一笑说，确实没有人服了泽泻能行水上的。

小指月说，那为什么古人要说得这么夸张呢？爷爷说，能行水上，只是一种形容罢了，说明身体轻松不少，但人绝对不可能行于水上。

上次有个胖子，浑身赘肉，走路腿脚都抬不起来，血脂也高，舌苔水滑。我们给他用大剂量的五苓散，通过除水湿来减肥。你还记得这个案例吗？

小指月说，我记得，爷爷最喜欢用五苓散来帮人减肥了。爷爷说，为什么呢？

小指月说，现在很多人肥的不是肉，而是水湿，水湿留而不去，身体肥胖沉重，水湿利去，随后身轻如燕。爷爷说，身轻如燕是一个很好的形容词，人们都喜欢用，而能行水上，它应该也是一个形容词，形容服用泽泻后，通利大小便，轻身的感觉，就像能够在水上行走一样。

小指月说，原来是这样。爷爷接着说，那个病人服完五苓散后最大的感受不是身体减了十来斤，而是走路轻快了，他有几次做梦都梦到自己在飞，在水上走。

小指月说，我也听他那么说，以为梦中之事都是虚幻，也就没多留意。

爷爷说，梦为心头所现，身体确实轻松了，才能梦飞；身体如果沉重不堪，就会梦堕落；身体如果气机阻滞，就会梦相互打架。从他的梦境，就知道他体内的水湿排去不少。

小指月说，现代研究提到泽泻能降脂防老，对于高血脂、动脉硬化、脂肪肝、高血压，甚至轻度的血糖偏高，以及心脑血管堵塞，泽泻都有一定的作用。

爷爷说，你看古人只用"轻身"二字，便把泽泻各种功用都统一起来。你想想，不管你是脂肪油膏，还是梗塞阻滞，或是血毒、血糖黏腻湿浊，这些在中医看来都属于痰湿浊阴。肥人多痰多湿，要想减肥，必须掌握痰湿下行排泄的办法，只要令痰湿浊阴能够下排，就像给身体减负一样，负担一减，身体当然轻快，最后这些浊阴排到哪里去了呢？小指月说，泽泻利水通淋，当然排到膀胱去了。

爷爷说，泽泻利膀胱世人皆知，但泽泻尚能通大便则人所罕知，一般在汤剂里用量30克以上，通大便功能明显加强，可以用于水湿壅盛的人，以轻身减肥。

小指月说，原来爷爷喜欢把泽泻用于减肥、脂肪肝，是这个道理。

爷爷说，人体70%是水，你如果能够领悟治水之道，对于绝大部分疾病的治疗思路必有新的突破。张仲景不仅善于治寒邪，更善于治水湿。如果能从水湿立论，琢磨湿邪是怎么产生的，又是怎么排出去的，那么你治湿气病就掌握了一条要领，一把金钥匙。随后小指月在小笔记本中记道：

朱良春经验：泽泻利大小便、轻身减肥。泽泻甘淡性寒，其功长于利水，人皆知之，且经现代药理研究证实。但其用量若大于 30 克（汤剂），亦可通大便，此为朱老在长期临床中观察所得。然他认为泽泻之功，尚不止此二端，常重用泽泻治疗单纯性肥胖、高胆固醇血症、脂肪肝、糖尿病及原发性高血压病。朱老结合古今认识，对高脂血症及单纯性肥胖、脂肪肝曾拟一方，名"降脂减肥汤"（制苍术、黄芪、泽泻、淫羊藿、薏苡仁、冬瓜皮、冬瓜子、干荷叶、草决明、丹参、半夏、山楂、枳壳），水煎服，或改作丸剂亦可。（《朱良春用药经验集》）

◎ 水湿的来源与去路

汪昂说，脾胃有湿热，则头重，耳鸣，目昏。《内经》说，头痛耳鸣，九窍不利，肠胃之所生也。用泽泻渗去其湿，则热亦随去，阳随阴降，水湿邪热不上泛，土乃得令，精气清阳上行，九窍清利。

爷爷说，指月，水湿在身体为患，变化多端，所谓兵无常势，水无常形，你想想水湿最常出现哪些疾患？小指月说，水泛高原则头晕目眩，水停中脘则心悸、痰饮，水乱二便则水肿、泄泻、遗精、滑精。

爷爷点点头说，水之为患，不外乎上、中、下三焦，治水亦不外乎恢复水道正常运行。

有个病人，冬日晕晕沉沉，两只眼睛都懒得睁开，严重时感到自身和四周都在旋转。他以为大脑里长了肿瘤，到医院里做尽检查，也没查出实体病灶。

爷爷说，水饮内停，变动不拘，虽然症状多样，或眩晕，或耳鸣，或痰饮，或手震颤，但治疗思路都是一致的。

小指月说，是不是治其水饮来源和开其水饮去路？爷爷点点头，《金匮要略》说，心下有支饮，其人苦冒眩，泽泻汤主之。

小指月说，可泽泻汤只有白术、泽泻两味药，够不够力啊？爷爷说，中医治的是病机，动其机，万化安。正如升降机能升千斤之重量，而小孩虽力不足以扛物，却可以点按开关，上下升降自如。

小指月说，爷爷，这两味药是如何起作用的呢？爷爷说，痰饮水湿来源于脾，白术能治痰饮水湿之来源，未生湿令不生；而痰饮水湿去路便在于下焦膀胱水道，泽泻能够消水从膀胱水道而出，打开痰饮水湿之去路，令已生的痰饮水湿消去。

泽泻就像在下游疏导水路，给水湿气以去路；而白术就像在中上游植树造林，巩固堤防，把土壤培厚，水湿就不会随便泛滥成灾了。张仲景这样设计处方，遵循的正是《内经》的标本源流论。

小指月一听，豁然开悟，原来张仲景两味药就管住了痰饮水湿的来源和去路。

爷爷说，但凡碰到舌体淡胖，舌苔白腻，或有水滑的，不管水饮如何变化多端，病症百出，都可以用泽泻汤的思路。不止于治疗眩晕耳鸣，更可以广泛地治疗痰饮心悸、肥胖、水肿、泄泻，只需要明了水湿为患，这汤方便可以以简驭繁，变化无穷。小指月说，怎么变化使用呢？

爷爷说，如果脾虚生痰湿多，就把党参、苍术健脾之品加进去；如果水湿去路不畅，就把猪苓、泽泻、茯苓加重。这样治病之来源，也治病之去路，灵活加减此方，以治疗层出不穷、多变的水湿疾患。

这病人见只有两味药，便不太相信。爷爷说，对证的药不需多，四两可以拨千斤，不对证的药再多也没用。他回去服用2剂后，小便通畅，头清目明，双腿利索。一直困扰这么久的疾患得此二药而愈。随后小指月在小笔记本中记道：

范准成经验：泽泻治眩晕有效。李某，男。阵发性眩晕3个月，每隔一二天或六七天发作一次，发作时头目昏花，视物旋转，如坐舟中，不能站起，时有恶心，甚则呕吐痰涎，须闭目静卧1小时左右方可减轻，发作过后头昏如蒙，走路时头重脚轻，胸闷食少，体力衰减，曾服中西药物不效。血压180/120mmHg，舌苔薄白而腻，脉濡缓。2年来左耳听力减退，逐渐加重。此乃痰浊内蕴、上蒙清阳而致眩晕，即丹溪所谓无痰不作眩也。嘱单服泽泻一味，每日20克，沏水服。服药5日，眩晕消失，恶心亦除，白腻之苔渐化，饮食恢复正常。服药至10日，头脑清爽，步行轻快，已能在田间劳动。1年后随访，病情无反复。

以往在临床上，对眩晕甚则呕恶，证属痰浊者，常在复方中重用泽泻、茯苓等利尿渗湿药而收效。在此基础上，为观察单味泽泻的疗效，2年来，单用泽泻一味治疗此病10余例，也收到了和复方类似的效果。李时珍谓泽泻有治头旋、聪明耳目之功，诚乃宝贵之谈。

5. 冬瓜皮

◎疲劳过度脚肿的苦恼

《药性切用》记载，冬瓜皮行皮间水湿，善消皮肤肿。

夏天做冬瓜汤的时候，总要削去冬瓜皮。爷爷说，这些冬瓜皮别丢了，可以收集起来阴干，将来有大用。小指月不知道有何大用，一直都在琢磨。

有个长途车司机，有时一开车就五六个小时，腿脚沉重，腰酸。医生说是肾虚水湿重，吃了些六味地黄丸，并没有改善。

舟车劳顿一般是最伤人元气的，很多司机、船员或者经常出差的人容易疲乏。身体疲乏无力，身体里的气血水运行也会变得缓慢迟滞，脉象容易变得迟缓或濡弱。因为气滞湿停，湿阻气机，身体元气推不动，便会加重劳累，所以我们这个时代有很多疲劳综合征的病人。

这个司机又连夜开了好几天的车，没睡好觉，结果小腿开始浮肿，一按一个坑，久久起不来。以前只是腿沉，这次想不到腿肿了，他马上意识到问题不小。于是赶紧来到竹篱茅舍。

小指月看他舌质淡胖，舌面水滑，明显是湿气不化。诸湿肿满，皆属于脾。如果不除湿健脾，如何祛除腿脚肿满呢？

爷爷说，除湿健脾用什么药？小指月说，茯苓冬瓜皮，除湿又健脾。

爷爷说，很好，这两味药乃平常之品，却不简单。淡味入腑通筋骨，这甘淡和平之品，入肚腹便可以令水湿通利下走。不过服用这些药物后，要少吃盐，饮食必须清淡，不然就达不到通利水道的最佳效果。

小指月说，难道这两味药就行了吗？爷爷说，水湿内停，你不仅要看到水湿，还要看到水湿背后的阳气。水湿是阴邪，无阳不化，水湿容易瘀滞，没有一股气去推动是不行的，所以要适当用些温阳益气之品。

小指月说，既能益气，又能利水，黄芪、赤小豆最好。爷爷又说，补气利水这组对药可以，唯独下焦腿脚肿胀，还需一味能够直走下焦、温阳气化水湿的药，可以用点花椒籽。

这样简单的五味药，便根据病因病机、脉势、舌象开了出来。这病人脉势濡缓，力量不足，是气阳两虚，有黄芪、花椒籽补气温阳，以鼓舞身体排水湿的动力。病人下肢肿胀，水湿不利，又有赤小豆、茯苓、冬瓜皮，可以除湿健脾，利水消肿，打开周身水液下行的去路，这样水去身轻，浊降清升，何患肿胀不消。

果然病人服用了四五天后，近一个月的肿胀苦恼消失了。爷爷说，不要让自己太疲劳了，疲劳驾驶会成为马路杀手，同样，疲劳工作也会成为健康杀手。随后小指月在小笔记本中写道：

民间流传一个治疗水肿的验方：茯苓 30 克，冬瓜皮 100 克，花椒籽 3 克，赤小豆 50 克，黄芪 6 克，炖鲤鱼。有一个人回老家，坐车时间长达 8 小时，小腿严重浮肿，一个多月都没消。还有一个人走路时间长了点，脚背和小腿浮肿，脚背像大馒头一样，按下去就有一个小窝，长久不起。按上方治疗，没想到仅仅 3 天，两条鲤鱼还没吃完呢，浮肿就完全消了！如果久坐久卧，长期疲劳过度，年龄又比较大，身体阳气不足，难免小腿浮肿，下肢沉重。如果辨明是体虚气不足，水液推动无力，而停留在身体，就可以用这种补气利水之法，使气足水行，肿胀消除。

6. 玉米须

◎被当成垃圾的宝贝

爷孙俩背着药篓采药归来，路过集市，看到不少人在卖玉米，他们把玉米须揪掉，丢在一旁。爷孙俩便走过去，小指月说，老板，你这些玉米须还要吗？

卖玉米的人说，不要了，每天我都要丢一大堆。小指月说，能不能给我呢？

卖玉米的人知道这爷孙俩是医生，便说，当然可以了，你们拿走了，还省得我收拾呢。从此每逢路过菜市场，小指月总不忘捎些玉米须回竹篱茅舍。这些玉米须，人们都弃之如敝履，为什么爷孙俩反而珍爱有加呢？

爷爷笑笑说，垃圾只是放错地方的宝贝而已，你看是毛毛草草，我看是治病良药。只有小指月能听得懂爷爷这句话的话外之音。

有个水肿的病人，小便不利，脉象有力。爷爷说，可以通过利小便而愈。便给他包了玉米须，还有一大把冬瓜皮，叫他回去煎水频服。

这病人说，可不可以加点糖或者加点盐呢？这样口感好点。爷爷笑笑说，你这又不是下馆子、上餐厅，怎么能讲口感呢？

原来但凡利水渗湿之品，大都淡而无味，正因为它平淡，所以煮出来的汤水非常清利，进入人体，很快就能把水湿利出去。大家千万不要嫌它味道淡，便自作聪明加些盐，如果加了盐，通利膀胱之功就大打折扣，甚至服用这些利水消肿的药，还要少吃盐，这样水湿才能排得更快，走路更轻松。

为什么现在很多人身体肥胖，腿脚沉重，湿气重呢？原来大家都普遍偏好重口味，肥甘厚腻，吃得很咸、很油，所以身体容易肥胖。想减肥的人越来越多，可他们只想到怎么去减肥，很少去想为什么会肥胖。如果不在源头上控制，这肥胖很难彻底减下去。

这病人回去浓煎玉米须和冬瓜皮，喝了几天后，腿脚肿胀就消了，小便非常通利，经常尿频急、尿痛的感觉也消失了。

爷爷说，本身这些通利之品都能治疗膀胱湿热，小便黄赤，而且还可以防治各类结石、黄疸。小指月说，爷爷总是跟病人说，玉米须虽好，但玉米须仅仅是代表清淡之意，如果你不清淡饮食，玉米须也不能完全帮助你把水湿利出去。只有清淡饮食，再配合玉米须，身体才容易轻快。

◎为何利尿可以降压

小指月在看一则报道，连日刮风下雨，江河水满，随时有崩堤溃坝之险。一旦堤坝崩溃，不仅农田被淹，颗粒难收，甚至人们财产、生命都受到严重威胁。于是水利部门便做出一个重大举措——泄洪，在河流流经之处，地广人稀，良田比较少的地方，打开闸门，使大量的水从这里流走，中上游洪水的压力顿减，堤坝就不会被冲垮。爷爷见小指月看得入神，便说，什么新闻让指月欲罢不能呢？

小指月哈哈笑道，爷爷，我看这个报道想通了很多医理。爷爷用眼一扫，看到"泄洪"两个字，心中就明白了几分，便故意问，你明白了哪些医理呢？

小指月说，首先，对于急性中风的病人，随时有脑血管破裂出血的危险，这时来不及送医院，最快的办法便是赶紧用牙签或缝衣针刺破病人十个手指尖端，挤出几滴血来（中医称之为"十宣放血"），这样可以大大减轻心脑压力，使中风后遗症减轻，甚至避免口眼㖞斜、偏瘫的痛苦。

爷爷说，如果要缓解压力，除了十宣放血，还可以在耳尖上放血，这样就可以救急。有老人的家庭都应该掌握这种最基本的救急招法，不用花钱，却或许可以挽回宝贵的生命。小指月说，爷爷，这放血像不像泄洪？爷爷点点头。

小指月说，通过刺络放血，身体压力顿减，可以减少脑血管出血意外，这该治多少人啊。就像通过泄洪，可以让城市免遭洪水灾害，这又救了多少人啊！

爷爷接着说，如果是慢性高血压呢，总不能天天刺络放血防止中风吧，你想想人体哪些地方可以帮助缓解压力？小指月说，当然是汗、尿、便了。

爷爷说，对，高血压病人缓解压力的开关在于三个孔，一个是毛孔（出汗），一个是尿孔（小便），一个是肠孔（大便）。高血压病人要适当运动出汗，汗解一身轻，压力就会减少，同时要保持二便通畅，这样可以大大减轻身体的压力。

小指月说，高血压病人平时用什么食疗方可以减轻血脉的压力呢？爷爷说，一个是可以喝些番薯稀粥，保持大便通畅，少吃荤，多吃素，阳光底下常散步，压力减轻了，疾病不光顾。另一个可以煲些玉米须汤，如果平时尿比较黄，又容易口干口苦，或者眼睛偏黄，玉米须汤可以通过利小便从下面水道减轻压力。

这个病人高血压好几年了，经常吃降压药，越吃药物剂量越大，越吃药物品种越多，身体越受不了，但不吃又不行。

爷爷见他尿黄赤，口干口苦，便跟他说，回去用些玉米须煲汤喝，要少吃盐。

喝了一段时间后，居然可以不用再吃那么多降压药了，血压也稳定在正常范围。感觉喝完玉米须汤后，小便非常畅快，心里也不烦躁了，也不口干口苦了。

爷爷说，玉米须除了利水消肿、减轻血脉压力外，还可以利水退黄，减轻肝脏乃至五脏压力，这样脏腑百脉压力减轻，血压就降下来了。所以通过利尿，可以消肿，可以排毒，可以降低血压，可以减轻头晕头痛。如果把人体百脉比喻成江河的话，膀胱尿道就像大海，只要出海口不堵塞，百川能归海，血脉压力便会减轻，而不会充血膨胀，甚至破裂。如果出海口堵塞，出现尿频、尿急、尿赤、尿不尽，百川之水难以顺利归海，压力便会造成堤防破坏，脉管充血，甚至破裂出血，所以周身压力增大，严重的便会中风偏瘫。

小指月说，我明白了，这尿道口正是缓解百脉压力的开关，玉米须就能把开关打开，如果开关不利，引起压力增加，只需要把开关打开，压力就减轻了。所以治疗高血压，不在于用多少降压药，而在于你能够真正控制疾病的开关。

7. 葫芦

◎悬壶济世的由来

小指月说，爷爷，跟中医有关的美称佳话很多啊，比如岐黄之术，悬壶济世，杏林春暖，橘井泉香，妙手回春，手到病除，华佗再世……这些都是形容医德高尚或医术精湛。爷爷说，这里面每一个词语都有一段故事。

小指月说，比如悬壶济世呢？爷爷说，这壶是什么呢？

小指月说，是药葫芦啊。爷爷说，这药葫芦可不简单，既可以装药，也可以当瓢来舀水，还是一味利水的中药。于是爷爷便跟小指月讲起悬壶济世的故事。

《后汉书》方术列传里就有悬壶济世的记载。有一老翁经常在集市里卖药，他常把一个葫芦悬挂于店铺里，人们去找他看病，他就从葫芦里倒些药出来，往往药到病除，非常有效。这事很快引起一个叫费长房的人的注意。费长房留心观察，他发现这老人非常神奇，每每在闹市关门以后，他居然跳到装药的葫芦里。费长房便知道此老翁必非凡人，于是便要拜老翁为师，跟他学医。

老翁问他，你为什么学医？费长房说，为了能够救济病苦之人。老翁笑笑。费长房谦虚地说，你看我这资质能不能学成医术啊？

老翁说，学医术，重资质，更重发心，心发则医术可成，愿立则众生可救。

随后老翁便把费长房也带到葫芦中，葫芦里富丽堂皇，美味佳肴应有尽有，根本不需要再到集市上采购任何东西。费长房便跟从老翁研习医道，行医济世。

从此很多后世医者都喜欢挂个药葫芦，一方面是表示自己能够像老翁那样药到病除，一方面药葫芦方便替人治病，另一方面别人看到你背上或腰间挂着药葫芦，也知道你是个郎中。唐代的孙思邈就喜欢背着药葫芦游医天下。后世人们就把挂牌行医看病称之为悬壶，这药葫芦也就成了中医的代名词。

小指月说，爷爷，这药葫芦居然是利水之药。爷爷说，你看药葫芦肚胀如鼓，剖开挖空可以作为舀水的瓢。这种长期舀水的瓢，晒干后入药，称为陈葫芦，利水作用最佳。小指月说，葫芦为何能利水？

爷爷说，你看葫芦晒干制成瓢后，是不是极为轻飘，能浮于水之表？

小指月点点头。爷爷又说，即使泡在水中，水也不能令其腐烂，它能够化水。而且这葫芦肚大如鼓，里面呈一个中空之象，取其象，可以想到人体腹中水湿滞留，经脉管道不能回复空通顺畅之感，这时就可以用葫芦来利水，治疗腹部水肿，小便不利。《本草再新》里说，葫芦利水，治腹胀黄疸。《滇南本草》里说，葫芦通淋，除心肺烦热。可见这上焦烦热，或者中焦水满、黄疸，都可以借助葫芦从下焦把水湿利出去，而身轻病安。小指月说，原来是这样。

8. 香加皮

◎以皮走皮

小指月说，爷爷，五加皮和香加皮名字这么相似，它们有何异同？

爷爷说，它们的名字虽然接近，但却是不同的品种，都能够祛风湿，强筋骨利水。五加皮又称南五加皮，无毒，补肝肾，强筋骨，祛风湿，效果明显；香加皮又称北五加皮，有小毒，还可以强心利尿，更偏重于利水消肿，治疗皮水，皮肤肌表水湿泛溢，浮肿，往往少不了它。

小指月说，不是有个五皮散吗？爷爷说，五皮散确实是治疗皮肤水肿的一首很好的方子。

小指月说，为什么要选用这些药物的皮呢？如生姜皮、桑白皮、陈皮、大腹皮、茯苓皮，或者香加皮、白鲜皮之类？爷爷说，医者意也。中医认为以皮走皮，肺主皮毛，能通调水道，这些药物的皮表对应的是人体肺部，它可以令皮表开合如常。你看这些植物的皮，是不是跟外界进行沟通对接的介质呢？

小指月点点头说，是啊，植物吸水靠这些根皮，排水也靠这些根皮。爷爷说，根皮就像一层界面，营养靠这里吸进来，代谢产物靠这里排出去，所以植物的皮大都能够走水道，使身体水湿流行，不会郁滞在皮表下面。故治疗皮水，皮肤表面湿疹，往往少不了这些皮类药。

小指月说，原来是这样，那么什么时候用香加皮呢？爷爷说，如果皮肤肿胀，又兼筋骨痹痛，有风湿的话，这香加皮就用得上。治皮肤水肿，筋骨疼痛，可以用单味香加皮两三钱煎服，可以利水消肿，祛风除湿，强筋健骨。不过香加皮不可久服，中病即止。它有小毒，必须控制剂量。

9. 枳椇子

◎善解酒毒的枳椇子

爷孙俩正在一棵高大的拐枣树下捡着满地的拐枣，这种拐枣树结的果实非常甜美可口。小指月边捡边尝，嚼着味甘如蜜。想不到这些看起来像鸡爪的果实，朴实无华，可一尝起来却如此鲜美，甜味可以和蜂蜜一较高下。

爷爷说，是故圣人被褐而怀玉。小指月说，什么叫被褐而怀玉呢？

爷爷说，贫则身常被缕褐，道则心藏无价珍。一个人表面上看，衣着朴素，身居陋室，不太引人注目，但谁能料定，他是不是和其光、同其尘呢？谁知道他里面是不是藏着和氏璧般的智慧呢？切莫以貌取人。

小指月说，原来是这样，我们捡这么多拐枣，可以做什么呢？爷爷说，这些拐枣的种子，又叫枳椇子，可以作专门解酒之用。

小指月说，爷爷，不是说葛花才解酒吗？爷爷说，枳椇子解酒之功不亚于葛花。如果庭院中种有一棵枳椇子树，那么你的酒就酿不好了。

唐代的孟诜说过，有个人用枳椇木建房子的时候，一不小心将一块枳椇木掉落在酒瓮里，不久后酒就化为了水，完全没有酒味了，可见枳椇子解酒作用之强，所以民间素有千杯不醉枳椇子的说法。

小指月说，太好了，现在这么多人饮酒过度，枳椇子就可以大派用场了。

爷爷摇摇头说，药物只能帮你减少欲望，不能助你放纵饮酒。就像壮阳药一样，你不能凭借壮阳药去纵欲，否则死得更快。同样，你不能因为知道葛花、枳椇子能解酒，便肆无忌惮，饮酒无度，酒醉后用这些药物来解酒，反复地污染身体、再治理身体，这是在糟蹋自己的身体。就像你不能因为知道植树造林可以减少污染，美化世界，便肆无忌惮地污染世界，随后再来植树造林，收拾烂摊子。

小指月说，看来真正解酒要靠自制力，不能靠药物。爷爷说，如果迫不得已，要靠药物时，这枳椇子还是派得上用场的。

然后爷爷便跟小指月讲起《苏东坡集》里记载的一则故事。

苏东坡有一个同乡，俩人关系挺好的，这个同乡得了一种怪病，就是吃很多东西，小便排得很多，口中容易干渴，胁部经常胀满。很多医生用了疏肝理气的药没有治好，又用了治消渴的药，病情非但没有好转，反而日渐加重。

苏东坡非常担忧，于是向他推荐了一位名叫张肱的医生。张肱把脉后，便问他平时是不是容易口干口苦，尿黄赤？他点点头。张肱又摸到他左关脉弦硬，又闻到他身上一股酒味，便隐隐知道病因在哪了。

张肱便说，你平时是不是经常喝酒？这病人点点头说，平素以酒代水，豪饮。

张肱笑笑说，你将来不死于病，而死于酒。你这病不是消渴，也不是肝郁，而是慢性酒毒！酒性辛热又黏滞，和痰饮相互交织，便屡屡郁结发热，所以身体消渴欲饮水自救，但酒毒不解，空饮水也无济于事。

这病人听后心服口服，自己确实为酒所误。张肱跟他说，酒可做药也，故仙家饮之；酒可致病也，故医家慎之；酒能乱性也，故佛家戒之。这病人便决定把酒戒掉，然后张肱以枳椇子为主给他治疗，多年的顽疾就此痊愈。

一个医生要善于找出疾病的根源，如果不能见病知源，只是寻摘枝叶，不能挖其根源，那么疾病就会没完没了，斩草不除根，来年它又生，这就是为何很多慢性病反反复复的原因所在。所以世人既要知道枳椇子是醒酒良药，也要明白只有少饮酒，才能够真正解酒毒。

小指月说，爷爷，你这么一讲，我就立马学会了用枳椇子。爷爷说，你学会什么了？

小指月说，我一直想不透枳椇子如何能解酒毒，为什么利水消肿，现在我明白了。枳椇子味甘酸，善入肝、脾，能够上清胸膈之热，入于肝胆之中，把停留的酒热毒浊通过三焦水道膀胱导引而下，利水消肿，也利水解毒，使毒浊通过水道稀释排出体外。《本草纲目拾遗》里说，它能够疏经络，利大小便。它又是种子类药，功同蜂蜜，能够降润五脏六腑，使浊水、浊滓、浊毒纷纷通导而下，如此轻身延年，渐得病愈。随后小指月在小笔记本中记道：

传说，药王孙思邈采药路过一农庄，主人拿出经年窖酒款待药王，其酒入口清淡如水，主客皆惊。药王离席察看房周，见一枳椇长于庭中，心中释然，此乃枳椇花香侵入酒中所致，故有"园中生枳椇，家中无醉人"之说。王文彦老中医感悟于此，运用枳椇子治疗饮酒宿醉，屡获良效。并由此进一步以枳椇子为主组方，治疗酒精性肝病，疗效亦佳。对酒精性肝硬化用枳椇子配丹参、泽兰叶、泽泻、佩兰、薏实、文莪术等药，常可达到缓解病情、改善肝功能的目的。并以枳椇子煮水代茶常饮，既可解酒，又能促进代谢，增进健康。

10. 泽漆

◎泽氏三兄弟

小指月说，爷爷，泽泻、泽兰、泽漆，它们都跟水泽沾边，有什么异同呢？

爷爷说，凉利之药生湿地。这些喜欢生于沼泽水边或低湿之处的草药，它们能够不被水腐烂掉，大都可以行水利水。小指月说，为什么呢？

爷爷说，敢于在水边生长，必有治水之能力。就像敢于扬帆千里，与风浪搏击的水手们，必定有过人的游泳本事。

小指月说，我明白了，像车前草、鸭舌草、溪黄草、芦根等都喜欢生于低湿之处或者水边，它们都有一个共性，就是擅长利水下行。

爷爷点点头说，泽泻、泽兰、泽漆，就好比泽氏家族三兄弟，它们属于不同科属的药物，虽然都跟水沾边，但功用却有些不同。

小指月说，刚学过泽泻，我知道泽泻主要是淡渗利水，同时它还带点凉，可以泻热下行，所以水热互结用泽泻。阴虚化热，又有水结，也可以用泽泻。

爷爷说，泽兰偏重于行水，它带一个"兰"字，有芳香之气，能行气活血，所以行水消肿之余，擅长活血化瘀通经。如果泽泻是治水热互结，那么泽兰就是治水瘀互结。你想想有哪些病症是水瘀互结，需要泽兰出马的呢？

小指月说，既要有水停，又要有瘀血，寻常的跌打损伤，局部水肿又乌青的。

爷爷点点头。小指月又说，还有妇人经水不利，痛经，闭经，或者卵巢囊肿，少腹部有积液，这些都属于血不利则为水、水不利加重瘀血的情况，就要选择一些既能活血、又能利水的药，使血水下行，包散肿消。

爷爷点点头说，至于泽漆又有所不同，它又叫猫眼草，除了利水消肿外，还能化痰散结，可攻逐顽痰留结，故而它最猛。在泽氏三兄弟里，如果说泽泻利水，泽兰行水，那么泽漆就是逐水了。小指月说，它逐水就像大戟那样了？

爷爷说，泽漆本来就是大戟科植物，不过它虽然功效类似大戟，但力量更缓，毒性偏小。不过缓归缓，与寻常利水行水药比，它威力还是相当大的。行水利水只是让表面的水通下来而已，而逐水则不同，它能把交结在深处的水痰扫出体外。它们三者虽然同是治水，但脾气却不同。

小指月说，难怪对于顽固的瘰疬痰核，水肿包块，或淋巴结肿大，或卵巢囊肿，肝囊肿，都可以在辨证思路上用消瘰丸，或桂枝茯苓丸，或大柴胡汤，加进泽漆，使得这些囊肿、水包在体内留不住，被赶出体外。

爷爷说，民间郎中喜欢用泽漆熬膏敷贴治疗瘰疬，没有溃散的可以消掉，已经溃散的可以慢慢愈合，从中可以看出它善于消散痰结。

小指月说，为何说泽漆还能化痰止咳？爷爷说，《金匮要略》里说，咳而上气，脉沉者，泽漆汤主之。泽漆能够泻肺降气，行水去热，从天而降，使水热下行，只要是肺部有积水引起咳喘，它都能令水热下行，肺部清爽则不咳矣。

11．蝼蛄

◎能挖隧道的蝼蛄

《太平圣惠方》记载，治疗水病肿满喘促，不得眠卧，用蝼蛄五枚，晒干，研为粉，饭前以暖水送下半钱到一钱，以小便通利为效，水湿自去也。

蝼蛄又叫土狗，每逢犁田插秧之际，很多藏在土里的蝼蛄就会被翻出来。蝼蛄的两条前臂强大有力，它不咬人，靠这两条前臂可以把坚硬的土壤挖出一条隧道。

爷爷说，蝼蛄可是一味大药。小指月说，蝼蛄也是大药？

爷爷说，而且是非常难得的大药。小指月说，它不是利水消肿吗？

爷爷说，普通的利水消肿药，碰上顽固积水，往往力量不够，这时通常就要请出虫类药。小指月说，虫类药有什么特点？

爷爷说，虫类药最大的特点就是善于走动，植物再怎么活血化瘀，本身不善游走，而动物药，比如蜈蚣、穿山甲、蝎子，还有这蝼蛄，善于走来走去，穿到土里，打通隧道。一般植物药力量到不了的地方，往往这些动物药都可以钻进去，使筋脉隧道通畅，水湿可以排出。

有个肝硬化腹水的病人，用过很多利水药，玉米须、冬瓜皮、茯苓、泽泻，腹水都顽固不去。

爷爷说，久病必有瘀，久病必入络。要选择一些善于通经络，能够钻进去，把顽固水湿瘀血带出来的药。小指月说，难道就用蝼蛄？

爷爷说，就用蝼蛄一味药，晒干打粉，温水送服。这病人原本肚腹肿大如鼓，呼吸喘促，睡卧不得，服了蝼蛄粉后，腹中水肿消去一半，喘促减轻，能够睡得舒服些了。后期爷爷便给他加用黄芪之类的药物，固本培元，补气利水，使身体慢慢恢复过来。小指月说，为何蝼蛄一味药就可以独当一面？

爷爷说，你看大禹治水，他用什么思路？小指月说，以前老是围堵，发现水患一年比一年厉害，后来索性就开山凿河，用疏泄之法，使大水能顺着江河导入大海，这样水患就年年减少。

爷爷说，这叫大禹治水，堵不如疏。小指月说，为什么要单用蝼蛄疏通水道？

爷爷说，你看蝼蛄最擅长干什么事？小指月说，它最擅长挖洞穴。

爷爷说，那么水肿胀满的人，这些水为什么导不出体外呢？

小指月说，沟渠堵塞，经脉不通。爷爷说，《内经》讲，经脉者，所以决死生，处百病，调虚实，不可不通。人体的经脉隧道，就像河流，需要保持通畅状态，水湿才不会泛滥为害。蝼蛄就是专门开通沟渠、通调水道的，用它作为开路先锋，身体的水湿积滞很快就消下去了。不过前提是要注重固本培元，如果元气不够，就像你空有强大的推土机，结果发现没油了，这庞然大物照样动不了。即使有再好的猛药，如果正气亏虚，中医叫正虚不运药，你也不能把这味药的作用发挥到极致。蝼蛄虽然利水消肿通淋作用强悍，但治病用药还是要分虚实，不能只看到金刚钻，而没有看到身体能不能受得了。随后小指月在小笔记本中记道：

朱良春经验：蝼蛄利水消肿，功力较猛。蝼蛄俗名土狗，本品医者一般恒少用之，朱老认为它是一味极佳的利水通便药，对于各种水肿或术后尿潴留，甚有良效。朱老经过试验证实，如需采用蝼蛄利尿，必须去其头、足、翼，倘整体入药，则毫无利尿作用。服用蝼蛄后1～3小时即开始小便，其量次逐渐增加，服药后 3～5 天时，利尿通便作用最为显著，而消肿也最明显。本品性较峻利，故虚弱病人用量宜轻，或伍以补益之品始妥。诚如朱丹溪所言，蝼蛄治水甚效，但其性急，虚人戒之。煎剂每日用 9 克，散剂每次 1～2 克，每日 3 次。

（1）水肿：各种水肿（营养性、心源性、肝源性、肾源性、脚气性及其他疾病引起的水肿）均有效果。蝼蛄（去头、足、翼）文火焙干脆，研细末，每服 2 克，每日 2 次，开水送下。李某，女，45 岁，工人。患慢性肾炎已久，浮肿时轻时剧，近日转剧，面浮足肿，溲少而浑浊。尿检：蛋白（++），红、白细胞各（+）。苔薄，脉细。此肾气久虚，水湿泛滥，精微不固之候。治宜温阳益气，渗化水湿。先予蝼蛄粉 4 包，每服 1 包，每日 2 次。药后尿量大增，浮肿渐退，继予汤剂以治其本，调治而愈。

（2）肝硬化腹水：章次公先生常用下方，屡收佳效，朱老极为推崇。处方：蝼蛄（去头、足、翼）、蟋蟀各 2 对，生黄芪 10 克，土鳖虫 5 克，研极细末，分 4 次服，每日 2 次，可以连续服用。此方配伍极佳，蝼蛄得蟋蟀其利水消胀之功益著；土鳖虫活血化瘀，消瘀散结；黄芪补气利水，缓和上药，合而扶正祛邪，标本兼顾。

（3）术后尿潴留：蝼蛄用于腹部手术后膀胱麻痹引起的尿潴留，其效甚佳。宋代许叔微《普济本事方》用蝼蛄、蜣螂虫各 7 个，新瓦焙焦黄，研末，白开水一次送服，治二便闭结有速效。故朱老以之移治肠及膀胱麻痹而引起的二便不通，可以相互参证。谢某，男，28 岁，工人。腰麻下施行阑尾切除术，术后 3 小时少腹胀痛欲尿，历 4 小时仍不能排出，呻吟不已。给蝼蛄（去头、足、翼）20 只，煎汤一小碗顿服，1 小时后排尿甚畅，腹胀痛随之缓解。（《朱良春用药经验集》）

◎蝼蛄拾珍

翟锦芳经验　蝼蛄治疗产后尿潴留

用民间单方蝼蛄治疗产后尿潴留 36 例均获成功。治法：干蝼蛄 5 克，研末，温开水送服。服药 1 次见效者 32 例，其中 1 小时内畅通排尿的 10 例，1～2 小时畅通排尿的 16 例，2 小时后畅通排尿的 6 例，重复 3 次服药后畅通排尿的 4 例。

陆某，女，24 岁。产后第二天小便不能自行排出，查膀胱达脐上一横指。经按摩、热敷、水声诱导、抗炎及肌注新斯的明（每次 1 毫克，4 小时肌内注射 1 次，共注射 6 次），保留导尿 48 小时，取出导尿管 48 小时后仍不能自行排尿，产妇腹部坠痛，坐卧不宁，经内外科会诊确认尿潴留。用蝼蛄粉 5 克，温开水送服，服后 1 小时畅通排尿 1300 毫升，2 小时后又畅通排尿 1000 毫升，诸症消失。

指月按：蝼蛄别名土狗，善于在土地里打洞，味咸入肾，又擅长利水消肿，对于小便不利、肿胀者，或者积液潴留，用蝼蛄可以通水道，利膀胱。

梅九如经验　祖传验方通关利尿散

通关利尿散：续随子 20 克，黑丑、蝼蛄各 30 克，大黄 20 克。共焙干，研为细末，备用。每次服 3~5 克，6 小时服 1 次，以温开水调服。

徐某，男，58 岁，搬运工人。小便淋沥不爽已有十载，近 2 个月来小便困难。经检查为前列腺肿大。小便化验：有精液，卵磷脂（＋）。诊断：尿潴留（前列腺肿大引起）。曾用利尿药效果不显，并做常规导尿，但拔除导尿管后小便仍不能自排。保留导尿管 20 余日，病人苦不堪言。泌尿科医师动员病人做前列腺摘除手术，遭拒绝，乃邀予诊治。切其脉弦数，苔黄腻，舌质红绛，口干欲饮，少腹急，按之痛。辨为湿热下注，决渎失司。速予通关利尿散 8 包（每包 5 克），每 6 小时服 1 包。服药 3 次后尿量增多，排尿较快，再服药 2 次后少腹胀满渐消，试行拔除导尿管。继续服药 2 天，能自行小便，制约如常，随访至今未复发。

指月按：单味蝼蛄通关利水之力就很强。晋·葛洪有方，用大蝼蛄二枚，取下体，以水一升渍饮，小便须臾即通。而此祖传秘方，配合善通水的黑丑、续随子，又能通利大肠的大黄。此方药性虽猛，只要是实证阻塞，用之奏效亦佳。但毕竟以攻逐为主，此方运用宜暂不宜久，掌握中病即止，毋使过之。

祝谌予经验　蝼蛄琥珀散治疗癃闭

蝼蛄琥珀散对于瘀血凝聚、尿道阻塞（包括尿路结石、老年前列腺肥大所致的急性尿潴留）所致的癃闭确有实效。用法：蝼蛄 7 个焙干，琥珀 3 克，共研极细末，分 2 次冲服。蝼蛄，性味咸寒，略有小毒，直达膀胱经，有利水消肿之功。琥珀别名血珀，性味甘平，入心与小肠经，有活血化瘀、利水通淋之功用。二药合用可消瘀滞而利小便。

庄某，男，70 岁，工人。既往有前列腺肥大病史。近因工作劳累，突然排不出尿，少腹胀痛欲死，请祝老诊治。观舌暗，舌下静脉青紫，脉弦紧。脉证合参，乃属瘀血阻滞，水道不通。法当通其瘀滞，利其水道。遂予蝼蛄琥珀散，服 1 剂后即能少量排尿，少腹痛减，再进 1 剂则小便自畅，诸症悉除。

指月按：尿道阻塞，原因多样，总离不开气、血、水，而琥珀既能活血，也可利水，单味琥珀便可治疗实证尿道阻塞，水液不畅。配上虫类药蝼蛄，搜剔顽固瘀积，功用更强。当然如果老年虚劳，体力不足，属于膀胱气化不够，这时还得加上黄芪之类补气利水之物，否则纯用攻逐之品，未必能运化得开。

12、荠菜

◎能净肠的荠菜

小指月从山下的学堂归来，走在这百年山道上，唱着小调，看着沿途绿草，听着树上悦耳动听的鸟叫，阵阵凉风吹来，格外舒畅。

他突然发现前面有个老阿婆，弯着腰，提着篮子，在采一种草药。小指月马上跑过去问，老婆婆，您采的这是什么呀？

老婆婆说，这是净肠草。我家小孙子昨天吃了不干净的东西，拉肚子，我就给他采了一点，吃了就好多了，今天再采点吃。

小指月把这净肠草拿在手中一瞧，这不就是荠菜吗，我跟爷爷采过啊。

原来荠菜，民间老百姓又叫净肠草，对于肠道不干净，拉肚子或有积滞，只要属于湿热毒浊的，它都可以把这些毒浊清出体外，起到通因通用治痢疾的效果。

小指月说，老婆婆，这净肠草还能做什么？老婆婆说，以前我经常绣花，搞得眼睛很干、很痛，一熬夜眼睛就红肿。邻居告诉我，把净肠草的根捣烂，绞出汁来点在眼睛上就好了。如果好得不彻底，再用净肠草煲汤喝，很快就好了。

小指月说，净肠草能治疗肝热目赤，看来确实有效，为什么它善于治疗肝热目赤呢？小指月便开始用中医基础理论来思考这中药的效果，一味中药能够起效，肯定离不开五脏六腑。净肠草善于通降膀胱、肠道，通利膀胱，利水消肿，清除大肠浊毒，治疗痢疾，所以净肠草不只净肠道，它净的是膀胱、肠道二道。

肝开窍于目，肝又与大肠相别通，肝的浊火一方面要通过大肠来排，另外，肝肾乙癸同源，肝的浊毒还可以通过膀胱来排，当膀胱、肠道通畅，肝经热火就不会灼伤眼目。当肝经热火上灼眼目时，可以通过清利膀胱、肠道，使阳随阴降，阳热通过水谷之道撤出体外，恢复眼目清明。

想通这点后，小指月兴高采烈。想透一味药物在人体是如何作用的，就像解答一道疑难的数学题一样，令人快乐。所以小指月不仅喜欢文学的优美，更喜欢数学的逻辑，通过推演，可以证明很多道理。这些道理能够化为实践，作用于临床，这样学医就越来越有趣，而且不用死记硬背。看到病症，治疗的思路就出来了，也不用苦思冥想用什么药物。

比如碰到肝热目赤，知道肝开窍于目，要治目赤，必须懂得退肝热。肝热有两条途径退掉，一条是通过胆管下入肠中，通过肠腑撇出体外；另一条是通过三焦水道，下入膀胱撇出体外。

顽固的肝热目赤，如果一味荠菜搞不定，你问他大便不畅，那么就可以加大黄、枳壳等通腑降浊之品，使邪气有个出路，排得更快。如果大便还可以，仅是小便热赤疼痛，那么可以通过加强利水消肿之药，选择泽泻、车前子之品，使水热下行，水道开通，眼中的赤热之感就随之而消了。

13、车前子

◎车前草治尿血

韩愈说过，牛溲马勃，败鼓之皮，俱收并蓄，待用无遗者，医师之良也。

这是韩愈的人才观，天生我材必有用，天生草药也必有其用。

小指月说，爷爷，牛溲也可以做药，谁敢喝牛尿呢？爷爷笑了笑说，牛溲并不是牛尿。小指月说，溲者尿也，怎么不是牛尿呢？

爷爷说，牛溲即牛遗，车前子的别名。小指月这才醒悟过来，看来以后不能自作聪明，望文生义，这样容易闹笑话。

小指月又说，爷爷，车前子是最普通的中草药了，它有什么神奇的功用呢？

爷爷说，它的功用多着呢？然后爷爷便给小指月讲了名将与名药的故事。

汉朝有个名将叫霍去病。有一次霍去病跟匈奴打仗，深入到荒漠地带，正逢酷暑，天晴无雨。一方面由于长期缺水，将士们纷纷病倒，普遍出现尿急、尿痛、尿黄赤；另一方面，战马也吃不消，由于长途跋涉，马因为缺水也出现尿血，卧在地上，快走不动了。霍去病非常焦急，如果此时匈奴袭来，士兵们战斗力大打折扣，必定会一败涂地。

一个名将和一个名医都是一样的，要懂得善于去观察发现。有一天，霍去病发现有些战马前两天明明都尿血、走不动了，怎么两天后又生龙活虎，尿血消失了呢？原来这些战马喜欢吃一种无名小草，这种小草长在道路上、车辙边。霍去病马上命令众将士挖掘此药，然后煎汤给将士们喝，想不到将士们尿黄、尿血的症状都消失了，一个个又龙精虎猛，战斗力倍增。霍去病哈哈大笑说，车前草，治尿血，好一味天生神药，真乃天助我也！

车前草味甘微寒，能够利尿通淋，治疗各类湿热淋证，尿频、尿急、尿赤、尿涩痛。《神农本草经》记载，主气癃，止痛，利水道小便。

随后小指月在小笔记本中记道：

《外台秘要》记载，治小便尿血，车前草捣汁，空心服。

《普济方》记载，治小便出血，淋沥涩痛，用车前子晒干打粉，每次服用两钱，或者采新鲜的车前草叶子，煎汤服下。

孟景春经验：车前草，性味同车前子，功能清热解毒，消炎止血。对尿道炎、肾盂肾炎急性期小便黄、小便频急、尿道出血等，服之甚效。至于治尿血，始见于唐《外台秘要》，有治小便尿血方，用鲜车前草捣汁，空腹服。

钱某，女，58 岁，农民。尿血 3 日，小便色黄，尿时不畅，身有微热（37.8℃），余尚正常。诊治后遂予处方，钱妇以家贫，问有无草头方（单方）治疗。思之再三，即告以每次用鲜车前草 250～500 克，连根须，洗净捣烂绞汁，每次服 50～100 毫升，炖温口服，每日 2 次。口渴则以车前草煎汤代茶。服 3 日后尿血已基本控制，嘱再服 3 日，以巩固疗效。1 年后遇之，尿血至今未复发。

◎欧阳修与治水泻神药

《普济方》记载，车前子炒为粉末，专治湿盛水泻。

《海上方》记载，曾问水泻有何方，焦炒车前子最良，细末一钱调米饮，只消七剂即安康。

昔欧阳子暴利几绝，乞药于牛医；李防御治嗽得官，传方于下走。谁说小道就不足以观，那要看这个人善不善于用这些技术。

小指月问，爷爷，欧阳修拉肚子，都快拉虚脱了。他是朝中重臣，名医国手到处都有，怎么还治不好他的病呢？爷爷说，自古以来，就不乏单方一味气煞名医的故事。一个学者应该抱着不贵儒医、下问铃医的谦虚态度，才能真正学到医中精髓。然后爷爷便给小指月讲欧阳修和车前子的故事。

欧阳修是唐宋八大家之一，算是苏东坡的前辈。这位文人高官，虽然政事繁忙，却勤于笔耕，不忘创作诗文。他特别喜欢韩愈的文章，提倡有实质的古文，革除那些浮华、不切实际的文学风气。

欧阳修的学生问，老师每天要处理那么多公文，写那么多奏折，处理那么多朝中人际关系，从哪里挤出时间来创作呢？欧阳修谦虚地说，余平生所作文章，多在三上，乃马上、枕上、厕上也。也就是说，欧阳修善于挤时间，他始终相信，时间像海绵里的水，挤一挤还是有的。于是利用这些闲余时间，就像大海不捐细流，高山不辞细土一样，他的文章才源源不断地写出来。

可光靠挤时间，未必能够把文章写好，因为时间人人都会挤，但好文章并不是人人都能够写出来的。你看《醉翁亭记》这些朗朗上口的篇章，可不是随随便便能写得出来的，那他凭什么能不断创作出高质量的文章呢？原来欧阳修非常严于律己，他每写完一篇文章后，就把这篇文章贴在墙上，反复诵读琢磨，反复推敲修改，直到满意为止。这写文章就如同做药一样，何首乌、熟地黄要九蒸九晒，药力才足，药性平和，更易于为虚弱之人所吸收。文章通过反复用心修改，也更能朗朗上口，使人读后豁然开朗，如沐春风，或振聋发聩，发人深省。

欧阳修经常字斟句酌，反复苦思，到深夜还不肯休息，因此身体每况愈下，还经常拉肚子，可他还是把文章诗篇看得比身体还重要，偶尔拉肚子，就用些健脾止泻的药来挡一挡。有一次他的夫人实在不忍心看下去了，便劝说道，你为什么要这么辛苦呢？你的文章已经得到大家的肯定，难道你还怕先生责怪你吗？欧阳修笑笑说，我不是怕先生骂，而是怕后生耻笑。欧阳修这种做文章看多、做多、修改多的三多态度，从古到今，一直被写作之人奉为写一篇好文章的秘诀。

这样长期思虑过度，又过度透支身体，有一次欧阳修稍微吃点生冷之物，便严重暴泻，日行十数次，苦不堪言，连皇帝听了都赶紧派太医院的高手前来诊治。可是这些名医国手用了补脾圣药白术，淡渗除湿妙药茯苓，还有收敛固涩要药罂粟壳，结果还是没法把欧阳修的暴泻止住。几日以后，这位原本还算健壮的大学士，居然泻得骨瘦如柴，气息奄奄，真是好汉敌不过三泡屎。

欧阳修自己都几乎绝望了，家人也是忧心忡忡，连朝中太医国手都治不好，还有谁能治好呢。欧阳修的妻子心中更是焦急，她听到街市有摇铃铛卖药的声音，三文钱一帖止泻药，包好，不好不收钱。只要有一线希望就想试试，当妻子把这消息告诉欧阳修时，欧阳修听后苦笑着说，医学都讲究辨证论治，哪有以药套病的，我不能让后辈笑我。妻子却不这样想，因为她出身贫贱之家，深知草医单方能治大病。既然明说不接受，不如就暗度陈仓，于是聪明的妻子便悄悄买来三帖药，并且说，这是太医局深思熟虑后新开的药，希望赶快服用。结果服用 1 剂，泄泻立止，第二剂还没吃，病就好了。妻子见药到病除，就跟欧阳修讲了实情。

欧阳修马上将草医郎中请来，不仅虚心招待，而且还厚赠钱财，请教其方。卖药人见到不仅赏赐丰厚，而且这大官还礼贤下士，便不敢隐瞒，如实说，我所用的止泻药不过就是一味车前子而已，打成细粉，每次用米汤水冲服两钱。

欧阳修也读过医书，便说，车前子，只听说过利小便，治疗尿血、尿热、尿赤，像这种通利之品，如何能治愈老夫泻痢之疾？草医郎中说，车前子利小便，天下皆知。车前子能实大便，世人少知。车前子通过通利小便，使肠中水气纷纷从水道而出，大便自然干爽。这肠道就是谷道，尿道便是水道，水谷清浊既分，泻痢自止。欧阳修听后点点头，原来这是通过利小便来实大便啊！

随后小指月在小笔记本中写道：

有位老中医善治小儿水泻，祖传秘方，在乡里很有名气，他从来卖药而不卖方，碰到一些穷苦病人，也是送药不收钱，却把自己的方子看得比什么都珍贵。但凡小孩水泻，服用他的几包药粉，没有不应手而愈的。后来他年事已高，知道此秘密并不能带到土里去，方才透露，原来这治泻神方便是一味车前子研粉。

陈家骅经验：参苓白术散加车前子一味，制成散剂冲服，治疗水泻有卓效。曾治一周岁婴儿，腹泻20余日不止，予上述散剂1.5克，服后即愈。患儿父亲也是医林中人，再三追问散剂配方，得知是上方后大惑不解，云："该方我也用过，为何无效呢？"答曰："奥妙就在于剂型不同。"昔日欧阳修暴泻不止，太医束手，其妻于市中购得车前子一味，兑入前药煎汁中，服下而愈。其重要原因之一就是车前子冲服。若改作煎汤服，其效必大减。关于这一点，古人早有认识，《先醒斋医学广笔记》中曾明确记载，车前子利水、治泄泻药，炒为末用。

杨国政经验：用山药、车前子治疗小儿水泻，疗效满意。一2岁小男孩，因为饮食失调而泻下稀水，日10余次，精神不振，舌淡苔白有齿痕，用消炎药治疗1周不效。后转用健脾利湿中药，以山药、车前子各30克，水煎服，1剂尿增多，泄泻次数减少，3剂病愈，精神振奋。俗话说，无湿不成泻，湿从何处来？从脾胃中来。脾胃受湿身无力，小孩因为湿泻，当然精神不振。如果纯用利水，虽然也能治湿泻，但小便过度排泄后，也容易脱水。所以用固护津液的山药，又能补脾止泻。山药配车前子，一补一泻，扶正祛邪，比较适合小孩水泻。

◎当热铁碰到长流水

小指月说，爷爷，车前子利小便，又可以实大便，这些我现在都懂了，就是还有一些现代研究不是很清楚。日本说车前子可以作为祛痰止咳药，又说车前子可以治疗皮肤热毒疮，或急性扁桃体发炎，尿黄热，用车前子也特效。车前子又不是止咳药，也不是治皮肤病的药，更不是五官科常用药，它常用于泌尿系统方面的疾患，如尿道炎、膀胱炎或肾结石。上面这些不太理解。

爷爷说，学药物要懂得归类，但又要懂得打破这种归类，既要有药物独特的归经思想，也要有人体整体的全局观。小指月说，爷爷，车前子这些衍生的功效，都跟它走膀胱、利水道分不开？

爷爷说，智者察同，愚者察异。现在很多研究，虽然日新月异，但大都是在三生万物的枝叶上下功夫，如果你能够由三返一，在道生一的层次上去领悟车前子走水道的特点，那么非独五官科目赤、咽炎，皮肤科热毒疮，以及呼吸科肺中痰浊，热盛鼎沸，就连妇科白带黄臭，小儿科发热，甚至消化科肝胆湿热黄疸，只要是水热鼎沸症状的，你都可以通过水道把脏腑余热借助小便撤出体外。

小指月说，爷爷是说要以不变应万变，不要被烦琐的病名框住，要执简驭繁，抓住药物在人体如何行走的主线。

爷爷点点头说，要想让烧红的热铁迅速凉下来，用什么办法呢？小指月说，很简单啊，放在长流水里一泡，阳热便被流水带走了。

爷爷笑笑说，这叫阳随阴降。人体也是这样，五脏的浊热都可以从下撤，一个是从大肠谷道，排有形的积滞；另一个是从膀胱水道，排无形的邪热。治疗各类单纯高血压，但见脉势有力亢盛者，一问小便偏黄不畅，必用车前子；一问大便干结难通，必加大黄，两味药下去，很快通降膀胱、肠道，五脏压力为之顿减，血压就会被控制。

小指月说，可现在这么多的研究资料，又如何运用中医基础理论把它们串起来呢？爷爷说，那你就要多学学五脏表里及五脏别通理论，还有五脏相关的思想，把人体看成一个相互联系的整体，不要孤立地看待每一个脏腑，也不要孤立地理解每一种药物的功效。你只有运动地去看待中药是如何取效的，你才能活学活用好每一味药。

小指月说，爷爷，如何运动地看待车前子这些现代研究功用呢？

爷爷说，车前子为什么能祛痰止咳？它祛的是哪种痰咳？不是虚证痰咳，而是肺热咳嗽痰黄浊，这种痰咳病人一般肺脉洪大亢盛，肺和大肠相表里，和膀胱相别通，肺中痰浊一方面可通过三子养亲汤，降浊于大肠，借助莱菔子通肠气，排出体外；另一方面，就是通过用车前子、枇杷叶之类，导水热下行，这叫脏邪还腑，把亢盛的浊阴通过下窍膀胱排出体外。就像肺中阴云密布，下了一场雨一样，雨后天晴，空气就格外清新，肺部就特别舒畅。这种病人服用车前子后，尿变清了，痰变少了，颜色也不黄浊了，咳嗽就慢慢止住了。

小指月说，各种皮肤热毒疮，甚至皮肤热证出血，为何也用车前子？

爷爷说，这又考验到你的中医基础理论。足太阳膀胱经主表，膀胱善于引浊水排出体外，肺主皮毛，皮毛热毒疮可以借助与肺相别通的膀胱来败毒下行，撤出体外。不管是尿血，还是皮肤热盛出血，只要脉势亢盛的，都可以选用这凉血利水去热的车前子。

小指月点点头说，为何急性扁桃体发炎也可以用车前子来上病下取呢？

爷爷说，急性扁桃体发炎，是小孩子最容易得的，又叫乳蛾。咽喉和肺同系，清泻肺火，是一种办法。但你得让火有一个出路，通过打通膀胱水道，这便是给邪以出路。你可以把扁桃体炎症看成是一块热铁，这块热铁要迅速凉下来，周身的水道系统要很通畅，不滞塞，就像把热铁放在长流水里降温最快一样。上焦炎症，在保持周身水道通畅的基础上退热是最快的，这叫水气一转，邪热乃散。

小指月听后，豁然大悟，说，原来是这样。爷爷把身体经脉当成江海，把局部炎症发热看成是烧红的铁，局部炎热在周身水液循环通调的情况下消退得最快，肺主通调水道，能下输膀胱，故咽喉中的肺火便可以通过车前子打开膀胱水道，随着水热泻去而减轻。

爷爷点点头说，至于车前子为何能利尿降压，为何能利尿止黄带，这些都离不开它的通水道之功。要言不繁，执于一，万事毕。学一味药必须要抓住它的灵魂，不能停留在枝末上。这样你不仅能够理解各类古籍记载和最新研究，而且还可以推导出很多常人想不到的作用,这都要建立在脏腑相关的扎实基础理论上面。只有理论高度可以决定临床高度。

小指月点点头，随后在小笔记本中记道：

《中医资料》（1963 年 11 期）报道，乳蛾（扁桃体炎）是小儿常见病患之一，肖医师童年患此，就诊于一名老中医，处方为玄参、麦冬、车前草，一吃就好。陈老说，乳蛾初发有热时，小便色黄者，必兼利小便，所以用车前草。

张子臻经验：车前子止咳喘效佳。先父张希文以长于治咳喘享誉鲁西。余少时常侍诊其侧，察其治咳喘方中除辨证投药外，恒用车前子。因不解其意，求教之。谓："车前子治咳喘效奇，轻者用小量，5 克为宜；咳而有痰者用中量，10克为宜；咳而喘促者用大量，15～20 克为宜。"余疑之，遂遍览本草，未见载。《本草纲目》虽云本品能"养肺"，但与治外感咳喘之意迥别，仍难信之。一日，素有喘疾之王姓叟，因喘疾复发求治，惜先父已故，王叟手执药方言，每次犯病服此方甚效，要求仍按原方取药。适逢药房中车前子暂时无货，仅取回方中其他药物煎服。5 日后王叟病愈来告，前 2 剂不效，后 3 剂自采车前子配入后效甚显。

后读研究生时专攻肺系病，临床中留心揣摩，颇多体会。如治郝某，慢性支气管炎病史 6 年，此次因外感而诱发，曾在本单位医务室先后静脉滴注青霉素、先锋霉素各 1 周，并服用急支糖浆、复方甘草片等止咳化痰药物，症状无明显减轻，刻下仍咳嗽阵作，咳吐黄色黏痰，咳吐困难，胸部憋闷，伴咽痒、咽部痰滞感，舌质红，苔薄黄而干，脉浮。体温 36.5℃。双肺可闻及痰鸣音。血常规：白细胞 6.5×10^9/L，中性粒细胞 0.68。辨证属痰热蕴肺证，治以清热化痰、宣肺平喘之剂，服用 3 日效不著，后于原方中加入车前子 15 克，3 剂而咳止喘平，咽痒得除。现代药理研究证实，车前子所含有效成分车前子苷能促进气管及支气管内黏液的分泌，有明显祛痰作用，并有一定的镇咳作用。此外，该药尚有明显的抗菌作用，金黄色葡萄球菌对其尤为敏感。

◎ 车前子拾珍

成孚民经验

车前子配伍麻黄、荆芥、甘草，组成麻荆车甘汤，治疗跌打损伤，颇有效验。凡跌打损伤者，无论内外伤，立即煎服或挫末冲服，如药后汗出、小便利，每可防止病情恶化，然后再请伤科医生治疗，实属有益无害的简易方剂。方中麻黄、荆芥可以开腠理、通血脉，车前子通利小便为要药，以救伤科病人尿闭之逆证，立意极精，勿以药微价廉等闲视之。各家本草，虽多言车前淡渗不走气，有益肾固精及明目的作用，但必须明确这些效用都是从通调水道、除湿痹而来的。若小便频数甚至失禁者，切不可用。

指月按：跌打损伤治肺，何也？肺朝百脉，通调水道，凡百脉受损，有瘀血停水，都可以通过上宣肺盖，下利水道，给邪以出路。还有血不利则为水，水道通利，血瘀排去。跌打损伤病人，伤损后一段时间里，大小便大都不够通畅，这就是为何在很多跌打方里会出现大黄或者车前子的道理。

石恩骏经验　车前子治疗习惯性便秘

车前子本为利水之药，便秘病人实不堪用。然石氏习得一老中医经验，用大剂量车前子 60 克煎服，反有缓泻之力，用于老年习惯性便秘。石氏认为此与大量白术煎服治疗便秘可能类同，均能除大肠中之湿痹而利蠕动之力。然少量服之无效，通便之功全在剂量之轻重。车前子有补益之力，老年及体虚者皆宜服之。

指月按：诸子皆降，重剂量运用降气之功尤速。按常理，车前子者，通利小便，量大后直堕大肠，降水气的同时也能通大便。

余国俊经验 车前子治疗中心性视网膜炎

治疗中心性视网膜炎，推重车前子，主要取其独特的渗湿利水之功。若加入辨证方药中（30～60克，包煎），可以较快地消除眼底黄斑区的水肿。众所周知，中心性视网膜炎作为一种难治性眼病，其病机虽涉及肝、肾，但其病位主要在眼底黄斑区，其主症是黄斑区水肿。现代中医眼科学认为，黄斑区属脾，其水肿自应责之脾为湿困，故治疗大法为渗湿利水以消除水肿。而渗湿利水药物比比皆是，何以独重车前子呢？余氏体验，车前子渗湿利水的作用较为独特，既能消除蕴蓄于目系的水湿，又能引肝肾之阴精上注于目。若此利水与养阴两擅其长、相辅相成、殊途同归的渗湿利水药物实不多见。

曾治谭某，男，44岁。视物变形变小，眼前出现黑影3月余。眼底镜检查发现黄斑区水肿，诊断为中心性视网膜炎。选用维生素、肌苷、赖氨酸、丹参片等，以及中药三仁汤合驻景丸，四苓散合防己黄芪汤等，效不显。其人面白少华，短气疲乏，易感冒，舌偏淡，边有瘀点，苔薄白腻，脉弱。拟诊为气虚血瘀湿阻，用《医林改错》黄芪赤风汤加味，黄芪60克，赤芍6克，防风6克，白术30克，车前子60克（包煎）。服6剂，视物变形变小、眼前黑影等症显著减轻，连服15剂，一切症状消失。经复查，黄斑区水肿完全消退。续服补中益气丸2个月以巩固疗效。随访1年未复发。

又治黄某，女，18岁。视物变形且模糊不清2个月，心烦，月经提前，小便黄少，口干，舌红，苔黄薄腻，脉弦略数。辨证为阴虚肝郁，湿热内蕴，予育阴利水、疏肝清热之猪苓汤合丹栀逍遥散加车前子30克，连服26剂而诸症若失。

指月按： 《药性赋》说，车前子止泻利小便兮尤能明目。导致目暗不明的原因有很多，比如精油不足，灯火自然晦暗。又比如说，灯罩被污垢蒙蔽，灯火也不明亮。所以治疗目暗不明，还是要遵循中医补虚泻实的思路。有力无力分虚实，虚者补之，实者泻之。治疗大法，总逃不出添灯油和除污垢。能够蒙蔽眼睛的污垢，主要是瘀血或水浊。车前子直接利水，它能引五脏浊水从小便、膀胱出。这样浊阴不上扰清窍，眼目如洗，自然明亮不少。

张心夷经验 车前子外用治疗小儿阴茎肿痛

尝闻民间有一单方，主药用车前子，配伍青葙子，水煎外洗患处，治小儿阴茎红肿疼痛。多年来采用此法治疗多种原因所致的小儿阴茎红肿疼痛，疗效可靠。万用车前子50克，青葙子50克，水煎外洗，每日1剂。待药液适温后，用软净纱布或消毒脱脂棉蘸药水频洗患处，不拘次数。一般用药当日即可见效，2～3日可愈。严重者亦可配用消炎止痛药。

指月按：本身车前子就有清热消炎消肿的作用，《本草纲目》有车前子煮汁频洗治疗阴下痒痛的记载。特别是用车前草捣烂外敷，治各种热毒性疮痈肿痛有特效，此法民间郎中皆通晓。加青葙子，虽然为明目之药，亦可清肝热毒，而肝经下络阴器，不仅眼目红肿要看到肝火上炎，对于阴茎红肿热痛，更要看到肝经湿热下注。

李伯兮经验 车前草治囊肿

1943 年夏，日寇侵湘。许氏之子，年方 3 岁，由其母携之外逃，相继数夜，露宿于野，迤逦逃至县城，阴囊肿大已数日矣，求治于余。察其外肾肤囊红肿光亮，如囊盛水，其后下方尚可分出睾丸界限，余无他异。余嘱采车前草一握，洗净捣烂绞汁，温开水冲服，连服 2 次而愈。

指月按：囊肿就是一团水，这时利水渗湿之药往往能大见功效。毕竟车前子偏凉，如果属于肿热的，那就合拍。如果属于气虚的，劳累后加重，就要加以益气之品，方能气化囊肿。

王学诗经验

鲜车前草 50 克，开水浸泡代茶饮，可治疗中耳炎、急性结膜炎（红眼病，洗眼更佳）、眩晕症、尿道炎、淋证，也可治疗和预防高血压病。

指月按：对于炎症水肿，车前子有消炎利水的作用，急性中耳炎、结膜炎，甚至肺炎、鼻炎、膀胱炎、尿道炎，都可以用它。但如果炎症转为慢性，此为正虚不能运化津液，就要唱扶正的主题曲。车前子降单纯性高血压亦是一绝。对于中老年人高血压，小便不是很通畅，尿赤涩的，用车前子能标本兼治。颜德馨老中医就有车前子治高血压的经验，或配成泡茶方给高血压病人服用。

14． 滑石

◎小儿推拿退高热

竹篱茅舍外面传来哇哇大叫的孩子哭声，小指月从声音里就听出些东西来了，有力无力辨虚实嘛。治病先别管什么病名，先得分清虚实，哭闹得撕心裂肺似的，如若不是壮热实证，不可能闹得这么厉害。他母亲抱着这孩子来到了竹篱茅舍。

小指月一摸这孩子的额头烫得很，爷爷便问，这孩子怎么了？

孩子的母亲说，昨天就开始发热，吃了点发汗药，热没有退，反而哭闹了一夜，孩子又渴又烦。爷爷又问，小便怎么样？

这母亲说，小便黄，量不多。爷爷又看了看这孩子的掌纹及指纹，红赤有热，显然高热烦渴，小便短赤，乃暑热所致。爷爷便叫指月从柜子里拿点滑石粉。

这么小的孩子能吃进药粉吗？小指月有点疑惑。原来爷爷不是要给孩子吃药，而是把滑石粉涂在孩子手臂上，给孩子推拿按摩，边推边说，指月，看好了，这招叫推天河水，专门退小儿高热。这招叫推三关，可以把热势退下去。

爷爷边说边演示，这小孩很快就不闹了，好像舒服了很多。这些柔润的滑石粉涂在手上非常舒适，加上老爷子纯熟的推拿手法，小孩像是在享受，不知不觉居然熟睡过去了。爷爷便示意这母亲别吵醒孩子，只要能沉睡，热就退得快。

然后小指月便说，爷爷，为什么推拿退热这么快？爷爷说，下一步你要多学些小儿推拿，可以看《李德修小儿推拿秘笈》。小孩脏气轻灵，随拨随应，不比大人，所以推拿按摩往往是首选。可以捏脊帮他疏通经络，可以导引按摩帮他理顺气血，只要周身之气通而不滞，血活而不留瘀，气通血活，何患疾病不愈。

小指月说，为什么要选用滑石粉呢？爷爷说，滑石粉非常滑润，涂在皮肤上很舒适，还可以当痱子粉用，能够治疗各种湿热疮疹。小孩长痱子，滑石配些甘草、薄荷，就是最好的痱子粉。如果长湿疮、湿疹，滑石粉配枯矾、黄柏，也是相当好的敛疮收湿药粉。小指月听后点点头。

爷爷又说，如果小孩能喝药的话，用滑石配甘草，按 6：1 的比例，取天一生水、地六成之的意思，就是古方六一散，专治这种暑热烦渴，小便短赤。利用滑石甘淡而寒，善于滑利孔窍，使热随水泻，热就会退下来。

随后小指月在小笔记本中记道：

刘绍勋经验，不要小看滑石的作用。试举一例：滑石 30 克，甘草 5 克，名曰六一散，为治疗暑温的基本方剂。滑石的剂量是甘草的 6 倍，可见滑石起了决定性的作用。刘老在临床中经常运用滑石治疗外感疾病，认为它能解肌发汗，发汗而不伤气阴，这一特点胜过羌活等药。治疗外感，滑石与生石膏伍用，相得益彰，疗效更为突出。滑石能够"上开腠理而发表"，主要是滑利柔润、利窍淡渗的作用。凡是外邪，首先侵袭皮毛腠理，促使肌腠郁闭，肺气被遏不宣，继而出现外感症状。而滑石的滑润之特性，轻抚皮毛，柔润肌肤，使肌腠疏密得当，肺气得以宣畅，俾令体内沁沁汗出，进而祛邪外散。滑石的淡渗利窍作用，并不局限于通利前后二阴，还具有开通玄府的作用，这与其滑润之性是分不开的。外邪束表，玄府闭塞，滑石能够发挥其滑利之专长，解玄府窘迫之围，为外邪遁逃打开门户。滑石利六腑之涩结，它能通利下焦膀胱及其他各腑，这只是一个方面。另一方面，因为滑石具有轻淡甘寒之性味，所以其药力最易渗透肌腠之间，从而达到发汗、解肌、祛邪的目的。至于发汗而不过汗，解肌而不伤气阴，是由于滑石的甘益气、补脾胃的作用，这是不难理解的。

近年来，无论治疗外感或是流感，方中我必用滑石，无不收效甚速。仔细玩味，无非外邪一从汗解，一从溲去使然。1984 年 4 月初，我因外感发热，体温 38.4℃，自拟一解表汤剂，方中重用滑石 30 克，仅服 1 剂而告病愈，次日照常上班。看来，古人认为滑石"上开腠理而发表"，实为经验之谈。

◎ 引水冲石

在一条小溪边，爷爷指着溪水流急之处，叫指月往那里看，指月看了半天也没看出什么东西来。爷爷又拿起一个小石头，往流水缓慢的地方一扔，小石头就沉到水底，一动不动了，说，指月，石头在哪里？

小指月说，石头在水里待着呢。然后爷爷又把那块石头捡起来，往流速最急的一段溪流丢下去，石头还没沉到底，就被流水冲走了。

爷爷又问，指月，石头到哪里去了呢？小指月说，石头被冲到下面去了。

爷爷说，指月，这就是激流可以漂石，缓水可以沉沙的道理。

小指月说，爷爷，我明白了，难怪沙滩大都在河流的中下段，流水比较缓和的地方，这些沙石才可能沉积下来。如果在流水快速的地方，沙石是待不住的。

爷爷说，学医要善于观物取象。从这个流水漂石，你能否想到如何治疗身体里的结石吗？从治疗结石，你能否想到治疗身体里各类病理产物沉积钙化，甚至痰瘀壅堵经脉吗？

有一个病人腰痛，在医院做检查，发现两边肾里都有泥沙样结石，尿黄、尿赤、尿涩痛，有时还尿血。

爷爷说，现在石头还不算大，试试用滑石来利水冲石，治疗肾部停留的结石。为何用滑石呢？石头是壅滞之产物，唯滑可去壅。

于是就用滑石兑水，静置一天，等到水和滑石相分离，然后取上面的清水，大量饮用，饮完后稍微休息下。等微微有点尿意，就从三层楼的楼梯，一阶一阶地从上往下慢慢跳，往返几次，即使很想排尿也稍微憋一下，等到确实憋不住时再上厕所。小便浓稠，结石排出去不少。再去医院做检查，发现那些泥沙样的结石已去大半。

爷爷说，这办法就像引水冲石法。但此法不能久用，恐伤人元气。如果下焦尺脉力量足够，就可以适当多用几次。如果尺脉力量不够，就要配合些补气之品，令气足水行，才有利于把石头排出来。小指月说，如果石头比较大呢？

爷爷说，那就要看情况。如果是矿物类结石，偏大的，可以用芒硝粉碎，软坚散结；如果是脂肪类结石，身体肥满的，可以用鸡内金把这些结石消磨变小；如果结石连成一片，可以用海金沙，把这些板结的结石碎掉，并且从小便利出去；如果体虚力不足，正气不够，推不动石头，红参、附子、黄芪之品，都可以适当选用。毕竟又要马儿跑，又要马儿不吃草是不可能的。你想让身体有力气把体内的病理产物排出，又不让自己身体好好休息，储足元气，排尿力量都不够，如何能排石呢？所以体虚之人扶正，才是治疗结石的主题曲。

随后小指月在小笔记本中记道：

黄瑾明经验：1966 年夏，有位社员来诊病，自诉小便滴沥难下，发热，心烦口渴，诊见舌苔黄腻，脉数。即取甘草 6 克，嘱用新砂锅煎水内服。第二天，他高兴地说，服药后小便先通，接着身热渐退，心烦口渴渐解。由于疗效出乎他的意料，要求解释。我便耐心地对他说：当前正值暑天，从临床症状分析，你得的是伤暑病，暑为阳热之邪，故见身热、心烦、脉数；暑伤津液，故见口渴；暑多夹湿，故见小便不利；湿热下注膀胱，故见小便滴沥难下，甚或疼痛。病既为伤暑夹湿所致，治当清暑利湿。选用甘草，用新砂锅煎的目的是代替滑石，故实际上就是六一散（原方是由六份滑石、一份甘草组成）。方中滑石味淡性寒，质重而滑，淡能渗湿，寒能清热，重能下降，滑能利窍，故上清水源，下利水道，除三焦湿热，使从小便而出。加少许甘草的目的是清热和中，缓和滑石的寒性。本方具有消暑清热、渗湿利水的作用。这一两味药虽很平凡，但如果运用得当，还可以治血淋（膀胱炎）及砂淋（膀胱结石）等。

杨春波（《福建中医药》1965 年第 6 期）曾报道单用本方治愈膀胱炎及膀胱结石各 1 例。膀胱炎，给六一散 60 克，冲开水 600 毫升，澄清后（去渣）分 3 次服完，每日 1 剂，连服 4 天痊愈。膀胱结石，给六一散 90 克，冲开水 600 毫升，澄清后（去渣）分 8 次服完，每天 1 剂，连服 7 天痊愈。

中医历来主张用砂锅煎药，因为用铁锅煎时会使药物发生化学变化，疗效降低。新砂锅有类似滑石的功用，旧砂锅就失去了这种功用。此外，砂锅传热比铁锅慢，用砂锅煎药，锅内温度逐渐升高，防止火力突然加大损害药物的有效成分。

◎滑石拾珍

兰友明等经验

用单味滑石煎煮代茶饮，治疗痛风病，疗效显著。治法：单味滑石 40 克（布包），加水 500 毫升，浸泡 30 分钟后煮沸，频服代茶饮，每日 1 剂。用药期间逐渐停服秋水仙碱等药物。如治李某，男，52 岁。患痛风病 2 年，右足趾疼痛，常在夜间痛醒，伴发热，午后体温在 37.3～37.8℃。10 天前查血尿酸 430μmol/L，24 小时尿酸 8.1mmol/L。服用秋水仙碱可缓解症状，但不能制止疼痛发作。形体较胖，舌苔微黄腻，脉弦滑。曾服中药多剂无明显效果。诊为痛风，证属湿热蕴结。以单味滑石 40 克（布包），水煎代茶饮，每日 1 剂。服药 12 天后，右足趾疼痛明显减轻。服 20 余日后，诸症消失。复查血尿酸及 24 小时尿酸正常。随访 3 年未复发。其间停服秋水仙碱，仍间断服用滑石以巩固。

指月按：痛风在中医看来是湿浊停留不去，堵塞脉道，不通则痛。吃肥甘厚腻、海鲜之品，令血液浑浊，痛风就会加重，而饮食清淡，令血液澄清，病情就会减轻。用甘淡之品，比如滑石、茯苓、薏苡仁、玉米须，可以导湿浊下走，令血脉清宁，痛风自减。同时现代药理试验表明，滑石能增加尿量，促进尿素、氯化物、尿酸等的排泄。本方法服用方便，疗效显著，值得推广应用。

朱树宽等经验

滑石，味甘淡而性寒凉，功能利尿通淋，清热解暑。近几年来，以此为主，治疗病毒性肝炎 105 例，取得了良好效果。方药组成：滑石 15 克，甘草 5 克，青黛 5 克，白矾 5 克。上药共研细末，每次 3 克，每日 2 次，早、晚温开水冲服，10 天为 1 个疗程。治疗 105 例，治愈 93 例，好转 12 例，全部有效。

许某，女，37 岁。发热（体温 38.5℃）3 天，伴纳呆泛恶，以为是感冒，经服感冒通、静脉滴注青霉素，治疗 7 天，效果不显，出现黄疸，急赴某人民医院诊治。病人面黄如橘皮色，眼结膜黄染，尿黄，胁痛，便干，舌红苔黄腻，脉滑数。查体：肝肋下 3 厘米，剑突下 5 厘米，触痛，肝功能：ALT 313U/L，HBsAg 阳性。诊为急性黄疸性乙型肝炎，证属湿热蕴结肝胆之阳黄，经予滑石保肝散治疗 10 天，诸症均减；继服 10 天，诸症消失，复查肝功能转为正常，HBsAg 转阴。后经调治月余渐愈，随访年余未见复发。

指月按：外感病邪加上体内有湿热毒结的大环境，肝炎病毒就能迅速繁衍，就像有物种又有得天独厚的土地，就能迅速繁衍生息。六一散能祛除湿邪，青黛能清肝部毒热，这三味药又叫碧玉散。青黛配合白矾，又叫青矾散，也是专门除湿退黄化痰浊的。当身体大环境湿浊退去，病毒没有了有利的生存条件，自然就会减少。正如垃圾清除了，苍蝇就不见了。

15、木通、通草

◎ 三通五通

金秋之际，硕果累累，猕猴桃挂满枝头，八月札满山谷都是，山茱萸满树通红，连山药也不甘寂寞，到处结着山药蛋。小指月跟爷爷时而入山采板栗，时而去捡核桃，这个秋季收获颇丰啊！

在一条山沟里，小指月正吃着新鲜的八月札，这种像香蕉一样的果实甜美可口，吃得小指月不舍得放手，直到爷爷说好吃不多吃，小指月才恋恋不舍地跟着爷爷又采药去了。爷爷说，八月札的藤木又叫木通，八月札说白了就是木通的果实。木通这味药有"三通"，你知道吗？

小指月说，三通？好像没听过这种说法。爷爷说，第一是利尿通淋，第二是通经，第三是通乳。当然，木通还有一些过人的通透本事，比如通血脉，通关节。

小指月说，那可不止三通了，得称它为五通。跟爷爷这么一探讨，小指月便把木通五方面的通透作用记牢了。

爷爷说，指月，你知道为什么木通善于通透吗？为何它是藤木中的通者？小指月说，木通是藤蔓之品，能游窜四方，善于贯穿经络，通走九窍。

爷爷说，很多藤蔓之品，如海风藤、青风藤、络石藤，它们没有木通五通的作用啊？小指月说，木通是藤类之品，还有一个特点，它苦寒能够导火下行，下利湿热，使湿热之邪从小便排，是利小便清淋浊之要药，这是一般藤类药难以比拟的。

爷爷说，木通为蔓藤之梗，全体通透，故能通九窍，窜经络，木通的横切面有很多像针孔那样的小孔道。大凡藤木中空，善于祛风通导水湿。木通既善利水，亦可以微发小汗。上可以使乳汁疏而通之，经脉痹痛祛而除之；下可以让水道利而通之，闭经通而开之，并且使周身郁结之火热从小便出。所以古人认为木通能泻诸经之火，可解诸经之郁，这才是真正通之真义。

有个小孩口舌生疮，疼痛，哭闹，尿黄短赤。

爷爷说，这时需要辨明白疾病标本。小指月说，什么是疾病标本呢？

爷爷说，本者病因也，标者病象也，要透过病象直指病因，方能标本兼治。比如这个小孩爱哭闹，乃口舌生疮疼痛，口舌为什么生疮呢？

小指月说，心开窍于舌。诸痛痒疮，皆属于心。爷爷点点头说，此乃心经有热，上发于七窍所致。小指月说，是不是用些清心火之品，如黄连、菖蒲就行了？

爷爷说，用菖连饮治疗口舌生疮有效果，但病人小便短赤，明显膀胱水道不开，水热不能从下撤，心经之热才会上炎于口舌。所以善治者，不治其疮，治其心热，必须要明白心热该从哪里引导出体外。

小指月说，心与小肠相表里。爷爷说，心火如果下移六腑功能减退，就会往上烧。这时就需要选用一味药，既能入心清火，又可以导火下移小肠、膀胱六腑，打开水道之门，使火热随小便而去。那么上面的疮痛可缓，中间的心烦、闹夜可解，下面的尿黄、尿热可除。如此上、中、下通利，方为治病求本之举。

小指月想了想说，爷爷，用竹叶怎么样？爷爷说，竹叶可以，不过清火利尿之力不及木通。如果火热亢盛，还需要借助木通，令小便通利，小便通利则诸经之火邪从小水而下降矣。

于是便给这孩子用了含木通、竹叶、甘草、生地黄四味药的导赤散。导赤者，导脏中热从腑中排出，热势下行，便不内扰上炎了。这小孩用了 2 剂导赤散，口疮疼痛减轻，尿黄变清，晚上也不再哭闹了。

爷爷说，通可去滞，用木通令经络、血脉、水道通透，滞塞除，郁热退。治病有个捷径，就是务必保持五脏元真通畅，这样人就会平和健康。但木通毕竟是通利之品，不可久服，久服容易利尿伤肾，用药时务必中病即止，切莫过之。

◎通草与三焦

爷爷带小指月去看通草，小指月本来以为通草应该像小草那样，结果看到通草，小指月大吃一惊，怎么通草看起来比竹篱茅舍还要高，简直难以置信，这哪是通草呢？完全可以用通树来形容。

爷爷说，事不目见耳闻，而臆断其有无，可乎？所以不能够望文生义，断章取义，学习中药一定不能凭空猜想，而是实地考察过，甚至自己临床使用过，或者切实感受过。小指月点点头，说，爷爷，通草是哪里入药呢？

爷爷便用砍刀砍断一截通草，然后指着横截面上白色的茎髓，你看这茎髓呈圆柱形，而且有弹性，大量的水气都得靠它运送上下，这么大的一棵通草就靠中间这条管输送营养水分，你想想这输运水分的功能应该有多强悍。

小指月仔细地观察着这洁白的茎髓。爷爷接着说，指月，你再想想，人体哪个地方最像通草？小指月说，是经络？还是足太阳膀胱经？

爷爷摇摇头说，是三焦。三焦是水液和气机的通道，水液都靠三焦来输布，五脏之间相互协调也要靠三焦。所以三焦不可一日而瘀滞，正如城市的道路不可一日而阻断。小指月说，如果三焦堵塞瘀滞了怎么办？

爷爷说，最明显的就是人容易水液潴留长胖，三焦水道若不通畅，就算是喝水也长肉。小指月说，为什么三焦水道会堵塞呢？

爷爷说，两个原因，一个是里面元气不足，一个是外面邪风束表。就像一条水管，水不足了，它会瘪而不通，外面寒冷冰冻，水结冰了，停在那里过不去。

有个大学毕业生，工作一年多，身体长胖了一二十斤，老是体倦乏力，经常鼻炎发作，鼻塞不通气，眼睛也昏花，还得了中耳炎，耳鸣。

这些疾病看起来都属疑难杂病，疑难杂病找三焦。这病人因为工作忙，经常熬夜，不到 12 点不睡觉，一般正常人 9 点到 10 点就要休息了，因为这个时辰是三焦经大调整的时候，你如果错过了最佳调整的时机，即使睡到日上三竿，也补不回来。这就是为何很多熬夜的人身体容易长胖的原因，因为三焦水道不够通透，导致水饮内停。这个病人不但熬夜，还喜欢喝冷饮、啤酒，边上网边吹空调边喝凉饮，这样寒凉从外面一冻，三焦管道必定收缩，再加上晚上熬夜，消耗气血，三焦元气必定难以充满，而会随着变瘪。外患加上里虚，身体就很容易壅滞。

爷爷就给他用了三味药，一味黄芪大补三焦气，扩充管道。一味通草引药入三焦，恢复水津四布的畅通状态。正如古人所说，唯通可以去滞。这些气滞水停，可以用通草之类，通利水道，通行经络。然后还加了点防风，令五脏元真通畅，使邪风从里面往外面排出。这样气足管通，水行顺畅，三焦经功能恢复。只吃了一周多的药，小便很多，身体减轻了四五斤，老是鼻塞、眼花的症状也消失了。

爷爷随后又叫他清淡饮食，不然这通畅的孔窍又会因为暴饮暴食、肥甘厚腻而壅堵，而且要少吹空调、多运动，如果平时很少出汗的话，也会引起窍闭管塞，三焦不利。

小指月说，原来通草可以治眼花、鼻塞啊？爷爷说，《本草备要》里讲，通草治目昏耳聋，鼻塞失声，但凡孔窍管道水湿内停阻滞引起的功能障碍，用通草一味，通上彻下，可以宣开上窍启下窍，水湿通畅，病疾自消。

小指月说，通草为什么有这么大本事呢？爷爷说，你不妨尝一尝通草的味道。

小指月嚼了嚼通草，平平淡淡，无气无味，真是一味没有味道的药啊！

爷爷笑笑说，无能胜有。但凡身体有瘀浊堵塞，平时肥甘厚味之人，你便选用这种平淡无味之药，能够很轻松地把瘀浊导出体外，这叫淡味入腑通筋骨，利小便，达三焦，畅水道，治九窍，无处不到，无处不通。这正是通草无气无味，以淡用事，能通行经络，清热利水的道理。

小指月说，难怪爷爷很喜欢用通草。爷爷说，通草是蕴含医道的。不是爷爷喜欢，而是这个时代的很多人都肥甘厚腻，饮食浓浊，浓者淡之，必须用清淡的汤药帮他们稀释血脉，引浊阴出下窍。就像洗碗时碗上很多脏垢，用什么水呢？

小指月说，当然用清淡的温开水了。爷爷说，没错，淡水才能清洁万物，洗涤脏垢。淡味的药才能够通透三焦水道，洗涤脏腑经脉上的污垢。不要以为是些平平淡淡的药就忽视它，就像淡水一样，平平淡淡，却有大用，你每天都在喝，一辈子都需要。

16. 萹蓄、瞿麦

◎利尿通淋对药——萹蓄与瞿麦

有个80多岁的退休老干部，晚上参加宴席后归来，染上风寒，咳嗽。很奇怪，别人外感风寒容易鼻塞，通气不畅，他却大小便不畅，腹中胀满。本来他就有前列腺肥大，现在小便直接不通，发热，咳嗽加重。医生给他使用解表药，如泥牛入海，反而脉势更洪数，舌苔黄厚。

爷爷说，《内经》讲小大不利，当治其标。现在他小便癃闭，大便不畅，腹中急满，苦不堪言，这是一派膀胱、肠道积热，舌根部非常厚腻，应该急急通利膀胱、肠道。小指月说，用什么药来通利膀胱、肠道呢？爷爷说，用八正散。

小指月说，八正散是萹蓄、瞿麦、大黄、车前子、滑石、栀子、木通、生甘草，一派通利之品，清泻湿热，祛邪下行。为什么反而叫八正散呢？

爷爷说，八者，八味药也。这八味大都是清热祛邪之品，邪去则正安，主治湿热淋证，尿热尿闭。里面还有大黄，对于大便不畅也管用。这八正散不仅利尿通淋，清膀胱，它更可以清利肠道。

小指月说，原来是这样。萹蓄、瞿麦是利尿通淋的黄金搭档，非常好的对药；车前子、滑石善于滑利水热；木通、栀子更能清三焦之火，从小便而去；大黄、甘草通降整条胃肠，看来这个方子是强强联合，既荡涤肠胃，也清洁膀胱啊！

爷爷说，煎药时还得加点灯心草，能够通心经热下行，其效更速。这老爷子看到一派通利之药，他也稍懂医理，便有些顾虑。

爷爷说，有病则病受。就像大石挡道，你不用雷霆之力碎开，又如盘根错节，你不用斧斤斩除，那就后患无穷。你可以先服 1 剂，二便通利后，就可以不服了。

这老爷子服药后，果然大小便畅通，身心舒畅，诸症俱安。

小指月说，爷爷，这感冒没有去解表，却通过通降膀胱、肠道，使他的感冒得以痊愈。爷爷说，中医叫浊降清升，浊阴出下窍，清阳自然出上窍。给身体六腑膀胱、肠道减负后，气机旋转起来，疾病自愈。

◎ 瞿麦拾珍

李春棠经验

囊肿可发生于人体许多部位，常见的有胰腺囊肿、甲状腺囊肿、卵巢囊肿等。李春棠老大夫业医数十载，具有丰富的临床经验。多年来，他应用单味中药瞿麦治疗本病取得了很好的疗效。每日用瞿麦 50 克，加水 1000 毫升，开锅后文火煎 20 分钟，取汁当茶饮，用于治疗多种囊肿。根据李老的经验，尤以治疗卵巢及甲状腺囊肿效果更佳。

李老曾治张某，女，30 岁。结婚后 3 年未孕，后经 B 超检查确诊为双侧卵巢囊肿。当时其他医院都说需要手术治疗，病人考虑到影响生育，不愿手术，就抱着一线希望找李老求治。李老应用上述方法进行治疗，2 个月后病人复查囊肿明显减小，又继续服药半年，B 超提示囊肿完全消失。后来病人怀孕足月顺产一男婴，随访多年无复发。

指月按：囊肿说白了，就是气、血、水包裹在一起，而瞿麦既能清热利水，又可破血通经，可把囊肿消弭无形。

17、地肤子

◎ 治湿痒黄金二药——地肤子、白鲜皮

小指月说，爷爷，《药性赋》里说地肤子利膀胱，可洗皮肤之风。它是种子类的药，为什么能走到皮肤去治病呢？爷爷说，地肤子是藜科植物，带有一股特殊的味道，能够辛开散表，但它又是苦寒的种子药，所以它走到表后，因为足太阳膀胱经主表，这时它就能够撤肌表湿热下出膀胱，开膀胱水道，小便通，痒止。

《本草乘雅半偈》中讲，地肤子之功，上治头而聪耳明目，下入膀胱而利水气疝，外去皮肤热气而令润泽，服之病去，必小水通长为外征也。

小指月说，原来地肤子洗皮肤之风是这样在人体走的，它能以奇特的辛味进入肌表，把风邪开散出去，并运用它苦寒肃降之性，把湿热血毒收到膀胱来，通过加大排尿而排泄出体外。浊阴不在肌表，能归浊道，所以皮肤湿疹瘙痒自去。

有个病人吃完海鲜后双臂瘙痒，而且还有些水疱，尿黄尿赤。

脉势上亢，明显浊阴不降。浊阴在肌肤则痒，在心则烦，在胸、胃则痰浊多、口臭。不管在哪里，总要令浊阴归浊道，使浊阴出下窍。那么用什么药使皮肤中的湿毒浊阴能够归到膀胱、肠道排出体外呢？

爷爷说，就给他用两味药，地肤子配白鲜皮。这两味药都能清热止痒，是治皮肤湿热瘙痒的黄金搭档，既可以独当一面，也可以加到辨证方中去强强联合。白鲜皮走皮，又能利胆退黄，清热止痒；地肤子走膀胱，可以把湿痒毒浊撤下来，通过膀胱水道排出体外，这样浊去一身轻。但见尿黄尿赤、皮肤湿痒者，用之无不应手取效。

于是叫这病人少下馆子，少吃鱼、蛋、奶、海鲜及动物内脏、各类味精调料，吃了3天药，1周的瘙痒症状便消失了。爷爷还叫他用药渣煎水洗皮肤瘙痒处，内外兼治，所以收效才这么快速。

◎ 地肤子拾珍

朱勤厚经验

用地肤子丸（地肤子、甘草，粉末，炼蜜为丸，重9克）治疗慢性乙型肝炎86例，每次1丸，每日3次，饭后服用，3个月为1个疗程。治愈20例，显效46例，有效15例，无效5例，总有效率为94.2%。

张某，男，35岁，干部。因反复出现皮肤、巩膜黄染3年余来就诊，伴有乏力纳差，曾住院治疗3次，当时肝功诸项均异常，诊断乙型病毒性肝炎慢性活动型，经地肤子丸治疗1个疗程后，肝功复常，继续服用1个疗程，半年后复查肝功正常，B超示：肝大小正常，肝内光点稍增强，脾厚3.8厘米。随访2年无复发。

指月按：古籍记载，地肤子也能够利湿退黄，因为黄家所得，从湿得之。对于肝炎转慢性时，一般病程缠绵，正气不足。地肤子配甘草制成丸药，取丸者缓也之意，利湿而不伤正。

18. 海金沙

◎海金沙治沙石

有个民间草医郎中善治结石，小指月跟爷爷入山采药时经常碰到他。这一次又在山道遇见，小指月看他的药篓里装满了海金沙，有些是采好的种子，有些是连藤带根采集的。大家都是老中医，没什么秘方可言，所以相互见面都开诚布公。

这草医郎中是治结石的专家，但对于其他疾病却不是很在行。他说，我家小孙子这几天不爱吃饭，肠道有积，用什么药安全又有效呢？

爷爷说，这个简单，一味鸡矢藤，专治小儿食积。草医郎中说，鸡矢藤怎么用呢？爷爷说，很简单，鸡矢藤打粉，煎水给孩子喝，吃完后他会排出一些暗黑色的大便，这是积化下行，随后胃口就开了。只要不再让他吃零食，就能治愈。

草医郎中叹口气说，孩子他妈天天给孩子买零食，我就是不赞成吃那玩意儿，不是俺家没钱买零食，而是拿钱买病受，这要不得。

小指月童言无忌，便问，你采那么多药做什么呢？这草医郎中哈哈一笑说，我这药篓里的药可是治结石的法宝啊！小指月说，这不是海金沙吗？

草医郎中说，没错，就是海金沙。这味药可是治疗尿道结石的首选药物，但见小便黄赤，用之无不随手取效，有石可以排石，无石可以利尿清热，改善小便疼痛淋涩。小指月说，用海金沙利尿通淋，治结石疼痛，大家都知道啊！

草医郎中哈哈一笑说，大家都知道，未必大家都重视。海金沙是淋证涩痛、尿道膀胱结石之要药。小指月说，怎么使用呢？

草医郎中说，用单味海金沙研粉，以甘草汤送服，治疗各类急性尿道炎、膀胱炎、前列腺炎，或血尿、尿路结石，效果非常好。每天都有病人来我这里拿这药吃，身体病痛都会好转。只要是下部湿热淋证，小便不畅，海金沙就像小便的开关一样，开关一开，釜底抽薪，热势就下来……

跟草医郎中告别后，爷爷说，指月，这次和同行交流，有什么感想啊？

小指月说，第一，对药物要重视，有时一两味药用得好，就可以成为治疗某种病的高手。以前我只是走马观花地学了很多药，没有重视每味药，没有把这味药发挥到极致。这次一听他讲，感到中药功效远远不像药书里记载的那么简单。实践中用得好的话，一味中药就可以成就一方草医，也可以解救一类病人的疾苦。

爷爷点点头，他要的就是这个效果。要重视每味药，就像结石专家重视研究海金沙，小儿专家重视用鸡矢藤，妇科专家重视用四物汤，伤科专家重视用复元活血汤一样，你把里面的道理真正搞清楚了，干这一行就可以游刃有余了。

小指月手里抓着一把海金沙，真的药如其名，色棕黄，如金子，抓在手里非常轻滑，像柔软的沙子一样，故有金沙之称。海金沙如此细小，原来它是干燥成熟的孢子，孢子也是种子，诸子皆降。但它又有个特点，非常轻，就像一叶轻舟一样，走得特别快，不知不觉就轻舟已过万重山，而不像一些质地沉重的种子药，直接堕下去。所以海金沙走水道，它是飞驶出去的。

为什么要加一个"海"字呢？小指月不大懂。爷爷便说，《本草品汇精要》里讲海金沙主通关窍，利水道。你看人体最大的水府在哪里？

小指月说，最大的水府就是州都之官——膀胱啊！爷爷又说，膀胱像什么呢？

小指月说，膀胱在人体里对应的是大自然的大海，十二经脉对应的就是江河。

爷爷笑笑说，这不就出来了吗，膀胱者众水所归也，大海者亦百川所归也，这海金沙不仅能够通利膀胱，更能够引众水归海。还有一点，海水是什么味道啊？

小指月说，海水是咸的啊。爷爷点点头说，海金沙也是咸寒下走，能够导引周身水浊，下注膀胱，这又跟我们前面提到的引水冲石治疗结石的思路不谋而合，而且凡咸味的药，它又能干什么呢？小指月说，咸能软坚啊。

爷爷说，这些结石、结热、积块，碰到味咸的中药就能够变软，能够使得它们容易排出体外。所以软坚散结的药，比如海藻、海带、牡蛎，大都味道带咸。

小指月恍然大悟，说，经爷爷这么一讲，我算是彻底认识海金沙的真面目了。

19. 石韦

◎治石不忘养阴与益气

喜好与石头为伍的药物，它们有哪些呢？小指月说，石韦、络石藤、穿破石、石见穿……

爷爷说，穿破石和石见穿，它们穿行在石头下面，能够以穿破开拓的个性打通瘀塞，畅行百脉，血压高、输卵管不通等经脉闭塞性疾病，用它们效果好。

小指月说，既然药物能够和石头搏斗，应该练就一股顽石般钻劲。

爷爷说，络石藤和石韦又不同。小指月说，有什么不同呢？

爷爷说，它们不比穿破石，它们是长在石面上的，所以还能够走肺表，比如络石藤还常用于食管癌，石韦还常用于肺咳、顽痰、胶痰、热痰。

小指月说，石韦不是像滑石一样治疗结石吗，通利膀胱难道也能清肺止咳？

爷爷说，和车前草一样，肺与膀胱相别通，肺是水之上源，膀胱是水之下游，当下游开阔，上炎的热就很快被引下来。这石韦不仅是泻膀胱之热浊，它能够沟通肺与膀胱之气，使脏邪还腑，使得它们之间交通更发达，联系更紧密。

《神农本草经》里说，石韦主劳热邪气，五癃闭不通，利小便水道。也就是说，对于劳伤过度，暗耗津液，炼液成沙石，小便闭塞难通，身体热势蒸蒸的人来说，用石韦上清金降热，下利水开闭，这样热随水去，则不反溢。

《本经逢原》里讲，石韦能助肺肾金水之精气，使上下相交，水精上濡，则上窍、外窍皆通，肺气下化则水道行，而小便利矣。

小指月说，爷爷，《太平圣惠方》里讲石韦配滑石是最佳治结石搭档，用于石淋，而《古今录验》里也记载了这个方子，叫石韦散，用石韦配滑石，打粉，用米汤或蜂蜜冲服。为什么要用蜂蜜呢？

爷爷说，问得好。利尿通淋的治石之药大都容易伤阴，猪苓汤里有滑石、茯苓、猪苓、泽泻，一派通利之品，必加一味阿胶，可以利水之余，养养阴分，也可以防止石头在排利过程中造成不必要的摩擦。小指月说，还有这种说法？

爷爷说，当然了，就像排大便，有人肠燥干结，使劲用力摩擦大，容易撑得肛裂出血。如果饮些蜂蜜，滋润肠腑，大便就非常润通。如同泥鳅在手，一用力就滑利出去，想留都留不住。小指月说，爷爷的意思是用些养其真的滋润之品，除了防止利水伤阴外，还可以让结石这些病理产物更快速地滑出体外？

爷爷点点头说，你看车子及各类机器，它们在运转过程中轮轴摩擦，如果不点些润滑油，它们就磨损得快，容易损坏。别小看就那么一点点润滑油，它在机器安全顺畅运行过程中所起的作用是不可小瞧的。

小指月说，所以猪苓汤里用阿胶用得不多，石韦散里用蜂蜜冲服也用得不多。

爷爷说，开锁时钥匙洞生锈涩滞了，上点油就行，不需要整瓶地点，只要有润滑之意到那里，开锁时就非常滑利，非常顺畅。

小指月说，我终于明白利尿药里为何要加点养阴之品，而且这养阴之品的剂量该加多少。还有一个复方石韦片，我有点不解，治疗各类结石、尿道炎、膀胱炎，在用石韦、苦参或瞿麦之品时，为何要加点黄芪呢？

爷爷说，这正是用药独到的心传所在。小指月说，巴不得结石往下排呢，为何还要用黄芪往上提？

爷爷说，很多慢性膀胱炎、尿道炎、前列腺炎，甚至结石的病人，你去摸他们的脉，大都有不同程度的虚陷。正因为脉势虚陷，中气不足，各类消炎药、抗生素才屡用乏效，而且用大量清热解毒之品时，还会使脉势更下陷，炎症更难除。

小指月说，难怪有些病人用了不少消炎解毒药，炎症毒热依然我行我素，分毫无损，反而更加横行无忌。爷爷说，当身体正气不足时，再好的兵器（药物）都是摆设，只有兵强马壮，武器在手，才能发挥最佳效果。

如果一派脉势虚陷，整个人就像瘪了气的皮球一样，自己的气血都鼓荡不动，用什么力量去运化药物呢？这叫正虚不运药。这时即使用利尿通淋之品，也要适当照顾一下脉势，把正气扶起来，让正气充足，才有力气把邪气排出去。正如让马儿吃饱草才能跑，让脏腑吃饱才能有力气排邪。

你再想想，如果一个人连撒尿都无力气，你叫他凭什么把石头喷出去。所以《内经》里讲中气不足，溲便就会出问题。通过小便有力无力及脉势力量大小，你就可以辨明他的身体虚多虚少。这时就需要适当用些补虚益中气之品，只有中气充足，四维气血才会流动顺畅。只有中气充足，身体的积滞才更容易推荡出去。

随后小指月在小笔记本中记道：

张志远经验：石韦利水排石。石韦性凉微苦，柔软如皮，为多年生草本植物，常用于下肢水肿、膀胱湿热、玉茎涩痛。黄元御《长沙药解》从其配入鳖甲煎丸进行研究，认为属泄水消瘀药。山东崂山所产小叶石韦，曾广泛用于肾炎、尿路感染等症。本品治疗石淋，历代文献报道不多，除首见于《五十二病方》，唐人甄氏《古今录验方》也记有这一经验，同滑石配伍，用米汁或蜂蜜调服，名"石韦散"。先生以前对它的应用，主要是取其利尿退肿，虽然亦以之治疗淋病，但大都局限在肾盂肾炎、膀胱炎、尿道炎方面。自马王堆帛书问世后，才开始单独试验石韦的确切疗效。膀胱结石，每日用石韦60克，水煎，4小时1次，分3次服下。石韦治疗石淋确属经验记载，而《古今录验方》则继承了这一遗法。

◎石韦拾珍

李文瑞经验 重用石韦

一般用量5～10克，重用30～45克，最大用至60克。李师认为石韦具有利水通淋、清热止血、消尿蛋白之功效，常在辨证方中重用。临床主要用于顽固性蛋白尿、肾炎、肾盂肾炎、泌尿系感染等。

如治一女性，49岁，患慢性肾炎，持续性蛋白尿10余年，尿蛋白均在100～

300mg/24h 以上。初诊时，咽干口渴，二便如常，双下肢微热，时或疼痛。舌淡红，苔薄白，脉细。尿蛋白 300mg/24h 以上。证属湿热内蕴，迫及下焦。投予石韦 45 克，白茅根 30 克，茯苓、猪苓、葛根各 15 克，鸡血藤 25 克，甘草 3 克。服 5 剂后，症减，尿蛋白 200mg/24h。遵原方石韦加至 50 克。继服 1 个月，尿蛋白低于 50mg/24h，多为阴性。

指月按：《药性赋》讲石韦通淋于小肠。下焦有湿热，不管是淋证尿涩，还是结石、肾炎，用石韦可以通利下达，如开河掘堤，令浊去新生。

20. 冬葵子

◎猪油为引达三焦

有个乳妇，乳汁不通，大小便艰涩难出 3 天，胸中满胀，周身热炽。

爷爷说，要找一味能够三通的药。小指月说，哪三通呢？

爷爷说，下通二便，上通乳汁。小指月想了好久也想不出来，既要能通大便，也要可以利小便，还要能通乳汁，这种药有点难找。

爷爷说，就是冬葵子。它质地润滑，能润肠通便，又甘寒滑利，可以利尿通淋，而且它滑润善于通窍，可以开乳窍，导乳汁下行。《本草通玄》里说它能达诸窍。《本草别录》里说它可以疗妇人乳难内闭。这味药有个特点，它首先是种子类药，质地滑润，下行滑降之功非凡，故气虚下陷、脾虚肠滑的病人要少用。如果不是摸到脉势亢盛，毒热内攻上冲，即便是二便不通，乳汁不下，也不要用。

小指月说，就一味冬葵子，能行吗？爷爷说，一味冬葵子，上下皆通。产后用药不需要太过霸道。这妇人喝了冬葵子汤后，二便通畅，乳汁速行，诸症减轻。

小指月不知道为何爷爷还要叫病人在冬葵子汤里加点猪油？爷爷笑笑说，这又是一个加强润滑作用。凡是涩滞不通、容易燥结之处，都需要上点润滑油，比如猪油、蜂蜜之品。

小指月说，爷爷，为什么不用蜂蜜呢？爷爷说，这里用猪油是因为猪油能走三焦，达水道。上、中、下三焦水道不通，缺乏润滑，用猪油为引，乃是医家用药的一个不传之秘。随后小指月在小笔记本中写道：

《肘后方》记载，治卒关格，大小便不通，支满欲死，冬葵子二升，水四升，煮取一升，顿服，纳猪脂如鸡子一丸则弥佳。

21、灯心草

◎ 小儿夜啼灯心草

小指月手中拿着一个灯盏，看着那条灯芯，灯芯一点燃，灯盏里的油就会被引上来。这灯芯非常柔软，就像海绵一样带有弹性。爷爷说，这是用灯心草中间干燥的茎髓制成的，你能从这灯心草里看出些药效特点吗？

小指月说，灯心草喜欢长在近水的田泽里，凉利之药生湿地。它的味道非常平淡，能导水利水。灯心草干燥后，色白，轻飘飘的，气味非常轻，轻者上浮，能够上入心、肺，而它性味非常淡，淡能够利窍，所以它能够使上焦心肺郁热下行，从小便而出。

爷爷点点头说，世人大都以为灯心草是清淡之物，认为它力量单薄而忽略之，不知道轻可去实的道理。上焦心肺热，咳嗽咽痛，面红耳赤，心烦暑热，小儿夜啼，唯用灯心草这些淡渗之品可以导心肺之热，自上顺下，通调水道，下输膀胱，退热最速。

有个1岁多的幼儿，因为肺炎住进医院，老是晚上啼哭，烦躁不安，虽然肺部炎症消了，也出院了，但留下了夜啼的后遗症。

爷爷说，小儿夜啼，大都心肺有热，若见面红口渴，舌红脉数，小便黄赤，便可用一味灯心草煎水给孩子服用。果然1剂知，2剂愈。

小指月说，灯心草清心降火、利尿通淋的作用是很强的，虽然它很平淡，但它通利水道之功却能于平淡之中见神奇。随后小指月在小笔记本中记道：

马仁智经验：蝉灯饮治疗婴儿夜啼。方药及用法：净蝉蜕3克，灯心草3克。每日1剂，水煎分3~4次喂服。连服2~3剂。一般服药1剂即见明显疗效。

胡某，男，5个半月。其祖母代诉，半月前发热（39℃），多次吐乳，并有腹泻，大便呈蛋花状，半天之内泻3~4次，小便黄少，烦躁不安。出院后，患儿阵发性啼哭吵闹，不肯安睡。其父母疑为前病未愈，又去医院急诊观察。经查无特殊发现，小夜班护士于下班前给予1支镇静剂肌内注射，下半夜安睡如常。第二天入夜仍啼哭吵闹，百般哄逗而无效。连续吵闹四夜，经人介绍，前来求诊。用蝉灯饮治疗，当晚患儿基本安静，虽啼哭3次，但每次不超过15分钟。次日又服1剂，病愈而安。

方中蝉蜕疏散风热，灯心草清心降火。二药均为气味清轻之品，尤宜于婴儿病后体弱，余热未尽，虚烦不寐，惊哭夜啼之症。

◎灯心草拾珍

张立经验 乌梅与灯心草

治疗顽固性失眠时，处方中乌梅与灯心草常常以对药出现。长期顽固性失眠，究其病因病机多由情志不遂，郁而化火，或肝血不足，阴虚内热，肝火引动心火，使心火亢盛，神为火扰，而烦躁不安，无以夜宁，久久则神散弥漫，浮越无羁。乌梅味酸入肝，质地沉润，既可滋养肝体，使肝得养而条达，又可收敛浮阳，进而断其助长心火之源。灯心草微寒入心，质地清轻，其功用清心降火，通利小便，使心火就地直折，并可下行自小便而出；使肝心之火分路消熄，并使浮散之神以归心，火熄神宁，失眠当愈。故顽固性失眠，烦躁不安者，不论虚实，均可用此对药。

指月按：乌梅配蝉蜕，也有酸枣仁汤的意味。酸枣仁汤用酸枣仁配川芎，一方面要收养肝血，另一方面要透达心中郁热。大凡失眠之人，心中有烦躁，血不足则烦，气郁滞亦烦，所以酸敛有助于养血，疏散有助于达郁。

22．萆薢

◎一味萆薢丸治小便浑浊

有个老人小便浑浊，次数多，其他没什么特别症状。

爷爷说，中医叫作膏淋。小指月一摸他脉象便说，爷爷，这脉象并不弱。

爷爷说，如果脉象弱，是气虚下陷，就要补中益气。如果脉象不弱，就要按湿浊来治，用一味萆薢分清泌浊。小指月说，一味萆薢是治疗小便浑浊的专药。

爷爷说，萆薢能利湿去浊，只要是实证湿浊就可以用，若是虚证的另当别论。

于是爷爷便给他用单味萆薢打粉，制成药丸子。这病人吃了1周，几个月的尿浑浊就变清稀了。这个方子就是《济生方》的一味萆薢丸，治小便频数浑浊。

爷爷说，如果小便清冷，夜尿多，可以加乌药、益智仁之品，为萆薢分清饮。

《本草纲目》里讲，萆薢乃治白浊要药。下焦清浊不分，往往少不了萆薢。如果属于湿热的，可以加些黄柏、苦参。如果属于寒湿的，可以加些小茴香、乌药、益智仁。随后小指月在小笔记本中记道：

朱良春经验：萆薢分清饮所治之尿浊，以小便浑浊、色白如浆、中夹脂块或夹血、舌苔黄腻、脉濡数为主症。朱老用此方，草薢恒用至 30 克，往往奏效较速。

23．茵陈

◎小儿伤湿发热三药

有个小孩感冒发热后有些恶心呕吐，脸色有些发黄，舌红苔腻，尿赤，这几天没什么胃口。

爷爷说，苔腻、尿赤为有湿浊，所以恶心呕吐、没胃口，需要外解肌表之热，内除脾胃、肝胆、膀胱之湿。小指月说，疗肌解表，干葛先而柴胡次之。

爷爷说，就用葛根来治疗发热，那恶心呕吐呢？小指月说，藿香乃夏月湿浊恶心呕吐之妙药，可以醒脾和胃，芳香辟秽，除湿化浊。

爷爷又说，他还有脸色发黄，需要找一味专门退黄的药。小指月说，黄家所得，从湿得之，这是《金匮要略》里讲的。湿阻中焦，肝胆、脾胃郁热便会发黄，用茵陈能够利湿退黄，从下焦打开湿黄的出路。

爷爷说，行，用葛根上解肌表，藿香中和脾胃，茵陈下利湿黄。这样上、中、下理顺湿浊之气，不愁其胃口不开，发热不退。于是给这孩子用上这三味药，吃完 3 剂后，热退，胃口开，恶心呕吐消失，脸色也不再发黄了。

小指月说，爷爷，这三味药可以定为小儿外感湿浊发热验方啊。爷爷说，可以，这三味药都比较轻清，适合小儿脏气轻灵的状态，用于小儿时令感冒初起，食积发热，或脸色发黄，一般都没问题。

◎学药五到

《名医别录》记载，茵陈主通身发黄，小便不利。

三月茵陈四月蒿，五月六月当柴烧。

初春时节，爷爷带指月去采茵陈。小指月说，爷爷，茵陈这么小，才冒尖尖就采，为什么不等它长大点再来采呢，那样不就能采更多的药吗？

爷爷哈哈一笑说，指月，茵陈，茵陈，为什么叫茵陈？就是每年初春时节，它都从冬季枯黄的陈腐秸秆下面冒出新鲜的嫩芽，一旦过了三月份，等这嫩芽长长就没有药效了，只能当柴草烧了。所以叫三月茵陈四月蒿，五月六月当柴烧。

小指月看着毛茸茸像一团棉花一样的茵陈，就在想，为什么治黄疸总离不开茵陈，为什么茵陈能够成为黄家要药？

爷爷说，指月，学一味药要看到、采到、尝到、读到、用到，这五到是学好一味药的一个过程。你看，茵陈从陈旧枯黄的老苗里吐出新芽，代表哪个象呢？

小指月说，难道是枯木逢春之象？爷爷笑笑说，正是，它禀春气而生，带有一股生发之气。所以茵陈不仅能清热除湿退黄，它更能疏肝理气解郁，因为它代表一股少阳之气，凡植物的嫩苗尖，弯曲盘旋，具有无限生机，都属于少阳状态，能条达肝胆气机。小指月说，难怪爷爷治疗抑郁的病人，又口苦尿黄的，必加茵陈。

爷爷说，平常抑郁，柴胡、香附足矣。可如果抑郁日久，导致湿热内闭，口干口苦，尿黄赤。这时除了条达肝气外，就少不了清热利湿。茵陈一味药就有点柴胡配黄芩之意，既疏肝胆气解郁，也清肝胆热去湿。

《医学衷中参西录》里讲，茵陈善清肝胆之热，兼理肝胆之郁。

小指月说，爷爷，为什么治疗高血压肝阳上亢的镇肝熄风汤里也用茵陈呢？

爷爷说，血压偏高，肝阳上亢，一般都有肝气不条达在里面。如果用柴胡之类条达肝气的药，它是往上的，容易助长上冲的脉势。如果用茵陈之类去条达肝气，它是往下的，这样上亢的脉势就能够被拨转调头往下行。小指月说，原来这样，疏肝理气还讲究上下。

爷爷说，当然了，肚腹以下气机郁滞用川楝子、小茴香或荔枝核之类的药来疏肝理气。而脾胃中土壅塞便用麦芽、谷芽来疏肝理气。两胸胁胀痛，情志抑郁，属于上面气机郁滞，那就要用柴胡、香附、郁金之品来疏肝理气。虽然茵陈是黄疸要药，但也要分阴阳、寒热而用之。

小指月说，如何分阴阳、寒热呢？爷爷说，那就要看病人湿热情况。如果湿重于热，茵陈可以配合五淋散，名为茵陈五淋散。如果通身发黄，小便短赤，一派热邪亢盛的黄疸，就用《伤寒论》里的茵陈蒿汤。

如果属于阳气不够，寒湿内盛，土壅木郁，就要用茵陈配四逆汤，叫作茵陈四逆汤，去寒湿之体，扶阳气之本，然后再借助茵陈去清热利湿，降浊退黄。

小指月点点头，原来不是说所有的黄疸只用一味茵陈就行，还得分身体的阴阳、寒热、虚实，这才是体现中医治病必求于本的精神。

◎ 茵陈拾珍

邱德锦经验　茵陈蜜煎治肝炎

余自 1962 年创制茵陈蜜一方治疗肝炎已几十年。无论对甲型、乙型肝炎，均有较好疗效，累计病例已超过 500 例。

茵陈蜜方：茵陈 300 克，金钱草 150 克，柴胡 150 克，龙胆草 150 克，五味子（单包）100 克，蜜 1000 克。煎法：①将茵陈、柴胡、龙胆草、金钱草 4 味中药放砂锅或铝锅内加水煎熬。头煎加水 3500 毫升，中等火煎成药汁 1000 毫升。二煎将药渣加水 3000 毫升，中等火煎成药汁 1000 毫升。两次共得药汁 2000 毫升。②将五味子打碎，放砂锅或铝锅内加水、酒合煎。头煎加水 900 毫升，60 度白酒 75 毫升，中等火煎成药汁 500 毫升。二煎将药渣加水 750 毫升，60 度白酒 75 毫升。两次共得药汁 1000 毫升。③将以上两种药汁混合，合计 3000 毫升，加入蜂蜜 1000 克，慢火煎成 1000 毫升，即成茵陈蜜煎剂。贮藏于干燥清洁的玻璃瓶内，不可使之接触生水、唾液及其他药物。服法：成人每日 3 次，每次 15～20 毫升，饭后半小时服药，儿童酌减。每 3 剂药为 1 个疗程，约服 2 个月。

指月按：肝炎为病，有人治炎症，有人治肝。中医是治病必求于本的脏腑整体观，所以时刻都以恢复肝气条达、肝阴滋养和肝浊排泄为主线。不论甲型、乙型肝炎，始终抓住顺其性、养其真、降其浊的思路。若脏腑之真得养，其性得顺，则正气日壮。若脏腑之浊得降，则其邪气日减。用柴胡条达肝郁顺其性，五味子配蜂蜜能养其真，茵陈、龙胆草、金钱草皆可利湿退黄。古人云，欲清肝胆之热，以利小便为第一要法。此三药皆能利小便，导肝胆湿热从小便出。《内经》讲客者除之，这些湿热炎症都是身体的不速之客，应该排出体外。这三味药降其浊，使湿浊退去，炎症不生。如果久病体虚，还得重视培土，毕竟土生万物，土旺五脏。

24、金钱草

◎胆结石救命王——金钱草

《中药大辞典》记载，治肝胆结石，用金钱草 60～250 克，每日 1 剂。

有位西医大夫，听说中药可以化结石，便不屑地说，石头比脏腑还硬，假如中药可以化结石的话，那它不就连脏腑都化掉了吗？这样的药，谁敢吃？治疗结石还是要用常规的碎石或手术的方法。

有一次他碰到一个病人，身体发黄，胸胁部胀痛，吃不下饭。他就叫这病人去做个检查，检查完发现胆道泥沙样结石，整个胆部都快布满了。结石挡道，非药力所能到，必须采取手术治疗，严重的话还要把整个胆切掉，不然恐有性命之危。这病人一听要手术，吓得脸煞白，而且还要把他的胆切掉，更加害怕了。

他连连摇头说，不行不行，没胆了，可咋活啊！这西医大夫说，你想要根治、救命，必须要手术治疗。病人问道，还有什么其他安全的办法吗，比如吃药？

这西医大夫说，除此治法外，别无他法可治。病人说，可不可以找中医试试？

这西医大夫说，中药怎么可能化掉这么多石头呢，即使有那么大的威力，不连脏腑也化掉了吗？这病人还是不甘心，便找来竹篱茅舍。爷爷看后，说：

> 黄痧走胆周身黄，金钱草是救命王。
>
> 焙干为末冲甜酒，草药更比官药强。

不仅病人疑惑，就连小指月也感到不解，难道一味金钱草可以治疗肝胆结石吗？爷爷说，这首四川民谣流传很多年了，金钱草在民间是治疗胆结石或黄疸的特效药，当然对肾结石、膀胱结石同样有效。

小指月说，用一味药就行了吗？爷爷说，药专力宏，非大剂量煎汤不能建其功。如果有野生的，又比家种的效果更好，新鲜刚采的比晒干的还要强。

这病人就像溺水时抓住了一根救命稻草一样，采来好几把金钱草，每天用一大把煮水，连喝了十多天，小便非常顺畅，脸色黄染也一天天消退了，肝区胀痛也 点点消失了。他感觉喝了这金钱草熬的水后，好像有扫把把他的胸胁部堵塞疼痛的地方扫开了，不仅胁胀疼痛消失，胃口也开了。

他觉得最近挺正常的，便想去做个检查，看看结石有没有变化。结果让他觉得不可思议，那么多泥沙样结石居然消得干干净净。他不相信，又拿着报告去找那个西医大夫，这西医大夫仔细地看了报告，前后对比是同一个人没错，为什么仅仅半个多月差别就这么大，一没做手术，二没切胆，原来那么多的结石难不成像变魔术一样变走了？这西医大夫问，你这半个月都做了什么？

病人笑笑说，看来石头是真的打碎排出来了，我吃了中药。西医大夫更是用难以置信的口吻说，中药可以这么轻松地把结石排出来吗？你吃的什么药？

病人把金钱草也带来了，瞧，就是这药，我这几天还一直在吃，现在好了，应该就不用再吃了，送给你去研究吧。这西医大夫本来就是治疗各类结石的专家，他一听说中药有如此神效，而且还可以避免手术，就引起了他的高度重视。

于是便把这种服食金钱草的方法告诉了其他结石为患的病人，不管是膀胱结石、肾结石，还是胆结石，经他们试验，发现绝大部分病人症状都有好转，甚至有些石头彻底消掉了。他就不解了，为何部分病人效果很好，部分病人效果却不理想呢？这西医大夫便带着疑惑叩开了竹篱茅舍的门，想向老先生请教。

爷爷笑笑说，金钱草治结石是特效药，不过还得分清身体寒热虚实。如果碰到尿黄赤，舌红苔黄，一派阳热亢盛的结石病人，用上去效果好，而且一般结石小的，或者泥沙样的结石，用金钱草效果特别好。

如果结石偏大，或者病情日久，久病体虚，无力排石的，就要加些碎石补气之品，比如鸡内金、黄芪、穿破石、威灵仙、桑枝，这样才有利于胆道结石排出。

如果是肾结石、膀胱结石，可以配合海金沙、滑石、车前子之品。如果脉势下陷、体虚乏力的，还要重用黄芪，有了力量才能够排石。

这西医大夫向老先生学到了最朴素的分寒热虚实之法，通过有力无力辨虚实，通过尿黄尿清白分寒热。再用金钱草治疗结石，配伍一些其他中药，发现临床疗效又上了一个台阶。这西医大夫做现代药理研究，发现金钱草能明显增加胆汁排泄，并且有利尿的作用，所以有助于胆道结石，特别是泥沙样结石的排出。

小指月说，看来专方专药特效药像金刚钻，如果这金刚钻在擅长使用的人手中，就能发挥更好的作用。特效药虽好，辨证论治方能够画龙点睛，分清寒热虚实，用药才有方向，才能治病必求于本。随后小指月在小笔记本中记道：

谢海洲经验，用于膀胱、输尿管、肾结石和胆道结石等。我个人常嘱患肝胆疾病人，以本品代茶频饮，既起到不断冲刷荡涤胃内邪毒的作用，又有利尿消肿，使邪从溲去的功效。如金钱草60克，煎汤代茶，随时常饮，主治膀胱、输尿管结石；金钱草配伍石韦、鱼枕骨、杜仲、胡桃肉，主治肾结石；金钱草配伍茵陈、郁金、栀子，主治肝胆管结石。

25、虎杖

◎活血龙——虎杖治脚崴伤

治脚崴伤的方法非常多，比如大黄、栀子、连翘，或乳香、没药，单味使用或者强强联合都有效果。

小指月正和爷爷在溪边采虎杖，稻田那边传来小孩的哭声，爷孙俩走过去一看，原来有个小孩掉到沟渠里崴伤了脚，脚踝部肿胀疼痛。

爷孙俩走过去对他的母亲说，这里有一把虎杖，你拿回去捣烂，煮水泡脚，同时还可以打粉，用点醋调敷在肿伤部，这样肿痛消得更快。

这妇人非常感谢，便背着她的儿子回家了。几天后这妇人到竹篱茅舍来，送了一篮鸡蛋，感谢他们爷孙俩给的药，孩子的脚崴伤敷了两次就好了。

小指月便问爷爷，为何虎杖是跌打损伤的妙药，它不是利湿退黄的主药吗？

爷爷说，虎杖这味药不简单，它除了利湿退黄外，还有更重要的一种功效，活血化瘀，还可以止痛，所以民间又叫它活血龙。活血是虎杖的一种秘密功效，容易为医者所忽略。《本草纲目》中记载，治疗产后瘀血腹痛或跌仆损伤昏闷，用虎杖根研粉，以酒冲服则愈。小指月说，难怪疼痛去得那么快。

爷爷说，指月，你要好好琢磨中药的民间别名，它有这种叫法，往往有这种功效，如商陆又叫见肿消，遇到水肿它就能消；黄芩又叫腐肠，肠道有腐浊化热可用它；连翘又叫空壳，可以将心胸中烦热及疮痈瘀肿清空；茜草又叫活血丹，它能够通开闭经瘀血，以及治疗风湿痹痛，跌打损伤；鬼针草又叫盲肠草，急性肠炎少不了它……

小指月恍然大悟，通过这种方式来认识草药，思路大开，记忆更牢，而且更加形象。

爷爷说，崴伤瘀血作肿，局部还发热，它是一个什么象？小指月说，是一团气滞血瘀水肿及化热之象。

爷爷说，虎杖能利湿退热消其肿，活血化其瘀止其痛，一味药就把扭伤局部瘀肿疼痛的病理机制考虑进去了。小指月马上在小笔记本中记道：

《肘后方》记载，治手足肿，疼痛欲断，用虎杖煮水，适寒温以泡足。

◎胆囊炎的脉象

《上海常用中草药》记载，治急性胆囊炎、胆结石，用虎杖30克煎服。如若兼有黄疸，可以配合金钱草，效果更佳。

有个病人疑心病很重，也不轻易信医生，他觉得很多医生都是徒有虚名。他经常去看病，医生如果没有说准他的病症，他即使抓回药来，也丢在一旁不吃。

这次他胁部胀痛得厉害，不得不找医生来开药。医生叫他先去做个检查，结果查出来是急性胆囊炎，开了很多消炎利胆的西药。他说我要吃中药，便找来竹篱茅舍，故意不给老先生说他的病情。

爷爷摇摇头，碰到这种不太相信医生的病人不太好办。当时名闻天下的神医扁鹊，也曾经为这种扭曲的医患关系而皱眉，所以他立下了六不治的规矩。有一条叫不信医者不治，还有一条叫轻身重财者不治。

爷爷摸了摸他的脉，其间这病人一言不发，完全是一副试医的态度。小指月

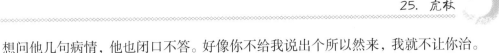

想问他几句病情，他也闭口不答。好像你不给我说出个所以然来，我就不让你治。

这种很不配合的态度，小指月看了心中很反感，但又很无奈。

爷爷望着墙上的《大医精诚》，小指月便知道自己又有些意气用事了，因为爷爷总跟指月说，天下没有难相处的病人，只是你不懂得与他相处。

爷爷摸完脉，便开口说，从你这脉象看来，你这人比较着急，比较烦躁，睡觉不太好，而且你这左关肝胆脉郁滞，脉象偏弦硬，脉数，很明显是肝郁化火。

肝郁化火，一方面脾气大，胸胁容易胀痛，如果郁火比较重，还容易口苦咽干，眼珠子痛；肝郁化火到最后会伤了肾水，容易腰酸；这些郁火要借助水道膀胱排泄，小便容易黄赤；而你左关脉弦硬，如结如豆，容易长胆结石、胆囊炎，胆囊壁容易毛糙。

小指月看爷爷没问一句话，就凭切脉说出了各种可能，又没有完全断言，留有余地。说得病人点头如捣蒜，三言两语之间，居然把病人折服了，难道这也是医生应该修炼的本事。

这时病人开口了，大夫，你说得真准，我确实有胆囊炎，这里也痛。病人指着他的胸胁部。爷爷说，急则治其标。先别管那么多，先让你的胆部通畅再说。

爷爷只给他用了一味虎杖，叫他每次用30克煎水服用。同时建议他必须清淡饮食，少荤多素，不要吃鸡蛋、牛奶、粽子，这些黏腻之品容易壅塞管道。

病人服用后，胆部炎症很快就消退了，胸胁也不胀痛了。他逢人就说老先生厉害，断病如神，而且用药简单，不过几块钱，就把他的病治好了。做一个检查都要几十上百块。还没开始治病，这老先生用三根手指头就检查出来了，而且用一味药便把他的病给治好了。

随后小指月在小笔记本中记道：

傅再希经验：虎杖为治肝胆病要药。诸家本草皆盛赞虎杖治暴瘕之功，腹中暴瘕，坚硬如石，痛刺，不治百日内死，治法只用虎杖一味，酒浸服。并云：此方治瘕，大胜诸药。

1970年10月，余在南昌医疗服务站工作时，林某，男，40余岁。患右上腹部肿块如鹅蛋大小，按之作痛，自诉起病不到2个月，某院疑为慢性胆囊炎、胆囊肿大，建议手术治疗。病人因惧怕开刀，改服中药。余想此当属中医所谓暴瘕，遂处方用虎杖100克，锉碎浸烧酒500毫升，密封1周后，开瓶取服，每次大约50毫升，每日2次。药酒服完后又来我处复诊，肿块已较软，按之亦不甚作痛。嘱原方再服1剂，肿块竟已全消。随访至今，未见复发。自后余治肝胆疾患，常在辨证的基础上加入虎杖，每获良效。

26、地耳草、垂盆草、鸡骨草、珍珠草

◎退黄四草

爷爷问道，为什么有黄疸？小指月不假思索地说，土壅木滞，是以黄疸。

爷爷又问，究竟是肝郁，还是脾湿？小指月说，《金匮要略》讲黄家所得，从湿得之。没有脾湿，身体不会黄。肌肤泛黄，乃脾之色外露，脾脏者藏精气而不泻，应该内藏，而不显山露水，所以黄疸源于脾湿，是主因。

爷爷点点头说，那肝郁呢？小指月说，木能疏土，气能畅达湿浊。气行则水行，气滞则水停。如果肝木条达，水湿被疏泄而无法郁滞；如果肝木郁结，水湿自然难以流通，壅堵中焦，往外泛溢，那就不得不发黄了。

爷爷说，治疗黄疸的大法是什么？小指月说，治湿不利其小便，非其治也。通过开通下焦水道，令湿浊从下而去，而不往肌表泛溢，黄疸症状就可减轻。

爷爷又问，撤肝胆、脾胃湿浊热毒下行常用的药物是什么？小指月说，既要能入肝胆经，又要能够清热解毒、利湿退黄的药，首选茵陈、金钱草、虎杖。

爷爷又问，还有呢？小指月说，还有地耳草，又叫田基黄。

爷爷说，为什么用地耳草？小指月说，地耳草除了利湿退黄外，还能活血消肿，治疗跌打损伤。治湿不活其血，湿毒排泄不畅。张仲景称之为血不利则为水。血脉运行不通畅，水湿便会堆积，湿阻日久，黄疸便迟迟难去。田基黄乃民间退黄疸妙药。因为它除了常规清热利湿退黄外，它还能活血消肿。

爷爷说，垂盆草、鸡骨草、珍珠草呢？小指月说，这三种草我都跟着爷爷采过。它们有一个共同的功效——清热解毒，利湿退黄。常常可以联合起来，治疗湿热黄疸。垂盆草，能保肝利胆，还治疗水火烫伤；鸡骨草能疏肝解郁，对于黄疸兼肝胃不和、胁胀不舒的用它效果好；珍珠草还能明目消积，黄疸目赤肿痛，或者小儿饮食肥甘、食积化热导致的疳积可以用它。

爷爷点点头说，没错，虽然说掌握了治疗湿热黄疸的金钱草、茵陈、虎杖这退黄三药就很厉害了，但民间草药也要多了解了解，比如地耳草、垂盆草、鸡骨草、珍珠草，别小看这些长在田头、山脚的毛毛草草的药，用得好，却也是能够随手取效。小指月说，爷爷，还是要明白黄疸是怎么得的，这样治疗黄疸的每一

味药都能成为我们的好帮手。

爷爷说，正是，未议药，先议病。把病因病机搞明白，把医理搞透，往往胜过盲目地背很多药物。不过在打基础阶段，不背会很多药物，等以后年纪大了，想背也很难背了，所以功在少年。不要空谈医理，必须要做扎实的背诵功夫。

27、附子

◎附子点燃灶下柴火

有个小孩感冒发热，打了1周吊瓶，热退下来了，可是老咳吐清水，而且经常喊肚子冷痛，吃点瓜果就拉稀。

医生说，脾开窍于口，口中咳唾清水乃脾虚，脾肠相连，肚子冷痛、拉稀亦是脾阳不运化，这是消炎用药太过，导致中焦虚寒，应该用理中丸建中焦。

小孩吃了半个月的理中丸，咳唾清水好些了，肚子冷痛也有所好转，不那么容易拉肚子了，可是大便还是不成形，而且手脚怕冷。他便来到竹篱茅舍。

小指月察色按脉，说，爷爷，舌淡苔白，脉缓，胃寒，肢冷，明显脾阳不振，脾主四肢，四肢得不到阳气温煦，为什么用对证的理中丸没彻底好呢？

爷爷摸完脉后说，指月，一盆水是凉的，你怎么让它热起来？小指月说，一个办法是放在太阳下晒，另一个办法就是放在锅里煮。

爷爷说，放在锅里煮，怎么煮啊？小指月说，很简单啊，往灶下塞柴，然后点火，只要柴足火旺，锅里的水很快就温热起来，整个厨房都暖洋洋的。

爷爷说，怎么给锅灶下塞柴呢？小指月说，理中丸应该就是很好的脾胃燃料。

爷爷说，那是不是还缺把火呢？小指月一拍脑袋说，对啊，爷爷，就缺一味能够启动命门之火，从下面烧起来的药啊！

爷爷说，那你再给他加上这味药不就得了。小指月说，可他是小孩，能用附子吗？附子可是大辛大热，有毒之品啊。

爷爷说，有是证，用是药。对于寒凉的人来说，炭火就是个宝。对于水深火热的人来说，冰霜便是良药。

小指月便给这孩子用了附子理中丸。前后就差一味药，孩子回去吃了后，肚子不凉也不痛了，手也热了，胃口大开，脸色转红润，大便也成形了。

小指月拍拍手说，爷爷，这孩子容易拉稀，咳吐清水，这叫诸病水液，澄澈清冷，皆属于寒。就像锅里的冷水一样，一旦得到灶下柴火的温煦，水就很快温热起来，水一温热，能够流通，四肢就温暖，就不再咳唾清水了。

爷爷点点头。小指月说，爷爷，我还有一点不明白，前面讲到要让水温热，还可以用晒太阳的方法，那该如何用药？

爷爷笑笑说，如果碰到小孩老待在空调房里，就是人为地制造冬天的场，冬天阳光本来就少，这时你再摸他的左寸脉，如果缓弱无力，那么你就一定要加进一味桂枝，桂枝如同离照当空，阴霾自散。靠天火阳气来温化他体内的寒饮水湿，这也是一种治疗虚寒的办法。可以用桂附理中丸，天火、地火两把火同时点燃，阴寒自散。不过一方面要少吹空调，另一方面要少吃冷饮，这样容易感冒流清鼻涕、腹痛拉稀的病症就好得快。随后小指月在小笔记本中记道：

郭永惠经验：胃下垂以中气下陷者为多，故诸医多以补气升阳的补中益气汤治之。如脾虚日久，致成虚寒，水饮阻滞者，若予补气升阳，非但脾胃升降之序不得复，而且升之不升，降之不降，病难得解。法宜温补脾肾之阳，化水饮以治。常用淡附片 9～30 克，炒白术 9～15 克，焦艾叶 12～30 克，小茴香 9～12 克，水煎服，屡见效应。

◎把火投到冰窟窿里

夏暑大热，有个富商就到山庄里避暑，在山里他还觉得不够凉快，于是饮水是冰冻的，洗澡也是清凉的泉水。这样 1 个月后，他就开始拉肚子，频频上厕所，拉到后来，甚至都脱肛了。请了好几个名医，都辨证是脾胃虚寒、久食冰水所致，用理中汤，方证对应，脉药相符，不知何故，屡屡用药，却毫无效果。

这富商不得不前来竹篱茅舍。爷爷切脉后，在处方中写了常规的理中汤。这富翁摇摇头说，这个方子我都不知道吃了多少剂，都没效果。

爷爷笑笑说，那是病重药轻了。于是便在理中汤里加了附子一味，而且重用，先煎 1 小时，这样可以去除附子的毒性，而保留它温暖阳气的作用。

《医学启源》认为，附子去脏腑沉寒，补助阳气不足，温热脾胃。

这富商吃了 2 剂后还是没有效果，又来到竹篱茅舍。爷爷说，你平时都喝什么水呢？这富商说，我喝的都是冰水啊。

爷爷笑笑说，难怪了，把火投到冰窟里怎么能温暖起来呢？你以后不能再喝冰水了，再喝下去，连雄霸中药的附子都没办法把你的阳气点起来，那就麻烦了。

这富翁这才不敢再喝冰水了，又喝了 3 剂药，拉肚子好了，也不脱肛了，而且腰腿酸重非常沉的感觉也消失了。随后小指月在小笔记本中记道：

理中汤为仲景治疗太阴经脾胃虚寒证而设，赵寄凡老中医运用理中汤必加用附子。他认为：寒邪入于太阴，脾阳伤则肾阳亦不能毫无所损，所以在理中汤方中加附子，使脾肾阳气速回，以驱散中焦寒湿之邪。赵氏生前曾讲述一病案，早年有人约赵氏之父出诊，不巧其父外出不在家，赵氏还未独立应诊，勉随来人到病家，观病人病势危急，鼻孔黑如烟煤，倚卧喘息，见此病情，碍难出手，但全家坚乞一方。正沉思间，忽见由西厢房走出一身穿洋红色小夹袄的年轻女子，顿时想起询问病情，知为新婚 2 天，曾服冰块、冷食半碗，立刻辨证为房事过度，误食生冷，而致阳气暴脱于外，应急速回阳救逆。遂处方以大剂量附子理中汤，方中药物各 15 克，1 剂，急服之。药进后，阳回而腹泻 1 次，翌日再进 1 剂而愈。

◎ **两杯水**

竹篱茅舍传来敲门声，指月打开门，发现是一个西医大夫，请爷爷到医院去会诊一例病人。爷爷问，病人怎么回事呢？

这西医大夫说，病人发热，经常热到三十八九度，治了将近 1 个月，用了各种抗生素都没有退下来，病人强烈要求中医治疗。本院的老中医开始时也给病人用了几剂清热泻火的中药，也不管用。病人体温始终不降，而且病情日渐加重，所以大家开会请老先生过去会诊。爷孙俩二话不说便赶到医院去了。

小指月一看这病人，双眼塌陷，无神，好像睡着了一样，病人说他很困。爷爷摸完脉后说，脉微细，又带点虚数，都给他用了什么药呢？

医生把病历拿了过来，发现是退热的白虎汤，还有解毒的三黄泻心汤，祛湿温的甘露消毒饮。大家都盯着热势不降的表象治。小指月也在琢磨，为什么这么强大的清热药都不能把热势消退呢？

爷爷从热水瓶里倒了一杯热水，然后又打开水龙头接了一杯凉水，一冷一热，放在病人前面。问病人，你喜欢喝哪杯水呢？

这病人先用手触摸了一下，一碰到装凉水的杯子，手马上缩回来，然后再去碰装热水的杯子，不但不觉得烫手，而且还喝了几口热水。

爷爷便笑笑说，真相大白。于是叫小指月开四逆汤，附子、干姜、甘草。

不仅小指月愣了，周围的医生也都愣了，发热这么久，还再给他加把火，这不是要人命吗？这时爷爷说，病人脉微细，已经凉利过度，喜热畏冷，明显体内阳虚。医生们又问，那为什么发热呢？

爷爷说，这是少阴病，阴寒内盛，格阳于外。大家很少学伤寒，对于阴盛格阳、里寒外热的说法，不是很了解。

爷爷便解释说，这病人虽然发热，但是却喜欢饮热水，说明热是表象，本质却是寒，这是一个真寒假热的病症。我们要各随其所欲而治之，可以先用1剂四逆汤，喝一半投石问路，如果病人喝下去身体接受，那么再把剩下的喝完。

这样大家都表示同意。谁知病人喝了几口这辛辣的四逆汤，马上来精神了，好像冰天雪地里烤火一样，巴不得火再旺点，还没等医生阻拦，他就把整碗药都喝下去了，然后说，真舒服啊！

大家都觉得匪夷所思，这么热的天，又发高热，喝了辛辣的温热药，这在常人眼中无异于火上浇油，而这病人却甘之如饴。效不更方，病人再服用几剂四逆汤后，居然体温恢复正常，神疲乏力感消失，胃口大开，脉势有力，痊愈出院。

这次出诊，最震撼的不是病人，也不是指月，而是医院里的医生们。他们回头赶快猛补《伤寒论》，经常在节假日请老先生过去讲伤寒。

本来爷爷不参加各种学术讲课的，但这次指月发现爷爷居然有求必应。

小指月问，为什么呢？爷爷说，病人我们是救不完的，如果他们多懂一些传统中医知识，治疗疑难杂症时就会多点思路，病人脱离疾苦就会多条出路。与其我们一个个地治病人，这样累死也治不完，不如传播中医知识，让更多的人都有能力去医病救人，这样就可以一批批地救治病人，让更多的病人受益。

随后小指月在小笔记本中记道：

张子琳经验：附子为热药之君，回阳救急有起死回生之效，但用之不当，轻病转重，重病送命。余年轻时随父习医于大同，因素体阳虚畏寒，一日晨起，空腹煎服附子剂，随即进热粥一碗，饭后口舌麻木，接着全身麻痹难忍，慌然无措。问于家父，父曰：此服热药，复加热粥之故，过午当愈。待过午后，果然好转。

附子，大辛大热，大毒，纯阳燥烈之品，煎剂宜凉饮，不宜热饮。治下焦病，用量宜大，不宜太轻。量小则往往刚燥之性发挥于上焦；量大力沉，则药达下焦，发挥治疗作用。《神农本草经疏》列七十余证为不宜使用附子的禁忌证，并戒之曰：倘误犯之，轻变为重，重者必死，枉害人命。

曾治王某之子，年三四岁，忽喘促不止，村里医生视病情危急而推辞不敢为之用药，遂让我出诊治疗。至病家时，正遇二巫婆给患儿灌服冲有朱砂之类的"法水"（实际是反复饮服凉水）。视患儿则张口抬肩，心慌，气息不接，唇青脉微，危在旦夕。分析病情，并无热象，加之巫婆频以凉水灌服，故诊为寒喘。遂重用附子，1剂喘定，后经调理而愈。

寒病之急者，唯寒喘、脉微欲绝与缩阳等数证，俱为必用附子之证，否则多难救治。故将附子称之为君（四大君药之一，补药中之人参，泻药中之大黄，热药中之附子，寒药中之石膏），确非过誉。附子乃起死回生之神品，但必须用之得当。吾父常以大量附子治病救人，剂量常在30~60克，屡见奇效。尝说："附子，要么不用，用则重用，量少则起相反作用。"何意？附子乃下焦药也，量少不能重坠下沉，反在上焦起火。另须注意，附子煎剂宜冷服，取寒因寒用，反治之法。若热饮，易在上焦停留而产生不良反应，出现嘴麻、舌麻，继之浑身皆麻。但遇此亦无需惊慌，饮凉开水多能解之，或时过半日便自然缓解。附子之适应证是脉必沉迟、唇甲黑青，脉证相合，放胆使用，疗效可靠。

附子产地四川，当地人服之无毒。我一友人系四川僧人，出家五台山，常备附子30余斤，每服半斤，常服无弊。但切莫东施效颦，天有阴阳之别，地有南北之异，人有个体之差，用药亦应随时、随地、随人而斟酌。

◎冰山遇上阳光与灯火碰到灯油

有个老阿婆，腰酸、尿频，有时尿失禁。医生看她双尺脉沉弱，便给她用了六味地黄丸来补益肾精。老阿婆吃了1周的六味地黄丸，腰酸好些了，可尿频、尿失禁始终没什么大的改善。于是她便来到竹篱茅舍。

小指月说，肾虚，腰酸，尿频，用六味地黄丸没错啊。虚则补之，这可是不变的规律。爷爷说，补有补的方法。一个善于补阳的人，要从阴中求阳，那么阳得阴助，就会生化无穷。就像你要让灯火明亮，燃烧持久，必须要把灯油添满，这样灯火在灯油的资助下，才能明亮，耐久。

一个善于补阴的人，要从阳中求阴，那么阴得阳助，就会泉源不绝。就像冬天冰封的冰山河流，一到春天，阳光明媚，冰山融化，冰封消失，水就流得非常顺畅。这样冰山得到阳光的温暖，便会化为流水去滋润大地。

小指月琢磨着爷爷讲的阴阳之妙。爷爷说，脉沉弱，为什么会憋不住小便呢？

小指月说，阳主固摄，阳气一虚，固摄无力，就像人虚而无力，手不能持物。

爷爷说，这就对了。在一派滋养肾精的药里需要加点温阳助气化、助固摄的药，这样滋阴药得到温化，更容易被人体吸收。身体阳气得到补助，就能够把下焦水液气化，使尿频减少，小便也得以固摄。

爷爷便建议老阿婆改服桂附地黄丸。这个中成药是在六味地黄丸的基础上加了桂枝和附子，补火助阳气化阴液和固摄小便的功能明显增强了。

老阿婆吃了1周的桂附地黄丸，尿频、夜尿增多、尿失禁的症状就彻底消除了，连腰脚也觉得暖洋洋的，走路也没那么沉重了。

◎膀胱气化水液出

有个老爷子小便不利，腹中胀满，医生给他用了泽泻、车前子等利水药，结果小便一点也没有利出来的意思。

小指月说，爷爷，这些利水药都不错啊，按道理小便应该很通畅的。

爷爷说，你摸摸他的脉。小指月一摸脉，浮取不到，然后重按沉取，才发现这脉极其难摸，完全可以用"沉微"二字来形容。

爷爷说，明白了吧，为什么纯用利水药利不了小便。小指月说，脉这么沉，这种小便闭塞应该不是实闭，不能纯用实则泻之的方法，所以屡用利水药不效。

爷爷说，那该用什么呢？小指月说，是不是应该用点黄芪之类的药补补气？

爷爷说，补气有助于体虚水不利，但你再摸他的双尺脉是沉微的，双尺沉微，阳不化气，加一味附子。老爷子又喝了几剂汤药，小便顺畅，毫无涩滞感，腹中胀满闭塞的症状也消除了。小指月说，爷爷，难道附子也有利尿的作用？

爷爷说，你看《内经》怎么说，膀胱者，州都之官，津液藏焉，气化则能出矣。膀胱是津液所归的地方，想要让它排小便，得有力气，如果没有力气，水就潴留在那里。只有下焦腰肾气力充足，小便才能够射出来，气力不足，就射不远，气力微弱就射不出来，容易尿潴留，水肿，腹胀。

小指月恍然大悟，原来不是附子能利小便，而是它通过温壮肾阳，肾与膀胱相表里，肾阳一气化，膀胱水液就出来了。就像酿酒，这边的酒蒸气一往上蒸，那边就有源源不断的酒往下流。随后小指月在小笔记本中记道：

《普济方》记载，小便虚闭，两尺脉沉微，用利水药不效者，乃虚寒也，用附子一个，炮去皮脐，盐水浸泡良久，泽泻一两，每服四钱，水一盏半，灯心七茎，煎服即愈。

◎附子拾珍

赵金铎经验

附子所含乌头碱，在人体中排泄得很快，然过量服用所引起的中毒症状却可持续数年之久。曾见一痹证病人，唯其寒湿之证明显，屡次大量服用附子，病情虽见好转，但出现了口唇及舌体麻木不仁的症状，停服附子，3 年不愈，屡经治疗无效。余详询病情，疑与附子中毒有关，用黄连、甘草、黑小豆方与服，不期数剂而愈。然附子用于阳虚阴盛之证，确有夺关斩将之力，故急救回阳，附子必当首选，如《伤寒论》之四逆辈，后世之参附汤等。余自拟之"五物回阳汤"（人参、附子、五味子、麦冬、童便）用以救治阳厥阴竭之证，亦每挽垂危于万一。

曾遇妙用附子之四川某老中医，其人悬壶济世，载誉上海。临证遣用附子，多与磁石为伍，疗效甚佳。余请教其门人，答云："此乃遵治下焦如权，非重不沉之意，用磁石之重镇，制附子剽悍不守之性，令其直趋下焦温肾阳，益命门之火。"其后，余每效法用之，也感应手。

吾于临证用附子，若入汤剂，则嘱其先煎；若入丸剂，则令其土炒，且采用小量递增之法，颇属稳便。然若遇真阳欲脱危候，则可大剂率用可也。

指月按：用药对证，才显得出效果，不对证的时候，反而成为毒物。下药如同下棋，一子下出，关乎大局。用附子贵在明白人身阴阳这大局，若大方面属阳虚无误，用之效如桴鼓；若阴虚有热，用之却如空锅烧火。

王著础经验　功过悬殊话附子

我年轻时的一个秋天，得了一场大病，症见恶寒发热，早晨稍爽，午后增剧，傍晚更甚，每随热重则心烦伴谵言。经人推荐，就诊于福州某医。他认为是太少两感，投桂枝、附子、茯苓、半夏等药。连服5剂，我反觉肌热如焚，烦渴更甚，甚至狂乱谵语，举家惶恐。幸遇先师郭云团，断为伏暑化热，方用栀子豉汤合凉膈散去硝、黄。服1剂，汗透热退，身凉脉静，霍然而愈。

1944年福州市郊霍乱流行，死亡甚众。陈某病势危笃，家属邀我往诊，症见吐泻交作，神呆色夺，昏不知人，浑身冰冷，口噤不开，六脉俱无，气息奄奄。举家恸哭，忙着准备后事。我诊后，认为是寒霍乱危候，杯水难济车薪，急以大剂四逆汤温经回阳。方用：炮附子、干姜各30克，炙甘草20克。但病人口噤不开，汤药难入。恰巧病人先天性上唇缺损，就将上药浓煎后，慢慢从唇裂处滴入。次日凌晨，病人苏醒过来，吐泻已平，继以调理以善其后。

附子性味大辛大热，气雄不守，通行十二经，功擅回阳救逆。用于阴寒内盛、阳气欲脱之证，确有奇效，故为回阳救脱主药。但附子毕竟刚燥，易于耗阴劫液，用之不当，祸必接踵而来。

指月按：有人用中药用不好，就说药材不行，或者埋怨古方不灵。其实不是药不行、方不灵，而是自己没用好。过不在中药，而在用药的人。中医是一门如何寻求用药最佳时机的学问。动其机，万化安，这是道家经典的宗旨。如果能明辨病机，用药对证，猛烈之药亦可成为济人舟筏。

汪朋梅经验

我用附子是师门习艺之时，以阳和汤加减治疗附骨疽、瘰疬、女子腹中疟癖等顽症获效而始感兴趣的。真正发现其斩关夺将、起死回生的威力，是治一 30 多岁男子，苔黑滑润，面白唇暗，脉迟而紧，恶寒发热，当脐筑动，神情呆钝。询知房事后遇寒，为伤寒两感证，用麻黄附子细辛汤，效如桴鼓，一剂而安。

指月按：张锡纯先生称赞附子，凡凝寒锢冷之结于脏腑、着于筋骨、痹于经络血脉者，皆能开之通之。可见附子大辛大热，通行十二经，大补命门阳火，令周身温热，则沉寒可化，冷痹可散，脉迟紧可安。

金梦贤经验 重用附子、细辛治顽痹

王某，女，33 岁，工人。类风湿关节炎 3 年余，腕指膝踝等关节肿胀，疼痛难忍，曾求治于西医，常服布洛芬、消炎痛、炎痛喜康、激素等药均未见疗效，遂来金氏处求治。病人跛行，诸关节肿胀疼痛，舌淡暗，苔薄白，脉微细。金氏认为，此寒邪为患，其性凝滞，经脉被阻，闭而不通，不通则痛，病久则痰浊瘀血阻于关节故肿胀。此久病沉疴，非大辛大热峻烈之品不能温通其久痹经络，方以辛热麻黄附子细辛汤加味治之。炙麻黄 10 克，附子 100 克（先煎），细辛 5 克，黄芪 100 克，蜈蚣 4 条，砂仁 10 克，地龙 10 克，桂枝 10 克，木瓜 20 克，桃仁 10 克，红花 10 克。3 剂后大效。二诊：附子重用至 120 克后，以上方加减化裁，3 个月后肢体肿消痛止，行动自如。

指月按：顽固痹证，日久难愈，大都属沉寒痼冷，如锅中冰块积雪，如何令之迅速融化，能够流通。方法有三：一是锅底助火，如附子、桂枝、细辛、砂仁等辛温之品，火力充足，雪水易化；二是要使雪水流通畅快，则必用活血通络之品，如桃仁、红花、地龙、蜈蚣，方可大建奇功；三是若锅下燃料不够，亦不能烧久，黄芪便如同锅下燃料，使火能烧得耐久，身体持续有劲，寒痹肿胀日日减轻，经络肢节逐渐变暖。

28. 干姜

◎灯盏与香水

有个小伙子，平时很喜欢运动、打篮球。爱运动的人身体健康，这句话没有

错。可为何他经常运动，身体反而不如那些很少运动的朋友？

有一次他打完篮球后，又按惯例到小卖部买了一瓶冰镇可乐，喝了一瓶还不解渴，又喝了一瓶。喝完可乐，当时觉得很凉爽，没什么异样。到了晚饭时间，觉得没什么胃口，不想吃东西，勉强吃了一小碗饭。结果到了半夜，腹中冷痛如刀绞，随即上吐下泻，折腾了一个晚上。

第二天去找医生，医生说是痢疾，让他吃黄连素片。吃了黄连素片后虽然不拉肚子了，但肚子还是隐隐作痛，吃了东西就吐。舌苔白腻。医生说，这是寒湿，又给他用了藿香正气散。吃了几剂后，不再呕吐了，可肚子还隐隐作痛。这样一直拖了半个多月也没好彻底，他终于敲开了竹篱茅舍的门。

小指月一摸他双手，居然是冰凉的，一个小伙子经常运动，应该血气方刚，阳气充足，怎么四肢都不热呢？然后小指月带着疑惑又去摸他中焦脾胃的脉，一摸右关脉濡弱无力，濡为湿邪重，弱乃脾阳虚，湿重脾虚，所以舌苔白腻，大腹冷痛，四肢不温。

小伙子问，大夫，为什么我两边眼眶都是黑的？爷爷说，小伙子，上眼皮属胃，下眼皮属脾，你下面的眼袋黑色那么重，是脾阳虚寒湿过盛。

小伙子听不懂什么是脾阳虚、寒湿过盛。爷爷便跟他解释说，你这是寒邪直中脏腑所致的腹痛，不能再吃生冷瓜果了，也不能再喝冰冻可乐、凉茶冷饮了，而且要少吹空调，晚上睡觉时要用被子盖好肚脐周围。

小伙子说，我晚上睡觉不盖被子，不开空调热得睡不着。爷爷说，不能为了一时舒服而损害健康。

小指月说，爷爷，用什么药呢？爷爷说，就用藿香正气散，挺对证的。

小伙子说，我已经吃了一星期了，没什么效果，照样肚子冷痛。爷爷说，那是因为你没有注意养生，如果懂得去寒就温，不要贪凉饮冷，你的病早就好了。小伙子点点头。

爷爷说，指月，给他再加把火，用干姜研粉，每次冲服6克，配合藿香正气散。小伙子回去后按方服用，很快肚子就不隐痛了。

怎么吃了那么久的藿香正气散没治好，加一味干姜就好了呢？小指月带着疑惑问爷爷。爷爷说，《主治秘要》里讲，干姜能补火助阳，去脏腑沉寒，发四肢经络冷气，疗寒冷腹中痛。

小指月说，为什么要用干姜配藿香正气散呢？爷爷叫指月做个实验，拿出两盏油灯，一盏没点火，在灯盖上涂上点香水，发现香水味道不浓，而另一盏灯点起火，也在灯盏上涂上点香水，马上芳香四溢，香气迅速扩散到四周去，真是满室飘香，无处不到。

小指月疑惑地问，为什么前后差别这么大？爷爷说，把灯火点起来，香水就挥发开了，而且挥发得很远。不点灯火，香水挥发得就不够远。

爷爷继续说，凡芳香之药得阳气便跑得快，若阳火充足，必定香气大出，无处不到。干姜就像灯盏，而藿香正气散就是香水。纯用藿香正气散，如果碰到腹中沉寒，就如同无火灯盏上的香水，香气不能飘散，渗入肠腑、经络死角。如果加上干姜，就像在沉寒的肚腹里点起一把火，肚腹暖洋洋的，藿香正气散再进来后，就能很快地被运化散布，肠腑死角有寒湿留滞的，都能够被藿香正气散化掉。

小指月恍然大悟，说，爷爷，难怪这小伙子吃完药后肚子隐痛消除了，手脚也暖和了。之前吃了那么多的藿香正气散，没有足够的阳气便运不开，现在一旦用上藿香正气散，配上干姜温脾散寒，使得肠胃暖洋洋的，药力迅速布散开。寒湿被彻底化散开，所以腹痛去，身体安。

随后小指月在小笔记本中记道：

《肘后方》记载，治突然心胃痛，即卒心痛，用干姜粉，温酒送服方寸匕，六七次就好了。

《千金方》记载，治中寒水泻，用干姜研粉，饮服两钱。

◎若要痰饮退，宜用姜辛味

一个病人淋雨感冒后，一直咳吐清稀样痰，半个月了也没好。

爷爷问，什么时候咳得厉害呢？病人说，晚上咳得厉害，咳得没法睡觉。

爷爷说，那你现在还吃什么药呢？病人说，还吃着消炎药。

爷爷说，无炎症可消，必伤人体正气。你现在感冒好了，身体阳气亏虚，又得了痰饮病，痰饮清白，身上火力不足，就不能再消炎清火了。

病人问，那该怎么办呢？爷爷说，指月，痰饮该怎么除？

小指月引《伤寒论》里的条文说，病痰饮者，当以温药和之。

爷爷说，那用什么药可以温肺化饮呢？小指月说，干姜能温肺化饮。

爷爷说，再加细辛和五味子，三味药是治寒痰留饮的一个药阵。这叫若要痰饮退，宜用姜辛味。

这病人就服了 2 剂的姜辛味，胸中如同云开雾散，不再咳吐清稀样痰了。真是药若对证一碗汤，药不对证满船装啊！

　　小指月说，为什么用干姜、细辛、五味子呢？爷爷说，这三味药是从《伤寒论》的小青龙汤化裁出来的，退胸中寒痰留饮神效。寒痰留饮就像一派阴霾，这些阴霾蒙在肺中，非阳气不化，所以要制阳光以消阴翳。干姜制胸肺阳气，细辛能温散留饮伏结，再通过五味子把上泛外溢的痰饮收下来，这样寒饮得温则化，遇酸收的五味子便往下窍出。所以病人服完药后，饮消痰化咳止，晚上再也没咳醒过。随后小指月在小笔记本中记道：

　　白秀璞经验：白氏认为干姜的主要功效是温中散寒、回阳救逆。干姜之所以能够回阳，是与其能温暖上、中、下三焦分不开的。温中是回阳的主要因素。白氏认为，干姜在上焦温肺止咳、温通心脉，在中焦温暖脾胃，在下焦温肾助阳、暖肠止泻。当然，这与药物配伍亦有关系。比如，干姜与细辛、五味子同用，能温肺散寒，化痰止咳；与桂枝同用，能温经通脉，扶助心阳；与白术同用，能温中散寒，健脾燥湿；与附子同用，能温肾回阳，止痛祛湿。说明干姜功在上、中、下三焦。

　　白氏在临床上用干姜治疗多种疾病，收效满意。如1971年应邀去某医院会诊一女性病人，19岁。做阑尾手术后月余，一直纳呆不食，精神恍惚，体质甚弱，每日以鼻饲及输液维持营养。白氏诊毕，认为病人体质甚弱，胃阳不振，当以救胃气和中为先，故投以干姜6克，甘草10克，嘱其家属用勺缓缓少量缓饮。次日即觉思食、有饥饿感。连服3天，病人明显好转，已有食欲。在胃口开、胃气渐复的基础上，处方六君子汤3剂以善其后。

　　当病人胃呆滞时，往往开始投以治疗药物不能取大效，因为胃呆时药物的吸收也受一定影响，故应先开其胃，待开胃后再投以治疗药物。

　　白氏还用干姜治疗一些出血性疾病，效果也较明显。一般出血性疾病是很少用干姜的，因为有"见血无寒"之说，多数认为出血为血热妄行，然亦不可以偏概全。出血证有三个因素：劳伤、努伤、热伤，其中劳伤者，宗"劳者温之"之旨。白氏用干姜以温中助阳、祛除里寒而收效。

◎干姜拾珍

　　《医学衷中参西录》记载，邻村高某年四十余，小便下血，久不愈。其脉微细而迟，身体虚弱恶寒，饮食减少。知其脾胃虚寒，中气下陷，黄坤载所谓血之亡于便溺者，太阴不升也。为疏方，干姜、于术各四钱，生山药、熟地各六钱，乌附子、炙甘草各三钱，煎服一剂血见少，连服十余剂全愈。

指月按：脾主统血，脾胃虚寒，脉象迟缓，则血失所统。此因虚劳而出血，中医认为劳者温之，必须温镇中阳，如同堤坝高筑，血出自止。人体脾胃就像中焦堤坝，干姜、甘草善于温中阳，使脾胃太阴、阳明这中焦堤坝能加固，则血水不妄溢。就像水库修筑牢固，堤坝高筑，水就不会轻易漏出来。古人说，血之亡于便溺者，太阴不升也，正是此理。《内经》讲，中气不足，溲便为之变，亦是此理。

孙浩经验

干姜究竟能不能治疗咳嗽与哮喘呢？这里有一个从错配药中偶然得到的经验，可资佐证。先父往年治一寒哮小儿孙某，14 个月，初春之际，感受风寒，以致恶寒发热无汗，一天许又增咳嗽气喘，病情转重来诊。诊见患儿面色灰白，唇口发绀，喘息与痰鸣交织，声如拽锯，痰质清稀，躁扰难安，舌淡紫，苔白厚，指纹晦暗不明。此系风寒束表、痰阻气道、肺失宣肃所致寒哮证。治以宣肺解表，降气化痰。先父处以紫苏叶 6 克，紫苏子 3 克，防风 4.5 克，淡豆豉 6 克，前胡 4.5 克，橘红 2.4 克，制半夏 4.5 克，川郁金 3 克，葱管 3 支（1 剂）。煎成后，家属给患儿喂药，药一入口，即见患儿摇头吐舌，哭闹不休，勉强喂入二三匙，不忍再喂。家属心知有异，乃亲自尝一尝，觉其味辛辣，难以下咽。随即提药罐来问，先父也亲口尝了一尝，果然是辣难进口。检视罐中之药，发现其中有一簇淡干姜，而无淡豆豉。知是药工误将淡豆豉配为淡干姜。立即随家属前往看望患儿，及至其家，见患儿已安然入睡，呼吸平和，其病若失。先父由此得到启示，凡属风寒表证并发哮喘者，只需于辛温解表药中稍加干姜（1～1.5 克），即能平喘止哮。余沿用此法治疗小儿及成人寒哮，均获得良好效果。

指月按：干姜能治哮喘，不是因为治哮喘病，而是因为能治哮喘寒热。如果哮喘属于寒痰留肺，用温热的干姜最为合拍。所以不能片面认为某某药专治某某病，还是要分寒热虚实，方为上策。张仲景说，病痰饮者，当以温药和之。《本草从新》明确指出，干姜能利肺气而治寒嗽。所以痰饮哮喘、咳嗽为寒证的用之，效如桴鼓。

29．肉桂

◎肉桂粥，寒咳收

有个司机，他听别人说冬泳可以增强体质，于是也不管自己是什么体质，就游了几次，发现体质没有增强，反而老是咳嗽，开车时空调稍微开得凉一点，即发咳嗽不止。后来严重到跳到水里就猛咳，搞得他都不敢再去冬泳了。

爷爷一摸他的脉象，心脉沉微，便笑笑说，冬泳得看人，得看体质。如果阳火充足，借此锻炼锻炼，不会有什么坏处。可如果你身体心阳不够，再跳到凉水里一泡，百脉收缩，气机滞塞，经脉打结，肺气不舒畅便咳嗽。

病人说，我都咳嗽好几个月了，蛇胆川贝枇杷膏、雪梨膏、念慈庵止咳水，还有蜂蜜，哪样止咳药好，我就买哪样喝，喝了这么久，一直都没有好转的迹象。

爷爷说，咳嗽得分寒热虚实，不能见咳止咳。只有燥咳才用这些滋润之药，如果是寒咳、冷咳，就要用补火助阳之品。

病人说，大夫，不要说是喝凉饮、吹凉风，就算是吃点凉拌菜，也会咳嗽。

爷爷说，你这是心火衰弱，左寸脉不足，不能温暖右寸脉肺中的寒饮，所以左寸浮紧带滑。肺中寒饮就像阴云密布。如果身体阳火不足，又久居暗室，办公必空调房，出入必空调车，咳嗽只是阳火不足的信号，这时不是让你去止咳，而是给你一个信号，要养成运动助阳的习惯，少待在阴寒潮湿之处，同时要避寒就温，不要吃生冷瓜果。病人听后点点头。

爷爷便说，指月啊，你看哪味药可以补心火，助阳气，使心脏强大，如离照当空，把空中阴霾、地面寒气通通散掉。小指月说，一味肉桂能够补火助阳，令火冷金寒之象解除，又可以补火生土，这样土厚金足，也可以加强肺脏功能。

爷爷便教给病人一个小食疗方，用上好的肉桂打成细粉，早餐做一大碗稀粥，拌些肉桂细粉进去，每次用两三钱，还可以稍微加点白糖，口感更好。

这样吃了半个月，病人越吃越舒服，本来后背经常冷痛的，他虽然没有告诉爷爷，吃完药后，居然背部暖和、不再冷痛了。最重要的是每天反复咳嗽，周围的人都以为他得了什么大病，现在咳嗽一止，周围的人也不对他敬而远之了。

小指月说，爷爷，用肉桂止咳，古籍里鲜有记载啊。爷爷说，虽然古籍很少记载，但是五脏相关理论、阴阳基本原理却告诉我们心火可以暖肺金，可以生脾土，以散肺寒，同时肉桂的温热也可以散除肺中的寒冷，并且白粥清稀色白入肺，再借助富有火力的肉桂，能令肺寒外散。百脉通畅，寒饮自消，咳嗽自止。

◎ 肉桂治口疮

一病人得了顽固的口疮，半年都没治好。听说哪里有好医生他便去，从泻火药、消炎药吃到补脾药、除湿药、利尿药，遍尝诸药，屡试乏效。这时有个人跟他说，百治乏效，不妨到竹篱茅舍去瞧瞧。那里有个老先生，据说治病屡出奇招。

这人便千里迢迢赶到竹篱茅舍。了解完病情后，爷爷便从药柜里拿出一片肉桂。这病人久病知医识药，说，肉桂一派热气，我这是口疮，不能吃。

爷爷笑笑说，你摸摸你自己的心脉，都那么弱了，这是吃了太多清凉的药，导致火气不足，所以局部疮口溃烂，才屡屡不好。

这病人说，老大夫，这明明是上火啊，我听说过用黄连治口疮的，从来没听说过用肉桂治口疮的。口疮本来是热证，如果再用热药，这样以热助热，无异于火上浇油，到时我这口疮不就更厉害了吗？

爷爷笑笑说，你好好想想，如果你这是火热之证，那么多凉药早把你的口疮治好了。久病多寒，久病多虚，你这是里虚寒。所谓的口疮热痛隐痛，也不是剧烈地痛，而是缓缓地痛，这只是虚热上浮而已。这时不能再过用凉利伤真气，必须要把正气培补起来，引火归原，这样疮火自消。

这病人再三思量后，觉得老先生讲得有些道理，便准备试一试。于是把肉桂含在嘴里，慢慢咽下去，发现非但没有排斥之感，也没觉得烦热，甚至吃了还想再吃。爷爷说，这才是你身体真正需要的东西。

《丹溪心法》记载，口疮服凉药而不愈者，因中焦土虚，相火冲上无制，用理中汤，人参、白术、甘草补土之虚，干姜散火之标，甚则加附子，或噙官桂亦妙。

于是叫他回去服用肉桂粉，吃了几天后，疮口就收口修复了，不再疼痛。他非常高兴，感慨地说，久治不愈，不是病难治，而是没有遇上明医啊！虽然见识过这么多有名气的医生，但是他们未必全明白脏腑虚实、寒热、阴阳。

随后小指月在小笔记本中记道：

商宪敏经验：肉桂治疗复发性口疮。一病人长久以来体弱无力，食少腹胀，大便稀溏，近五六年经常口舌生疮，几乎每月必发。初起常服用牛黄上清丸、牛黄解毒丸之类，后来口疮越发越频，药越吃越不灵。余曾予以补中益气汤加减，去升麻、柴胡，加肉桂少许，连服6剂，病很快好了。最近2天，由于工作劳累，口疮再起，特来请我再开一方。问病人还有何不适，自述症状与前相仿，不过较前为轻。病人面黄少华，舌胖质淡，苔薄白，边有齿痕，舌尖有一米粒大溃疡，知为脾虚未复，相火浮越。嘱继用原方，3日后疮口收敛，改服人参健脾丸调治月余以资巩固。

数日后，一临床实习生遇一老妇，患口疮缠绵10年，时作时止。平日极易感冒，常常头晕倦怠，口燥咽干，腰膝酸软，察其舌质红苔薄，切其脉沉细尺弱。

欲给"苦药"泻火，但无实热之象，欲给"甜药"温补，又无气虚见证。遂拟六味地黄丸改汤剂冲服肉桂粉少量。1周后，口疮渐平，为方便病人予六味地黄丸，以水冲服肉桂粉。3天后，改用六味地黄丸与人参健脾丸早晚交替服用以善后。

口疮久不愈，属中气不足者，用香砂六君子丸或人参健脾丸，另冲服肉桂粉；属肝肾不足者，用六味地黄丸或麦味地黄丸，另冲服肉桂粉。

◎香料也能治病

《肘后方》记载，治产后腹中冷痛，肉桂打粉，温酒送服方寸匕，每日3次。

有个妇人生完小孩后，老是觉得心中烦热，于是便喜欢喝凉饮，喝了几天后就觉得小腹痛，难以忍受。她便来到竹篱茅舍。

爷爷说，产后宜温。产后百脉空虚，最忌伤寒饮冷，一旦受寒冷，血脉拘急，气滞血瘀，不通则痛。这妇人说，这该怎么办呢，现在还要给孩子喂奶呢？

爷爷说，不碍事，用点香料就可以了。这妇人惊讶地问，香料也可以治病？爷爷笑着说，而且治病效果还挺好的。

这时小指月已经基本猜出是什么药了，这味药既要温阳散寒，她小腹痛是因为贪凉饮冷受寒所致，同时这味药又要能够温经通脉，因为她小腹中的血脉受寒后拘紧不通则痛，关尺脉陷紧，为下焦有寒。

果然爷爷说，就用肉桂温暖下焦，温经通脉。这妇人说，肉桂？我没听过啊！

爷爷说，就是你家里经常煲汤的桂皮。这妇人说，桂皮？哦，我知道了。

爷爷说，把桂皮打成细粉，用温酒每次调服一小勺，连服3天就好了。记住，以后再热也不要贪凉饮冷了。这妇人喝到第二天，肚子就不痛了。

随后小指月在小笔记本中记道：

吴承忠经验：熊某，女，30岁。多年来经行必小腹疼痛难忍，呕吐，面色苍白，苔白。中西医治疗未效，求治于吴老。症如前述，治拟温经散寒。单方运用药专力雄，以上肉桂1克，锉末，饭为丸，发作时温开水吞服，两三次即愈。

◎开启命门的一把钥匙

有个南方人去西藏旅游了一趟。当时正逢天寒地冻，冻得身体打哆嗦，由于旅游舟车劳顿，长途跋涉，他虽然没有因为高原反应缺氧而累倒，但是却经常腰中冷痛。他以为回南方后就会减轻，不料回南方后反而加重，不仅腰痛，而且阴囊紧缩，经常浑身打寒颤。他找了好几个医生，要么说是肾虚，要么说是腰部湿气重，不是补肾就是除湿，搞了一大堆药，吃完药后冷痛依旧，颤栗不去，阴囊仍然紧缩。于是他找来竹篱茅舍。

爷爷问小指月，这是什么病象呢？小指月说，热胀冷缩，这应该是一个寒主收引的病症。爷爷说，为什么阴囊会收引得这么厉害？

小指月说，本身旅途跋涉，就劳伤腰脚，因为久立伤骨，久行伤筋，再加上天寒地冻，冰天雪地，外面寒气便乘虚而入。《内经》里讲，风雨寒暑如果不在人体内虚的状态下，是进不去人体的。正气内存，邪不可干。正如苍蝇不叮无缝的蛋。腰肾阳虚在前，伤寒受冷在后。治疗应该急温腰肾阳气，补壮腰肾，然后驱散寒冷。

爷爷说，最能迅速壮腰肾元阳的是什么药？小指月说，当然是附子了，回阳救逆第一品，通行十二经，以其雄壮之气，大有斩关夺将之势，能够迅速温壮命门，使火力大增。

爷爷又说，还需要加入一味药，能壮腰膝，引药入腰，能补肝肾，强筋骨，驱逐风寒湿。小指月说，可以用杜仲，腰痛不离杜仲，杜仲入腰最平和、最有效。

这病人说，大夫，你说的这两味药我都吃过，都没什么效果，所以我才到你这里来，看看你有没有更好的办法。

爷爷笑笑说，先别急，药之所以不能达到理想的效果，是因为还缺点药引子。辨证准确，用药又没错，还需要加点药物为引导，把药力带到那里去。所谓兵无向导不达贼境，药无引使不至病所。这人听了点点头，确实如此。

小指月就在琢磨哪味药可以作为治疗阴囊内缩、腰中寒痛的药引子呢？

爷爷说，就用肉桂。肉桂这味药乃下焦命门一把钥匙，它能够引火归原，也能够引温壮的药力下沉丹田，丹田这炉火一热起来，周身百脉得到温煦，自然不再寒冷颤栗，阴囊也就不再紧缩了。并且叮嘱病人一定要趁热服药。

《内经》里说，阳气者，精则养神，柔则养筋。这一派阳热之品，再加上趁热服用，很快通行十二经，下走命门丹田，令得周身阳火温壮，阴囊自然不缩，腰中冷痛也消失了。

爷爷说，如果要更快速，那也简单，把几把艾条绑在一起，熏烤他腰背命门之处，令得周身温热，寒邪一散，腰中冷痛、阴囊紧缩就解除了。

随后小指月在小笔记本中记道：

《罗氏会约医镜》记载，桂附杜仲汤，治疗真寒腰痛，六脉弦紧，口舌青，阴囊缩，身颤栗，肉桂三钱，附子三钱，杜仲二钱，煎热服。

◎肉桂拾珍

章柏年经验

补中益气汤使脾气升运，则浊阴自降。常喜加肉桂以化膀胱之气，加桔梗以升提肺气，既启上闸，又开支河，使补气升阳之大法切中气虚癃闭之证。升阳气治癃闭，并非独辟蹊径，实治本之法也。

指月按：癃闭大都是中老年人容易出现，中老年人日薄西山，气阳两虚，不能蒸化水液。人体排尿有点像造酒，必须阳火足，管道水液才会流畅。补中益气汤提供中气，肉桂从下面加大阳火，膀胱州都之官得到气化，水液自出矣。

何任经验

常将肉桂末与桂枝合用，温阳气，鼓舞气血，治疗低血压病，收到良效。一男性病人，蹲下去突然起来就容易晕倒，天旋地转，甚至站久了也容易晕倒。医院诊断直立性低血压。病人神情淡漠，舌淡苔白，脉弱。此乃脾虚，血气不旺也。遂用参、芪补气之品，加桂枝、肉桂，其中肉桂每次用 1.5 克，冲服。病人连续服药 5 个月，多年直立眩晕感消失，血压恢复正常。

指月按：为何八珍汤加了黄芪、肉桂，遂成十全大补？因为四物、四君只补气血，没有肉桂，阳气就不能很好地鼓动起来。中医认为阳生阴长，正如太阳普照，百草回春，才会草长莺飞。而桂枝、肉桂乃专入心脏之品，能够温心脏阳气，使阳气能温暖五脏大地。然后黄芪、人参这些补中气之品，就像施肥一样，就能源源不断地把气血制造出来。气血一足，血压自然上去了，贫血也会解除。

孙谨臣经验

小儿泄泻，以伤食和风寒者为多。孙谨臣老中医常取川椒、肉桂为末，外敷脐窝。川椒、肉桂皆为气厚纯阳之品，两药合用，"入太阴燥湿，入少阴补火，入厥阴暖肝，系治寒凝、气滞、血瘀之妙品，苟非因重寒所致者则不宜轻投。"两药原用于内服，今外治小儿单纯性消化不良腹泻不下百余例，安全有效。

蒋某，女，6 个月。因过纳而伤脾胃，吐泻时作，便次日数行，薄如蛋花汤。舌苔白厚腻，指纹淡暗。即以肉桂、川椒各 1.5 克，共研细末，分作两份备用。先取一份置于脐窝，暖脐膏药一张贴护（亦可用纱布袋盛贮，置于脐上，束以绷带），24 小时后揭去，将另一份用上，方法同前。经敷贴一次，泄泻止，腹胀消。嘱节制乳食，不宜过饱，庶免再泻。

指月按：小儿泄泻，外用药物或者推拿都容易起效。中焦受寒，泻痢腹痛之时，用些温中之品，能迅速起效。可小孩不爱吃药，特别是这些辛辣药味不愿意下口，这时可以采用外治法，打成药粉敷肚脐。这种思路就像用丁桂儿脐贴治腹中冷泻一样。至于选药物，不外乎就是丁香、肉桂、高良姜、川椒、荜茇、荜澄茄等，这些药物既是香料，又善于温中化湿散寒，非常适合小孩单纯性消化不良腹泻，特别是遇冷加重的。

于昌贵经验　肉桂治牙痛

钟某，素体阳虚，因工作劳倦太过而发牙痛。自认为牙痛多为热证，阳明胃火与风热相搏，图服药之便，自服牛黄解毒丸，初服痛虽减轻，继则复痛。求治于余，开始认为上牙痛属足阳明，下牙痛属手阳明，且过去给其他病人治牙痛，有内热者用玉女煎加细辛，清透阳明，宣透开塞，牙痛即止，乃亦投玉女煎与治，但无效。进一步细察其证因，阳虚之体，遇劳而发，牙痛绵绵不愈，令其口含冷水则痛剧，含热则舒，非属胃热之证，而为阳虚之故。投肉桂5克，泡开水饮服，当晚即能安睡，次晨痛止，继服5克，牙痛未见复发。此病者体素阳虚，当为肾阳不足而致虚阳上越、肾火上浮所致的牙痛，用上肉桂温肾阳，引火归原，故有效也。

指月按：劳累过后发作的炎症表面上看是炎火，实际上大都是虚火。因为中医认为劳则气耗，劳则伤气，这时通过补益阳气，适当休息，各类牙痛、口疮都会消失。可见不是见炎症就马上消炎，有时炎症只是身体过用的标志而已，是身体在提醒你应该节节能、充充电了。肉桂可以引火归原，补劳治损，大有劳者温之的意思。

曾绍裘经验

危某，男，58岁，农民。劳动后突起腹部胀痛，二便闭结，不渴不食，形疲气怯，啬啬恶寒，时历2天，曾用利水通淋之剂便仍不通，而腹胀加剧。脉象沉紧，舌淡无苔。沉主里而紧为寒，且年近六旬，病起于劳动之后，劳倦既可伤脾，强力复可伤肾，是属脾肾阳虚、气机不畅所致。治宜补气温阳，祛寒通便，方拟：北黄芪15克，上肉桂末9克，二味皆用盐水炒，先煎黄芪，后将肉桂末冲服。1剂二便即通，诸症全愈。

指月按：病起于劳动过累后，此气阳两虚也，劳则气耗，累乃阳不足。黄芪补气，肉桂助阳，气阳鼓足，膀胱水气自化，腹中胀满可消，尿水遂通。此中如同太极阴阳鱼，左边清阳上升，必定会带动右边浊阴下降。虽然尿不出、腹胀，必定要分清是清阳不升，还是浊阴不降。如果是浊阴不降，只需急开支河，用白茅根、车前子，一剂可愈。如若是劳损，使清阳消耗，升不起来，这时徒用利尿药也利不下，唯有下病上取，欲降先升，把清阳升起来，浊阴自降。

赵恩俭经验

赵氏治疗糖尿病时，根据中医气化学说的原理，在各型方剂中加入不同剂量的肉桂，可以提高疗效，为赵氏多年临床的独特经验。

指月按：糖尿病后期属于虚劳范畴，容易脚部发凉，肿胀，甚至夜尿频多，这都是阳不化气。用肉桂加强阳主气化，可以提高血糖分解、水湿代谢的功能。就像锅灶里柴火燃烧不彻底，就会冒乌烟，燃烧得彻底，烟就清白。血糖、血脂、血尿酸大都是身体燃烧不彻底的产物。所以一方面要七分饱，另一方面要多休息、运动，不要太过劳累。这样阳气充足，才能够彻底炼化这些病理产物。

30．吴茱萸

◎敷脐治拉稀的吴茱萸

有个婴儿经常拉稀，又不能喝中药，这该怎么办？医生建议用丁桂儿脐贴，因为很多小孩肚腹着凉，拉稀，贴后效果非常好。他家人给孩子贴了几片后，发现每天还是拉稀，并没有好转的迹象。于是他们便找来竹篱茅舍。

爷爷便问孩子拉的是清稀的，还是黄臭的？他家人便说，拉了半个多月，都是清稀的。小指月说，诸病水液，澄澈清冷，皆属于寒。既然拉清稀的，用丁桂儿脐贴，温中散寒，就应该有效。怎么贴了这么多片，效果还不明显？

爷爷说，药没有用错，只是分量不够。小指月说，难道给他贴两片？

爷爷说，不是贴两片，而是要给他用加强版丁桂儿脐贴，在肚脐里再放点温热的中药，可以暖中散寒，助阳止泻。小指月说，那用什么呢？

爷爷说，贴敷肚脐，温里散寒，最佳的药粉是吴茱萸。吴茱萸能够散三阴经冷气，用醋调点吴茱萸粉，塞到肚脐里，再封上丁桂儿脐贴，这样力量就强多了。

他家人照办后，第一天贴孩子就不拉稀了，而且吃饭还挺有胃口的，贴了 3 天就彻底好了。寻常一样窗前月，才有梅花便不同。平平常常的丁桂儿脐贴，加进吴茱萸，调理胃肠功能就大为加强。对于胃肠功能紊乱导致的虚寒腹泻、久泻，它能够温中去寒，温阳止痛，温纳消食。

小指月说，爷爷，为什么要敷肚脐呢？爷爷说，肚脐又叫神阙穴，是先天元气归脏之根。这地方一受寒，像晚上孩子踢被子，就容易肚腹冷痛，拉稀。只需要把这个地方加热，整个脾主大腹功能都会加强，很多常见的慢性腹痛腹泻、大便不成形都可以得到治愈。随后小指月在小笔记本中写道：

> 吴茱萸，敷肚脐。
>
> 治拉稀，效果奇。

◎草药远比珍宝强

爷爷正给小指月讲吴茱萸的故事。在春秋战国的时候，大国强悍，经常吞并周边的小国，所以小国每年都会向大国进献礼物，表示愿意臣服，希望这些大国手下留情。当时楚国是强国，它的邻国吴国非常弱小，按照潜规则，每年弱小的吴国都要向强大的楚国进贡物品。

有一年，吴国使臣将本国一种称为茱萸的药材献给楚王，楚王看到一大堆草药，没有看到自己喜爱的珍珠玛瑙，也没有自己喜爱的金银财宝，他便勃然大怒，以为吴国太小气了，没有诚意，居然拿这些毛毛草草的东西来戏弄他。于是还没等吴国使者解释，就把他赶出去了。

楚王身边有个大夫，他知道吴国向来不会乱来，做事情很有分寸，这次献上这些草药，肯定有他的用意。于是便把吴国使者挽留下来，私下跟他交流。

吴国使者郁闷地说，你有所不知，这吴茱萸可是我国上等药材，很多富贵人家，夏天吃生冷，秋天吃瓜果，容易肚子痛，呕吐，拉稀，有了这吴茱萸就不怕，它能够温中止痛，降逆止呕，温脾止泻。因为吴王听说楚王有肚腹冷痛、泻痢的顽疾，太医们屡治乏效，故而进献此药，希望楚王能够药到病除。想不到楚王眼中只有金银珠宝，却没有自己的身体健康。

听完后这位大夫深有感触，他便暗中把这上好的吴茱萸保存起来。后来有一次楚王吃了肥美的海鲜鱼蟹，吃完后肚子冷痛旧病复发，痛得直冒冷汗，腹中好像有千刀万剐，在床上滚来滚去。群医束手，文武百官也很着急。

这位大夫见时机已到，便用吴茱萸煎汤，献于楚王喝下，喝完后楚王腹痛立止，放了几个屁，腹中胀满感消除。楚王大喜，重赏了这位大夫，同时追问这是何等灵丹妙药，为何如此神效？这大夫说，这是吴茱萸，是上次吴国使者献来的草药。此药能温中行气止痛，吴王听说您得了腹中冷痛疾患，便特地寻医觅药，找到最好的吴茱萸，希望能够治好您的病。

楚王听后非常惭愧，马上派人带上重礼，向吴国道歉。同时又向吴国要了一些吴茱萸，回来栽种，这样楚国人如果得了寒冷腹痛吐泻，便有灵丹妙药了。

小指月笑笑说，在病痛危急关头，珍宝却比不上草药，看来不能只爱外面的珍珠玛瑙，自己的身心健康才是最好的财宝。

爷爷说，这种感慨从几千年前就开始了，天下由来轻两臂，世间何苦重连城。如果不爱惜自己的身心健康，即使得到了天下，又有什么用呢？知足常乐，无求常安，不过度助长欲望，人就可以过得很健康，很幸福。

随后小指月在小笔记本中记道：

贺骧侪经验：姚某，男，50 岁。因工作繁忙至夜未停，午夜突发胸闷短气，伴有腹痛不可忍，由床上跌到地上。邻居闻讯，急给病人口服十滴水，疼痛略缓。翌晨，家属送病人至某卫生院就医，经服 3 剂汤药，症状不减，延请贺氏诊治。贺氏诊后阅先前处方以四气汤合吴茱萸汤治之，贺氏在原法基础上，将吴茱萸由 9 克改为 15 克，一剂而愈。工作繁忙，思虑伤脾，发病在子时，为阴中之至阴，脾胃主时，证为中寒，思则气结，气失条达，故卒然发作。拟四气汤疏气，但非重用吴茱萸温中散寒不能得解，故于原方加大吴茱萸药量后，一剂奏效。

◎急喉风碰上吴茱萸

有一个女孩和同学聚会，既 K 歌，又嗑瓜子、嚼花生米、吃烧烤、喝啤酒，一起玩到深夜。第二天咽喉肿痛，声音沙哑。她以为只是一般的咽炎，用了喉风散、金嗓子含片，却没有效果，咽喉肿痛得更厉害。不得已上医院去，医生给她用了泻火解毒的药，开了一个叫作普济消毒饮的大方子。这么一派强强联合、清热泻火的药，不但没有消去炎肿，反而更重了，连饭都吃不下，胸中烦满，不得安卧，而且还有些发热。他家人急忙带她来到了竹篱茅舍。

爷爷一摸脉象，弦数有力，便急忙从针灸盒里抽出一支银针，说，指月，救急莫过于用针。这是严重的急喉风，如果不及时救治，痰浊壅塞气道，不仅汤水难进，言语亦难出。小指月点点头说，爷爷，那该刺哪个穴位呢？

爷爷说，先得把咽喉要塞通开，肺与咽喉同系，急喉风，泻肺经。小指月说，那该泻肺经哪个穴呢？

爷爷说，泻肺经的井穴少商，井主心下满，胸中烦满，肺部热盛，可以通过少商放血泄洪以缓解咽喉闭阻充血。随后就从两边拇指的少商穴刺出些暗红的血来，爷爷一边把血挤出来，一边用纱布把血擦掉，直至挤出来的血慢慢由暗红变为鲜红。便说，这样可以了。

只见病人居然可以开口说话了，她说，好像没有那么热了，咽喉堵得也没有那么厉害了。爷爷说，针刺少商放血，只是急则治其标，暂泻她的实火，可里面还有虚火。于是便叫她用吴茱萸打粉，外敷两边足心的涌泉穴。当天晚上敷了，第二天咽喉就没事了，也能够吃饭了。从此她再也不敢肆无忌惮地吃喝，毕竟健康是第一位的，不能因为贪一时口腹之欲，让身体付出病痛的代价。

小指月说，为什么要用吴茱萸敷涌泉穴呢？吴茱萸不是温热之品吗，不会助长她身体的热势吗？爷爷说，如果她是纯粹的实热上火，那么多消炎解毒的药早把她的火降下来了。她还有虚火上冲，所以才用吴茱萸敷贴涌泉引火下行，这叫上病下取。小指月说，原来是这样。

爷爷说，不仅咽喉肿痛，甚至口舌生疮，顽固口腔溃疡，烦躁失眠，或者血压偏高，都可以用这种办法。李时珍在《本草纲目》中提到，咽喉口舌生疮者，用吴茱萸粉醋调贴两足心，移夜便愈。吴茱萸其性虽热，却能引热下行。

小指月说，爷爷，吴茱萸治口疮、咽肿，能达到移夜便愈的效果，真不简单。

爷爷笑笑说，中药如果用对路了，效如开锁，这没什么好称奇的。就像一般的咽喉肿痛，少商一放血，咽痛就缓解了。又像虚火牙痛、口疮，用吴茱萸敷贴涌泉穴，气火便引下来。随后小指月在小笔记本中记道：

曾治一例扁桃体红肿溃疡，吞咽困难，连服养阴清肺汤加板蓝根、桔梗数剂，未见效果，请教吴光烈老中医。他说：药对症，药性缓，欲速效可用吴茱萸研为末调醋涂于两足心，以引火下趋，此从治之义也。用之果收良效。

吴老曰：小儿夜啼，上半夜发作属心火上炎，用吴茱萸研末调醋贴于足心，引火下趋；下半夜发作为脏寒，用吴茱萸研末调醋涂于脐部，盖以棉花、纱布，再用胶布封固，此温脏也。临证用之，疗效确实不逊，实奥妙也。

◎顽固反酸左金丸

有个建筑工人，经常胃痛反酸，医院检查说是胆汁反流性胃炎，给他开了不少中和胃酸的治胃的药，却没有理想的效果。建筑工人便找来竹篱茅舍。

爷爷说，你双关脉郁，左不升，右不降，中焦堵塞如塞车，不能吃得过饱，吃到七分饱最好。这个建筑工人是个急性子，加以工地免费供应饭食，所以他每顿饭都吃得很好，吃得很饱。

爷爷笑笑说，营养不是吃得越多越好。这个时代很少饿死人，但却会撑坏人。你长期饱食过度，把肠胃都撑坏了，所以肠胃通降功能减退，消化的食物停在那里下不去，便往上泛酸水。小指月说，《内经》里讲，饮食自倍，肠胃乃伤啊，生活条件越好的年代胃肠病越多。

爷爷说，胃酸上泛不是全靠药物能控制的，而要靠控制嘴巴。吃饭不要吃得太快，不要吃得太饱。就像用水冲马桶，如果一下子用一大盆水猛冲下去，马桶不能及时消纳，水就会往外溢。这水往外溢和胃肠中酸水往上泛是一样的道理。你吃饭着急，又吃得过饱，饭后胃就不舒服，容易泛酸、嗳气。

建筑工人便明白了，原来病因在自己身上。医生不仅帮你治病，更要帮你查出疾病的真正病因，这样才能够引起你的重视去预防。而这个建筑工人本来就是个急性子，所以经常胁胀、口苦。

爷爷说，胃病治什么？小指月说，治升降啊！

爷爷说，没错，一边有胸胁胀痛、口苦，乃肝郁化火；一边有泛酸、胃痛，是胃气不降，所以应该疏肝降胃，用什么药呢？小指月说，难道用四逆散？

爷爷说，用四逆散有效，加进左金丸，效果更好，针对性更强。在用四逆散辛开苦降的同时，调和肝胃，又可以用左金丸清泻肝火，降逆止呕。

小指月写下这两个方，四逆散才四味药，左金丸就黄连和吴茱萸两味药，而且剂量比例是6∶1。小指月还准备再写几味药，比如制酸止痛的海螵蛸之类。

可爷爷却摇摇头说，山不在高，有仙则灵。药不在多，对证则行。这样升肝降胃，两个方子组合在一起已经很强大了。小指月说，不用专门止酸吗？

爷爷说，见酸止酸是跟着病名转。见酸去治升降、调气机，才是治疾病。如果牵牛以绳，拨船以桨，无入而不自得。

这建筑工人吃完这六味药后，胁胀、吞酸之症顿消，感到从来没有这么舒服过，折腾了他好几年的胆汁反流性胃炎，就这几剂药就调好了。从此他吃饭就不那么快了，而且也不吃得过饱，所以胃一直养得很好。

◎吴茱萸拾珍

姚兴华经验

1958年某日，余赴内科病房会诊，途经儿科病房，忽闻孩童呼痛不已，声彻四壁，急往观之。见一男孩曲腹捧肚，辗转床第，头汗如雨，颜面苍白，神色苦楚。问其症，医师曰：怀疑蛔虫，但化验大便并无虫卵，透视腹部未曾发现虫迹，服驱蛔剂亦未下虫，现诊断不明，外科会诊，意欲剖腹探查，家长不允。切其六脉沉细欲绝，断为阴寒内盛、格阳于外，须防大汗亡阳虚脱厥逆之变。急宜大剂辛热，以破阴凝。随拟四逆汤加吴茱萸急煎，待冷徐徐灌下。翌晨前往，其父欢天喜地，谢吾不迭，告曰：药服后须臾痛减，半夜排出蛔虫 39 条，团结如绳，腹痛顿消。现正进粥，患儿微笑，与昨相比，判若两人。

指月按：古人云，吴茱萸主腹痛，杀三虫。用这辛热之物，让蛔虫迅速退避三舍，脏腑久寒得散，蠕动加强，蛔虫就待不下去了。蛔虫在人体内必须环境适宜，才能生存。如果脏腑过寒，则收引不动，引起蛔厥腹痛。如果阳火足够，蛔虫就会被赶走。

吴光烈经验

麦疥，为收割大小麦季节，小儿全身皮肤瘙痒不已，搔后皮肤发红，夜睡更甚，血出结痂，皮肤粗糙。吴老谓：此乃湿热毒邪郁结肌肤，当用燥湿清热解毒治之。用吴茱萸 15 克，硫黄 10 克，冰片 3 克，合为粗末，布包浸于茶油内加热，取起俟温，擦于患处，每天 1～2 次，不数天而愈。吴老谓：吴茱萸为辛温走散要药，其功宏，其效速，皮肤之黄水疮疹、湿疹等用之亦效。

妇人阴痒，吴茱萸 15 克，明矾 15 克，食盐 10 克。水煎，先熏外洗阴户，止痒甚效。吴老曰：湿能生虫故阴痒，吴茱萸为燥湿杀虫要药，湿去阴户自不痒也。

指月按：吴茱萸辛热散寒，又苦泄降浊，气味剧烈，能迅速祛除肌表湿浊，湿去则虫痒消。外用药治湿疮痒疹常用它。

吴某，女，30 岁，小学教师。因家庭不和，时常争吵，产后未几，夜不能寐，精神紧张，头发脱落大半，求诊吴老。诊脉舌未见异常。吴老曰：此与肝郁产后血亏有关，肝失条达，藏血功能失常，且血少无以营发，因而发落。吴茱萸入肝、肾、脾、胃四经，最能开郁，使肝气条达及温补脾肾。肾为先天之本，主藏精，其荣发也；脾为后天之本，生化水谷精微之源。吴老治以吴茱萸 10 克，辅以制何首乌 15 克，墨旱莲 15 克，党参 15 克，黄芪 15 克。连进 10 余剂后，果见新发如汗毛辈出，服 1 个月多，脱发止，新发生，满头乌黑。

指月按：人体头发如大地草木，春回大地，郁郁葱葱，有阳光故也。而温暖的、能散除肝郁的疏肝药，莫过于吴茱萸。制何首乌与墨旱莲善于灌溉肝肾，党参和黄芪长于培补脾土，这样土厚肥足，春回大地，自然草长莺飞。头发要好，一要少争吵则肝气条达，二要少熬夜则肾水充足，三要多运动则脾土健壮，何患新发不生，发枯不润。

刘某，女，40 岁。素体亏虚，忧郁病容。患左眼凝脂翳角膜溃疡，羞明流泪，疼痛，睫状充血，角膜部分混浊。治以龙胆泻肝汤加减未效，请教吴老，吴老曰：

素体亏虚，又有忧郁病容，《内经》云，有诸内必形于外，此乃体亏肝郁无疑。郁能化火，故呈现睫状充血等热象。但素体亏虚，虚则补之，故用龙胆泻肝汤苦寒直折未能奏效。吴老说：郁宜开达，郁去则火自平。虚则补之，则正自复而祛病。嘱用吴茱萸12克，柴胡9克，当归9克，白芍15克，煎汤服之，并取汤少许，微温擦患侧耳后青筋，至筋脉怒张，然后用消毒针放血，每日1次。治疗未几，果溃疡愈合，视力恢复而告愈。

指月按：服凉药过度后，会造成体虚寒凝，气机郁滞，这样溃疡更难好。必须用补益虚损、散寒、理顺气机之法，而当归、白芍能养血，血可长肉，柴胡、吴茱萸能散寒顺气，气顺郁解，血暖寒散，则腐肉易去，新肉易生。

吴老曰：胃肠积气如鼓，不能饮食，辗转反侧不安，此寒凝气滞也。当用吴茱萸研末炒酒，趁热敷脐部，未几则见矢气频传。如不效，再用吴茱萸15克，酒水各半煎汤灌肠，腹胀必消。验之果神效也。

指月按：脾主大腹，用温热药贴脐部，能加强脾胃健运，肠道蠕动。

31. 小茴香

◎一味小茴香治盆腔积液

有个妇人最近半个月经常小腹胀满，也不拉肚子，偶尔痛一下，也不影响吃饭。她便去医院做了个腹部B超，发现有少量盆腔积液，原来是那点积液在作怪。那怎么把这积液消掉呢？她便找来竹篱茅舍。

爷爷说，你是不是经常喝凉饮啊？她点点头。

爷爷又说，是不是经常生气？她又点点头。

爷爷说，寒凝气郁在小腹，就用一味小茴香，行气散寒暖少腹。

病人用30克的小茴香煎水后，一次喝下，不久连续放了几个响屁，感觉腹部暖洋洋的，那种胀满感彻底消失了，从此再未复发。随后她又去医院做了腹部B超，盆腔积液消得干干净净，真是太不可思议了。

原本她只想找个中医缓解缓解腹部胀满不适，却没料到这一味药大大超过了自己的期望值，居然连盆腔积液也治好了，真是病去一身轻。从此她便听老先生所说的，一要少喝冷饮，二要少生气，只要肚腹不受凉，身体不气郁，盆腔积液就不会再回来。

小指月感到很神奇，说，爷爷，怎么一味小茴香就治好了她的盆腔积液？

爷爷笑笑说，你别把很多疾病看得太困难。你想想，所谓盆腔积液，说白了就是一包水，这包水不能流动了，滞塞了，该怎么办？两个办法，一个是温阳，阳主气化，可以把水蒸化；另一个是行气，气行则水行，气滞则水停；第三，最好用一味能够走到下焦少腹的药，这样就能更有针对性地把周围的积液气化。

小指月一拍脑袋，说，我明白了，爷爷，小茴香好像专为盆腔积液所设。它既是温热的，可气化水液，同样它又是芳香的，可以作为食物调料。芳香的药物能够行气，气行水行，积液化。同时它还是种子类药，诸子皆降，它能够降入少腹，所以病人服用后，少腹气机理顺，得到温煦，便连连放屁，积液也就消了。

随后小指月在小笔记本中记道：

任之堂经验：记得有一年我肚子受凉，连续两天小肚子痛，老爸煮姜水给我喝，喝了还是隐隐作痛。后来太爷听说后，用小茴香的苗切碎后拌鸡蛋，炒了一小碗让我吃，可真香，不过也太香了，吃到最后有些腻，不过吃完后就不痛了。

太爷给我讲，小茴香苗和茴香籽都能散小肚子的寒。我就一直记住了。然后我继续问太爷，小茴香还可以治疗什么疾病？太爷看我对小茴香很感兴趣，就接着说，小茴香主要是温暖小腹部，凡是小腹部发胀、发凉、疼痛都可以使用。还记得前几天你二婶不是说小肚子胀吗，光想上厕所，可又没小便，后来用小茴香煮水喝就好了。30 年后的今天，当我再次遇到这类病人，B 超检查提示盆腔少量积液，采用太爷当年的办法有很好的疗效，病人往往是先有气郁在小腹，后有少量积液形成，30 克小茴香煎水后一次喝下，连续放几个屁，当天病情就缓解了。

◎俄罗斯富商的疝气

爷爷说，小茴香治疗女子盆腔积液是一绝，而治疗男子鞘膜积液或者阴囊象皮肿更是一绝。中医不看男女病名，只看病机本质，如果都是少腹积液，不管是妇人盆腔积液，还是男子疝气、睾丸肿，或者鞘膜积液，用小茴香都有效果。

然后爷爷就给小指月讲了清朝的一个故事。清朝末年，有个俄罗斯的富商游览西湖。江南比较热，这富商便喝凉水，晚上睡觉也不盖被子。本来他就有疝气，这时疝气疼痛居然不合时宜地发作了，痛得这富商抱着肚子在床上滚来滚去，面色青白，腹股沟周围都肿起来了。

这富商的随行医生慌了神，经船夫推荐去找一位老中医。老中医看后，笑笑说，有两个办法，一个先急则治其标吧，于是给这富商用 30 克的小茴香打成粉，用当地的绍兴黄酒送服，服下去还不到一刻钟，富商居然觉得肚子不痛了，脸色也由青白转为淡红。原来小茴香借助酒力把血脉通开，通则不痛，所以那种拘急冷痛感消失了。随行医生连连称奇，这富商认为老中医是个高人，一定用了什么稀世奇药，便向老中医请教。老中医说，这不是什么稀世珍药，就是我们老百姓常用的香料之一——小茴香，五香粉里就有它。

这富商更不解了，香料也能治病，那不是祛除油腻腥臭的吗？老中医说，去除油腻腥臭，那只是小茴香的小功用而已，真正用它来拯危救苦，解除腹中寒痛疝气，才是小茴香真正的大用。如果懂得这个道理，碰到一些女性朋友，因为穿短裙，吃冰激凌，痛经不可忍受时，用这个小招法也能缓解。如果女性不喜欢喝酒，单用小茴香煎水喝，也能迅速缓解痛经。

这富商再次称赞道，中国医药真是不可思议，中国老中医真是活生生的国宝。我这次来中国最大的收获之一，不是游览了西湖胜景，而是亲自见证了中医的神奇。如果说要我在中国带一样东西回去的话，我不是带旅游纪念品、各种特产，而是要带一位老中医回去。如果你愿意去俄罗斯，我愿意用重金聘请你。

大家听了哈哈大笑。小指月说，爷爷，不是说有两个方法吗？为什么只说了一个呢？爷爷说，第二个方法稍微复杂一点，但却可以把他的鞘膜积液，腹股沟周围的积液病灶给化掉。小指月说，那是什么方法呢？

爷爷说，这叫小茴香鸭蛋法。小指月说，我还是第一次听到这种方法。

爷爷说，一般的鞘膜积液，疝气肿痛，腹股沟肿胀，用小茴香15克，盐15克，炒后打成细粉，和1~2个青壳鸭蛋打破搅匀，共同煎成蛋饼，睡前用米酒温热送服，3~5天为1个疗程。轻的1个疗程就治好了，重点的隔几天进行下一疗程，服用几次后就会明显减轻。除了部分病程太久的，大部分都有显著疗效。

小指月说，原来是这样，这招太妙了。鸭为水禽，是走水的，蛋走下焦肝肾，加盐又能引小茴香入肾，借助小茴香行气温散之力，配合米酒活血化瘀，这样气行、水行、血活而不瘀，局部的肿胀积液也就慢慢消了。

◎ 岔气伤用小茴香

《袖珍方》记载，治疗胸胁岔气疼痛，用小茴香一两，枳壳五钱，两味药炒后打粉，每次服用两钱，盐汤送服。

有个搬运工，在搬抬重物的时候，胸胁部拉伤了，几天来痛得吃不下饭。他以为脏腑有损伤，便到医院拍片检查，没有任何问题。

这搬运工郁闷地说，检查没问题，为什么我不舒服呢？医生说，有很多不舒服未必能检查出原因。

这搬运工说，那你给我用药治治吧。医生说，查不出原因，没法下药。

搬运工气愤地说，查不出原因，又不能下药，难道我胸胁疼痛就硬撑着吗？这医生说，建议你去看看中医，或许他们有办法。这搬运工便找来竹篱茅舍。

小指月一边听他讲述，一边就在寻思病因。爷爷说，指月，你看这是咋回事？

小指月说，胸胁疼痛，又不是跌打瘀血损伤，按气血辨证来说，应该是属于气滞。爷爷点点头说，这在民间叫岔气伤，搬抬重物，或者突然过猛用力，或者吵架生气，气机逆乱，或者被东西撞到，这些都容易引起岔气，气乱不循常道，吃饭、睡觉都不舒服。

这搬运工说，大夫，你说的对，你看我这该怎么办？爷爷说，岔气伤，小茴香。小茴香治岔气伤效佳。由于伤的是胸胁部，中医认为胸满用枳壳，腹满用厚朴，所以胸胁逆满疼痛可以加一味宽中下气的枳壳。

就用这两味药打成粉，爷爷叫他用盐水送服，吃了3天，胸胁部气机逆满胀痛之感彻底消除了，每次吃药都放了很多屁，觉得胸腹好像有团东西被搬开一样，胃口大开，非常舒服。他又高高兴兴地去干活了。

随后小指月在小笔记本中记道：

任之堂经验：山里人上山干活，经常会碰伤，岔气的事情时常发生。而每次出现岔气，他们总是找到我太爷，然后说，老爷子，给我抽口你的止痛烟，我又岔气了。太爷总是笑笑，从烟丝袋中取出一包早已配好的药粉，掺上烟丝，放在旱烟锅里点着，病人深吸几口后，就会打嗝或放屁，只要气一通，岔气就好了，第二天就能上山干活。这种办法起效很快，也只有太爷知道配方，在我几次询问下，太爷才神秘地告诉我，家里每年都会种些小茴香，秋天收获后用茴香籽研成细粉，用塑料袋装好，遇到岔气的病人，配上烟丝，吸几口就好了。

◎导气汤治睾丸冷缩痛

有个小伙子，在地下冰库里工作，刚开始他很高兴，因为工资高，后来他却很忧愁，因为经常被冻得打哆嗦，甚至睾丸都冷缩痛。这次痛得实在受不了，便找来竹篱茅舍。小指月给他把脉的时候，发现他的手比正常人要凉。

小伙子问，大夫，我这病要不要紧？爷爷说，你如果不换一个工作，治好了估计还要复发。如果换个工作，不处于寒冷环境下，凭你年轻底子好，身体恢复起来也快。小伙子便很矛盾，一方面是高工资，一方面是自己的身体健康，两边就像鱼与熊掌不可兼得。

爷爷说，该说的我都跟你说了，这要你自己选择。中医认为烧烤毁人容，冰冻断人种。冬天为什么动物繁衍得少，南北极物种也少，寒冰之地，草木不生啊，何况是人。如果长期处于这种冷冻环境，不只是睾丸冷缩痛，连精子活力都不会高，等你结婚时，要孩子都可能会有问题。

小伙子这时意识到身体才是最重要的。然后爷爷便给他开了导气汤，小指月写下小茴香、木香、川楝子、吴茱萸这四味药。这四味药专门治疗下焦伤寒受冷，睾丸或小腹疼痛难耐。他吃了 3 剂药后，睾丸马上不痛了。

爷爷跟他说，还可以吃同仁堂的茴香橘核丸，里头也含有小茴香，能够温暖下焦之阳，散除下焦之寒，把寒主收引、不通则痛的状态解散开。

小指月说，爷爷，这四味药可是睾丸疼痛的特效药啊。爷爷说，只要是寒冷气痛，遇冷加重的，如睾丸痛、少腹痛，这四味药都管用。川楝子、小茴香这些种子类药，直接沉到下焦去，解除下焦寒冷气滞，又有木香理整个大腹之气，吴茱萸散三阴经之寒，所以这四味药非常不简单。

随后小指月在小笔记本中记道：

《医方集解》记载，导气汤治寒疝睾丸疼痛，川楝子四钱，木香三钱，小茴香两钱，吴茱萸一钱，以长流水煎服。

◎ 小茴香拾珍

毕淑珍经验　小茴香散多年遗尿治验

姜某，女，18 岁。自幼遗尿，久治不愈，苦不堪言。追问病史，适值 5 岁冬季，夜间受凉而发遗尿。此后每因疲劳或稍感风寒即有夜遗。经多方求医，不能根治。遂以小茴香 250 克炒熟研末，每日以面食蘸药末吞服，每日 10 克，分 3 次服用。1 个月后复诊，药后明显起效，偶有夜遗。效不更方，再投 250 克。总计 500 克药尽，遗尿之症治愈。随访 1 年无复发。

指月按：如果因为受凉，遗尿加重，这明显是下焦膀胱虚冷，所以水湿下漏。这时用小茴香直接温下焦，助气化，水液蒸腾则尿不遗。

刘国福经验　小茴香治白带有效

白带一症，多因脾肾虚寒、气虚下陷所致。应用下方治疗 50 余例，收到满意疗效。用法：小茴香 60 克，干姜 15 克，红糖适量为引。1 剂量用开水浸 1 小时（亦可煎服），每日 3 次温服。治疗 50 余例，基本痊愈或好转。病程长者 3 年，短者半月。服药多者 5 剂，少者 1 剂。

某女，已婚，26 岁。1 年来白带连绵不断，经常少腹痛，倦怠，食纳不佳，服他药无效，投本方 2 剂，5 日后痊愈，随访 1 年未复发。

指月按：白带，色白清稀者，乃虚寒也，用此方效果佳。中医认为诸病水液，澄澈清冷，皆属于寒。小茴香、干姜温化寒水，水液气化则白带自收。而白带若黄臭，属湿热者，又另当别论。

郭仲元经验 猪肚、小茴香、何首乌治疗十二指肠溃疡

猪肚 1 个，小茴香（炒）30 克，何首乌（生熟均可）60 克。将猪肚洗净，再将小茴香、何首乌用纱布装好扎口，加水适量同煮，以猪肚煮烂为度。取出纱布药袋，将猪肚连汤分 9 份，每日服 3 次，每次服 1 份，3 天服完，12 个猪肚为 1 个疗程。用本方治疗十数人，效果良好。

薛某，女，22 岁，工人。1973 年开始胃痛，1974 年春 X 线钡剂检查为十二指肠球部溃疡。病人惧手术，行保守治疗，效果不佳。1977 年来本院中医科住院，予本方治疗。服完 3 个猪肚，症状消失。持续服完 1 个疗程，X 线钡剂造影报告，胃及十二指肠器质病变消失。随访 1 年未复发。

指月按：猪肚乃猪胃也，小茴香善暖中行气，而何首乌能养真补益。此食疗方虽小，却不可忽视。有一慢性胃炎腹痛的病人，治了五六年没治好，服此食疗方，连服 3 次后，胃胀腹痛就很少再发作。后来偶有不适，服用后照样有效。

袁心静经验

袁心静系民间名老中医，自创了诸多以小茴香为主的验方，临床每获良效。

茴针退黄散，黄疸效奇验：小茴香 150 克，鬼针草 300 克（鲜干品），将两药分别研成细末，掺和均匀。用时按儿童年龄大小适量用药，取药粉用温开水或加少许红白糖搅匀后服下，每日 3 次。一般次日见效，7 天后黄疸即逐渐消退。

指月按：小茴香善温化行气，鬼针草善解毒透热，鬼针草用量大于小茴香，使气行毒热得降。

茴香红花米壳散，咳嗥喘疾一瞬间：小茴香 9 克，红花 3 克，罂粟壳 3 克。上药共研细末，用红糖水冲服，一次见效。如仍有发作，可按上述方法与剂量继续服用。主治：咳喘证（即支气管哮喘）。

指月按：寒痰非温不化，小茴香能温化纳气；痰瘀同源，用红花活血化瘀，有助于痰浊消去；罂粟壳，少量用能宁心止咳，有急则治其标之意。

茴漆牵牛散，水肿最应验：小茴香 250 克，鲜泽漆（猫儿眼草）500 克，牵

牛子 125 克。将鲜泽漆全草切碎，用白纱布包住拧汁，用汁水浸拌小茴香籽后，将小茴香籽晒干，并放在步瓦上（即民房用的泥烧小瓦）烤黄，再将牵牛子放在锅内微炒。然后将小茴香与牵牛子共研细末，取上药 10~15 克用麦面稀糊汤送下，每天早上空腹时服 1 次。服后约 1 小时即泻下大便，3 日后水肿逐渐消退。主治：水肿，西医的肾炎水肿及肝硬化腹水等病。

指月按：小茴香气化膀胱，泽漆活血利水，牵牛子打开二便开关，这样血活水动，水肿气化，膀胱、肠道通畅，水消而正气不伤。

32．丁香

◎丁香治口臭

《日华子本草》记载，丁香治口气。

小指月说，爷爷，丁香香气极浓，它和木香有何不同？爷爷说，木香理乎气滞，是散开的香气。丁香的香气能集中一处作用，就像钉子一样。所以胃脘气郁用木香，中焦气逆用丁香。

小指月说，原来丁香温中下气是这么解释。它能够把寒湿浊阴上冲像钉钉子般钉下去，使气降胃和，呃逆、口臭消除。

爷爷说，说起丁香，它治口臭确实是一绝。以前大臣在上朝之前，都要先嚼几粒丁香，可以消除口臭，这样向圣上禀报时，就不会因口臭而获罪。

小指月疑惑地问，难道口臭也是一种罪过？爷爷笑笑说，在古代社会，非常讲究礼仪，不仅口臭会有罪过，甚至还会影响到升迁。这时爷爷便跟小指月讲了一个非常有才气的诗人，却因为口臭而不得升迁的故事。

唐朝的宋之问，精工诗词，才华过人，他凭着实力考到了一个员外郎的职位，按他的实力还可以再往上提拔为北门学士，可是当时的皇帝武则天没有点头。宋之问就很郁闷，自己明明已经达到了提拔的实力，怎么不提拔呢？

武则天也看过宋之问的诗，也知道他的心思，便对大臣说，吾非不知之问有才华，但因为他有口臭，所以不提拔。原来武则天提拔官员非常严格，既要忠心于她，更要才华横溢，而且要仪表堂堂，身体健康，如果身体有病疾或者残疾，那功名这条路就算是断了，即便你才高八斗，功名仕途也是可望不可求了。

正如后世的黄元御，以其才气配得上状元之才，但因为眼睛的问题，却不能再做官，为此他才发奋图强，著《四圣心源》，成就一代大医。

而宋之问不幸中也有点庆幸，因为武则天没有断他的后路，还是让他官居原职。为此宋之问非常苦闷自己的口臭顽疾，他便寻访中医治疗。

医生跟他说，口臭者，胃气之不降。你要饭到七分饱，不可吃太饱。

像这些官员或名人，哪个不是天天酒肉，叫宋之问不要吃太多好吃的东西，还真是难为他。不过为了能够医好自己的口臭之疾，他便一改过去的饮食不良习惯，不再暴饮暴食，而是非常有节制，饭到七分饱。这样医生再建议他平时嚼些丁香，以下气降胃，不久口中臭味就渐渐淡去了。

随后小指月在小笔记本中记道：

杜雨茂经验：旋覆代赭汤之益气降逆人所共知，惜有时疗效平平。加公丁香2～3克，重者亦可9克，临床证实其降逆平噫及止呕之效远较原方为佳。幽门不全性梗阻病人，呈现呕吐、嗳气不止，身体日渐羸弱，病势危笃者多人，经用此法调治，均转危为安，逐渐痊愈。公丁香气味芳香雄烈，性温而降，其化浊、降逆、和胃之效堪为此类药之佼佼者，故可大大提高旋覆代赭汤之功用。

33、高良姜

◎腌咸菜里的智慧之光

高良姜是岭南的道地药材，比起生姜来块头更大。岭南山野里到处都有，当地人喜欢用它腌制咸菜。今年竹篱茅舍也用它腌制了几坛咸菜。小指月一尝，味道非常好，能醒人脾胃。

爷爷说，正因为它辛热的劲，所以能温中散寒，止寒性疼痛。有个小方子叫二姜丸，就是用高良姜和炮姜打粉制成丸药，治疗胃部寒冷胀痛，可以说是简验便廉的小方。这两种药在农村里都随手可得，不花钱就能治好自己的老寒胃。

爷爷说，指月啊，我们要学葛洪，他的《肘后方》就是记载常用简验便廉的小方子。肘后者，轻取易得也。人们一有病痛，都知道用这些有效的中药来治疗，而这些有效的中药又随处可得，价格不高。只有这样，中医才能普及开。

小指月点点头，他知道爷爷是叫他平时要注意记录这些小单方、验方，一方面是方子简验便廉，另一方面治疗的都是老百姓的常见病，比如风湿腰腿痛用杜仲，又比如老寒胃用二姜丸。爷爷连书名都起好了，就叫《集腋成裘本》。

小指月说，爷爷，什么叫集腋成裘啊？爷爷说，指狐狸腋下的皮毛虽小，但聚集起来就能制成皮衣。比喻积少成多。学如积薪，重在积累，积累久了，滴水虽微，可盈大器；积累久了，验方虽小，单方虽少，但却可以集合成一本实用的民间常用药物手册。

小指月明白了，原来爷爷不仅是要用药去治人，更要用书籍去治人。如果人们都懂得用这些知识来自救，那么这个世界上就可以少很多医生，少很多疾病，多很多健康，多很多快乐。

爷爷说，指月啊，你知道为什么腌制咸菜，一定要放点高良姜吗？小指月说，咸菜性凉，过食容易胃寒，胃中泛清水。放点高良姜，可以中和其寒性，避免胃寒，同时也有助于脾胃运化水谷，更能吸收营养。

爷爷点点头说，这是一方面，高良姜确实能温胃养脾，祛除冷物所伤，腌制咸菜时放进去，可以缓解咸菜咸寒之性，使咸菜味美可口，食后又不容易伤人。

小指月说，爷爷，另一方面呢？爷爷笑笑说，腌制品也容易坏，也容易腐败生虫，高良姜还可以防止咸菜被虫蠹腐败。

小指月说，那高良姜岂不成为天然防腐剂了？爷爷点点头说，中医的防腐不是把虫灭杀掉，而是让虫没法生出来。这一坛咸菜里充满高良姜辛辣的味道，虫见了也都四散逃窜，这叫敬而远之。

小指月说，我明白了，爷爷，高良姜不是在治病菌，而是在治环境。无湿不生虫，特别是在阴湿之处，更容易生虫，一旦把阴湿之处变为辛辣阳热，虫自然敬而远之。看来这腌咸菜里放高良姜，真是一举而多得，既有咸菜咸寒容易下饭，又有高良姜温中散寒，可以防止咸菜腐败，也能够减轻咸菜咸寒伤胃，还可以温中散寒，开胃纳食。

爷爷说，这腌咸菜配合点高良姜，就是一个民间版的半夏泻心汤，寒温并用，调和升降，助胃下食，助脾运化。

小指月说，原来这里面还有寒温并用的思想，爷爷不说我还真没想到。

爷爷说，百姓日用而不知。如果你善于从日用生活、民俗习惯里发掘一些智慧之光，那么你也有可能像医圣张仲景那样设计出科学合理的半夏泻心汤。

◎ 消炎止痛片治不了的胃痛

有个妇人跟老公吵架，心中觉得有团火在烧，便从冰箱里拿出一瓶冰水猛灌。当时觉得舒服了，把火气压下去了，谁知到了晚上，胃脘部就剧痛，胃不和则卧不安，整晚辗转反侧，难以入睡。一直胃痛了好几天，饭都吃不下。她就到医院做检查，发现是慢性浅表性胃炎。医生给她开了消炎药，谁知吃了胃痛得更厉害，甚至要呕出来。没办法，医生又给她开了止痛药，这止痛药吃下去还是胃痛。医生就很奇怪，哪有消炎药消不了的胃炎，哪有止痛片止不住的胃痛。可事实摆在眼前，也就只能让这妇人另请高明。既然西医不行，那不妨找中医瞧瞧。

爷爷看后说，你这左关脉郁数，右关脉弦紧，舌尖红，苔白腻，既有气郁化热，也有寒湿阻滞。你这病可能是吃了压气饭，或者生气后又受寒了。

这妇人说，什么叫压气饭啊？爷爷说，就是你正在气头上，却又暴饮暴食。

这妇人点点头。小指月惊奇地问，爷爷，你怎么知道她是生气后又暴饮暴食呢？

爷爷说，你摸摸她的脉象，双手对比对比，信息都在她的双关脉上。

小指月仔细摸了两边关脉，随后说，我明白了，爷爷，左边关部脉象为肝，主情志，左关郁必是情志不遂，又偏数，乃是气郁化火，性格急躁。右关是脾胃，主饮食，右关弦紧，脾胃有气滞冷积。要么是吃了生冷瓜果，堵在里面，要么是喝了冰冻啤酒，使中焦经脉收引，不通则痛。

这妇人点点头说，小大夫说的没错，我的病大概就是这么得的。可为什么吃了消炎止痛的药却不管用呢？

爷爷说，消炎药一般对于湿热炎火的胃痛效果不错，可对于受寒伤冷引起的胃中冷痛效果就不好，甚至还会加重。止痛片对于某些局部疼痛有效，可如果是肝郁气滞，气机瘀塞，不通则痛，不把气滞理顺，疼痛就没法根除。很多人服了止痛片，当时不痛了，随后痛得更厉害，这是因为气机始终没有被真正理顺过。

这妇人说，那么该怎么理顺我的气机，治好我这受寒的胃冷痛呢？爷爷笑笑说，你自己都已经找出病因了，接下来就好治疗了。首先病从怒上得的，还得从怒上消。痛从寒饮里生出来的，还得从寒饮里去防。你只要戒嗔怒，慎饮食，接下来就好调治。这妇人点点头。

爷爷说，左关脉气郁化热，需要用一味能解郁下气的药。小指月说，气病之总司——香附。爷爷说，可以，香附乃快气药，下气最速，可以治疗气郁、气逆，但它偏重于理情志之郁结，还要找一味药，以温散右关脉弦紧受寒而痛之象。

小指月说，就用高良姜。《本草正义》讲高良姜大辛大温，这种辛热纯阳之品，专治中焦伤寒伤冷之症。凡胃冷气逆，心口寒痛，皆以高良姜为要药。

爷爷点点头说，没错，高良姜能除一切沉寒痼冷，如果是脾胃伤寒或生冷饮食导致胃痛，用高良姜最好。小指月说，那它们的剂量该如何定夺？

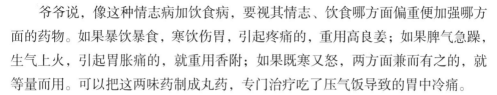

爷爷说，像这种情志病加饮食病，要视其情志、饮食哪方面偏重便加强哪方面的药物。如果暴饮暴食，寒饮伤胃，引起疼痛的，重用高良姜；如果脾气急躁，生气上火，引起胃胀痛的，就重用香附；如果既寒又怒，两方面兼而有之的，就等量而用。可以把这两味药制成丸药，专门治疗吃了压气饭导致的胃中冷痛。

小指月发现原来这两味药就是《良方集腋》里的良附丸。这妇人吃了几次药后，胃痛就彻底消失了。

爷爷说，不是说消炎药、止痛药就一定能够消炎止痛，如果碰到这种寒饮气滞的，不温化其寒气、疏散其郁滞，这小小的胃病也会反复难愈。

34. 胡椒

◎胡椒炖猪肚治胃寒

有个妇人来到竹篱茅舍。小指月问，看什么病啊？这妇人并没什么病，摇摇头说，我不是来看病的。

小指月说，那你来做什么呢？这妇人说，我是代别人来看病的。

小指月哈哈一笑说，其他都能够代替，唯独看病不能代替，还得叫他亲自来。

这妇人说，我老公不信中医，要叫他来看中医、吃中药，那是用大象也拉不过来。小指月说，不信医者不治，既然他不想吃中药，你来代他看病也没用啊。

这妇人说，可是他老是胃寒痛，口吐清水，不知吃了多少西药，也不管用，经常痛得连饭都吃不下，人也很瘦。我不知道该怎么办。

小指月说，他为什么不看中医呢？这妇人说，我老公是学生物化学的，脑中只有西方医学，他认为中医迷信，不科学，所以就不找中医看病。

小指月笑笑说，不管白猫、黑猫，会抓老鼠就是好猫。不管中医、西医，只要能够治好病就是好医生。不以科学分中西，要以疗效定好医。

这时爷爷说，既然他不吃中药，也有个办法可以一试。

这妇人闻言大喜，说，有什么办法呢？爷爷说，据我的经验，屡用消炎药治不好的胃病，而且胃中又容易冷痛，口泛清水，吃凉的东西加重，这一般是胃寒。

这妇人说，胃寒该怎么治呢？爷爷说，这样吧，你给他做个菜，让他吃吃看。

这妇人惊奇地问，做菜？难道菜也可以治病？爷爷说，自古以来药食同源，我们可以寓药以食，用暗度陈仓法，不知不觉便把胃痛治好。

109

这妇人说，那做什么菜呢？爷爷说，做个胡椒炖猪肚，把胡椒研成粉，放在猪肚里炖，炖烂了给他喝汤吃肉，看看胃痛会不会好些。

这妇人高兴地回去了，就按爷爷的建议，做了几次胡椒炖猪肚给她丈夫吃。刚开始她丈夫不想吃，因为从没吃过这种东西。在妻子的反复劝说下，吃了一碗，觉得胃中暖洋洋的，挺舒服，又吃了一碗，觉得胃里更舒服了。以前吃上两碗必定觉得胃胀胃痛，现在吃了两碗非但不胀痛，反而觉得胃里有一团热气，非常温和，非常舒适。他不解地问，这是什么菜呀？

妻子跟他说，这是胡椒炖猪肚，专治老寒胃。他说，明天再做一次，我吃吃看。这样吃了几天后，不仅胃不痛了，也不泛清水了，也不用吃胃药了。他很不解，难道胡椒炖猪肚就治好了我的胃？他就想研究研究胡椒里有什么成分可以治胃炎胃痛，但研究来研究去也没有搞出个所以然来。

爷爷说，因为他用的是西方的思维，如果用中医传统的思维，一句话就够了。

小指月说，疗寒以热药。爷爷点点头说，对。如果是胃中冷痛，猪肚就是猪的胃，能引药入胃，再加点温暖散寒的胡椒，这样口感好，治病又有效，一举两得，何乐而不为！只要辨明是胃寒，就可以放手用之，无不应手取效。

小指月说，胃中泛清水，应该就是胃寒。爷爷说，为什么呢？

小指月说，《内经》里讲，诸病水液，澄澈清冷，皆属于寒。

爷爷笑笑说，你如果懂得分寒热，治疗胃痛的招法就太多了。你用附子理中丸可以治好他，用二姜丸也有效果，随手组个温中散寒的汤方照样有效，未必要用胡椒炖猪肚。《食疗本草》里记载，单用胡椒以酒送服，就可以治五脏风冷，冷气心腹痛，吐清水。这种办法更简捷。所以明白阴阳寒热大方向很重要，就像你知道方向后，怎么走都不会迷路，都能够到达目的地。

随后小指月在小笔记本中记道：

郑陶万经验：白胡椒治疗胃脘胀满。郑老数十年来单用白胡椒治愈胃脘胀满，或脘痛喜按，欲呕不食而无明显热象者为数极多。只要抓住舌苔白润有津，即可大胆用之。若有顽固性胃脘饱胀者，可用该品30克炖猪肚食之即除，且无不良反应。

一病人胃脘胀满，如物顶痛感，欲呕。以白胡椒40粒研末，白开水送下，10分钟左右，病人一阵嗳气、肠鸣、矢气之后，其痛胀缓解。服药3次，诸症霍然。

◎ 胡椒枣寒痰胃痛服之好

有个老头儿，支气管哮喘，咳吐白痰，又胃痛难忍。

爷爷说，这个简单，搞个胡椒枣吃吃就会好些。这老头儿摇摇头说，大夫，胡椒不是热的吗？我最容易上火了，我不敢吃啊。

爷爷笑笑说，胡椒是纯阳之物，其性大热没有错，但如果你胃肠里有寒湿，服下去反而有好处。如果你体内阴虚火热，吃了确实有助火的弊端。

小指月说，爷爷，我看过《本草纲目》，李时珍从小也喜欢吃胡椒，甚至到了嗜食的程度，因为每每吃后便胃口大开。后来他得了眼病，眼中容易干涩、昏花、疼痛，但又找不出原因。暂时用桑叶、菊花缓解，但随后又复发。一直都没有怀疑是胡椒的问题。后来读书多了，才知道胡椒辛走气，热助火，但凡脉势亢盛、咳吐黄痰或阴虚火旺者都应该慎用。后渐知其弊，遂痛绝之。一旦找到病因，又在养生层面上去截断，随后眼病再未复发。

我想黄元御也曾经患过眼疾，可能一方面跟他孤傲的性格、上越的脉势有关，另一方面是不是跟他喜欢服用这些辛辣开胃的胡椒有关呢？

爷爷说，读书人，凡是过用心脑，导致气火上冲，就容易得咽炎、牙痛、眼睛红肿，这时饮食就应该清淡，少食这些辛辣助火之品，身体便得保健康。

读书过用心脑的人，往往思虑过度伤脾，容易胃口不开，而且思则气结，容易胸闷郁塞，他们又总想吃点胡椒之类的宣散之品，用来开散胸膈郁气，助脾胃纳食。这个度必须要把握好，不然一过度，就容易损目伤肺。正如《本草备要》里讲的，多吃胡椒发痔疮、脏毒、齿痛、目昏，这时用绿豆就能够解之。

这老头儿听后说，大夫，我是不是不能吃胡椒枣了？

爷爷说，你脉势不上亢，又不咳吐黄浊痰。《本草便读》里讲，胡椒能宣能散，开豁胸中寒痰冷气，虽辛热燥散之品，而又极能下气，故食之即觉胸膈开。又能治上焦浮热，口齿诸病。至于发疮助火之说，亦在于用之当与不当尔！这样吧，你就先试着吃几天，如果确实上火了就停停，如果不上火就继续吃。

这老头儿点点头，然后小指月就教他怎么制作胡椒枣。《百草镜》里记载，胡椒枣治胃痛及胸膈寒痰留饮。用大红枣7个，去核，每个放入白胡椒7粒，用线扎好，在饭锅里连蒸7次，然后捣成泥丸，做成绿豆大小，每次吃7丸，用滚水送服。身体强壮的可以吃10丸。服完后胃痛、胸中寒饮减轻。如果胃中有发热、饥饿感就用粥饭压之即安。各类寒食、痰饮，用胡椒枣都能够治疗。

这老头儿吃完一料后，胃痛就很少发作了，而且胃口大开，胸膈中的痰饮好像被扫走一样，咳吐白痰也少了很多。

爷爷说，这胡椒枣不简单，胡椒最能顺其性，顺脾胃运化寒湿之性，而大枣最能养其真，养脾胃不足之真阴血液，这样脾胃之真得养，脾胃之性得顺，中焦健运，四体安康。随后小指月在小笔记本中记道：

《本草衍义》记载，胡椒去胃中寒痰吐水。

◎胡椒拾珍

陈治恒经验　白胡椒治睾丸炎

白胡椒辛热，不但入药，而且是佐食佳品。功能温中下气、消痰解毒。陈老善用白胡椒救急，临证之际每每告诫弟子，白胡椒不可小看，用之得当，可以救命。除此之外，陈老运用白胡椒治疗睾丸炎别有心法。治法：白胡椒（以病人年龄计量，1 岁 1 粒）、大枣适量（去核），捣研如泥，外敷患处。

范某，男，46 岁。右侧睾丸肿大 4 天就诊。右侧睾丸肿大如鸭蛋，质稍硬，疼痛。舌红薄腻苔，脉弦。白胡椒 46 粒，大枣 50 克（去核），捣研如泥，外敷患处。换药 3 次，肿痛消除，病告痊愈。

陈老以此方治愈不少睾丸炎病人，方虽简单，疗效确切。另外，外敷药的同时，亦可配合内服温经散寒、活血通络、行气利湿之品加强疗效。

指月按：睾丸炎，虽然有湿热毒火，但屡用泻火药不能消炎，就要考虑是否属于寒湿为患。中医认为，睾丸属于肝经所管，肝经下络阴器，寒湿伤下，就容易引起肝经收缩，拘急不通，局部代谢不畅，便容易炎症水肿，所以温散局部有助于新陈代谢。张景岳说，必因先受寒湿或犯生冷，以邪聚阴分，此其肇端之始。运用外敷之法，可以加强局部循环，有助于炎症代谢。

35、花椒

◎不花钱治好蛔虫腹痛

爷爷让小指月用布包几包花椒，把它放在粮食的旁边。

小指月不解地问，这是用来干什么呢？爷爷说，粮食容易被虫蠹，如果你包些花椒放在粮食周围，虫就会跑掉。小指月说，原来花椒杀虫是这个道理。

爷爷说，花椒是纯阳之物，味辛而麻，令虫不敢靠近。不仅存放粮食用到花椒，在油脂里放些花椒，可以防止油脂变味；在菜柜里放一些新鲜的花椒，可以防止蚂蚁；在食品旁边放些花椒，苍蝇都不敢靠近。

小指月说，花椒原来有这么多的用途。

　　爷孙俩又出去采药了，这次采了不少花椒。路上碰到一个老婆婆带着她的小孙女，小孙女突然倒在地上，用手捂着肚子，非常难受。老婆婆好像习以为常，说，又是肚子里的虫发作了。爷孙俩上前问，为什么不去治治呢？

　　老婆婆说，医生检查说是蛔虫的问题，已经治了好几次了，但没有治好。而且因为家里穷，每次治病都花了近百块，几次治不好就打消了治病的念头。

　　这时小指月一下子就想到了治疗蛔虫的第一方——乌梅丸，但是人家未必会吃你的药，或者已经没有钱再去买药了。这时爷爷便跟指月说，理论从实践中来，又可以反过来指导实践。你看张仲景乌梅丸是由哪几个大法创制出来的？

　　小指月说，蛔虫得酸则静，得辛则伏，得苦则降。乌梅丸既酸又麻辣还很苦。爷爷说，用这三大法，就可以给她配一个不要钱的乌梅丸。

　　小指月迷惑了，不要钱的乌梅丸，这怎么配呢？爷爷说，你回家后倒大半瓶醋，放二三十粒花椒，把醋煮开，晾到温和适口时再饮下。

　　然后小指月又送她一把花椒，老婆婆面露喜色，但又将信将疑，这样不用钱也能治好病吗？不过看在爷孙俩是采药郎中，应该没有错，而且他也没有骗自己的钱，不妨试一试。最重要的是醋家家都用，花椒也是调味品，吃了无妨。

　　回去后，老婆婆马上煮了花椒醋，小孙女喝了几口后，胃痛即缓解了。随后又喝了几天，居然把反复发作几个月的蛔虫腹痛治好了。她这才相信爷孙俩说的话，爷孙俩所言不虚，真的不花钱也治好了病。

　　小指月不解地问，爷爷，就那醋煮花椒也能把蛔虫治好，这里头看来看去也没有乌梅啊，怎么说它是乌梅丸呢？爷爷说，这不是乌梅丸，而是乌梅法。醋是不是酸的？小指月说，非常酸。

　　爷爷说，醋古代又叫什么？小指月说，又叫苦酒啊。

　　爷爷说，这不就对了，味道带苦，花椒是不是辛辣而麻？小指月恍然大悟，说，我明白了，爷爷，两味药把乌梅法都囊括了。蛔虫碰到花椒辛辣便伏住不动，遇到醋酸便安安静静，既酸又辣的肠道环境，蛔虫待不下去了，而且还碰到醋的苦味，蛔虫得苦则下，于是它们纷纷跑到肛门外面去了。

　　爷孙俩相视哈哈大笑。爷爷说，学医要能够从日用生活里汲取医理大道，比如从腌制咸菜用高良姜知道寒温并用的道理，想到设计半夏泻心汤辛开苦降。同时从张仲景乌梅丸里看到蛔虫得辛则伏、得酸则静、得苦则下的道理，然后去为病人量身定做，设计出他们需要的处方。既不用花钱，又不会背离医道。把精深的医理融入到日用生活中去，这样就能够看到中医的智慧之光。

◎施今墨的泡脚方

爷爷说，花椒除了杀虫止痛外，还可以温中散寒，化散身体的寒湿。

有个白领，工作就是待在空调房里，用电脑办公，往往一坐就是几个小时，经常腿脚沉重，上下楼梯都抬不起脚来。最让她烦恼的是，她喜欢穿裙子，可这几年偏偏腿上静脉曲张，像蚯蚓一样，挺难看的，于是就不敢穿裙子了。

爷爷说，健康才是美，丑是遮不住的，把病治好才能恢复健康。她说，大夫，我这静脉曲张，还有走路腿沉腿重怎么办呢？

爷爷说，多晒太阳，少久坐不动，坐半个小时、一个小时后，就要到外面走走，活动活动，不然腿都生锈了，走路怎能不沉重？

这白领说，我都累得没力气动了。爷爷说，不要倒因为果，磨刀不误砍柴工，运动只会让你的身体更加充满活力。你不是累得不能动，而是因为久不活动身体才累的，这叫用进废退。现在的上班族坐的是软软的电脑椅，上下班以小汽车代步，上下楼梯也是电梯，又没时间运动，这样你们的两条腿不就废了嘛。

她听后说，确实是这样。爷爷又说，久坐伤脾，脾主四肢，脾伤湿气就往下注，这叫湿性趋下，易犯腰腿。而且在南方，本身地处低洼，湿气就重，伤于湿者下先受之，湿邪伤人皮肉筋骨，让人腰腿沉重，走路不利索。这样内外交汇，所以当今时代腰腿沉重的病人多着呢。

她点点头说，我单位的很多人都有跟我一样的病症，那该怎么办呢？爷爷说，注意养生后，就吃药呗。一样的生活习惯养出相似的病症，就像一种水养一种鱼一样。你不注意纠正错误的生活方式，那就不容易解脱这些疾苦。

她为难地说，熬中药太麻烦了，中药也太苦，有没有可以不用喝中药的方法？

爷爷笑笑说，你的要求还真多，不过方法还是有的。小指月也竖起耳朵听，不用喝药就能治病的方法，一定得好好记着。

爷爷说，民国京城名医施今墨老先生整天坐在那里看病，连运动锻炼的时间也都用来看病了。时间一长，问题就来了。老人家久坐在诊台前，没时间运动锻炼，两条腿就经常沉重，甚至影响睡眠。

他就想找一个小招法，既能够把自己身体的寒湿驱散掉，又可以不用煎药，占去太多看病的时间，他便想到了花椒。于是晚上他就用花椒煮水泡脚，自古以来就有睡前一盆汤、饭后百步走的养生之道。

施今墨就利用晚上睡前泡泡脚，花椒辛热，善于温壮脾肾，补火助阳，驱散寒湿，所以这老寒腿腿沉的症状一天天地减轻了，很快腿脚活动就恢复了正常。以后他每每看病太过疲劳时，晚上就用花椒煮水来泡脚，以缓解一整天的疲劳。这样就能够安然入梦乡，第二天又精充神壮。

原来是小小的泡脚方解除了疾病的困扰。这白领笑笑说，这一招好啊，不用喝药，又可以节约时间，我回去试试。

她回去后试着泡了一次，当天晚上就睡了个好觉，腿脚暖洋洋的，白天走路也有劲了。原来腿脚血脉里的寒湿被温散后，气血津液流行得非常通畅，动力足了，阻力小了，当然走路有劲、灵活了。然后她又把这小招法介绍给其他同事，令人惊喜的是，有些女孩泡完脚后，静脉曲张有减轻、甚至消失的迹象。

爷爷说，寒主收引，因为长期穿短裙受凉，加上久坐不动，寒湿就会郁在下焦，血脉就会拘急收引，这时用温热的花椒水泡脚，血脉得到阳气就松解开来，气血运行顺畅，寒湿也就散开了，所以腿脚又恢复了往日的利索。如果从此再懂得避寒就温，少坐多走，身体就不会再出现那些烦恼的问题。

◎花椒拾珍

龚志贤经验

凡多食饱胀，气逆上冲，心胸痞闷者，以开水吞花椒10余粒即散，取其能通三焦正气，下恶气，消宿食尔。淋雨感受寒湿，头及四肢骨节酸痛，用生姜10克，红糖30克，煎汤吞服生花椒10余粒即解。

指月按：花椒能内温里寒，外散表寒。饱食气滞，花椒可温化下达。调料里用花椒可以开人胃口，以助食欲，令食物易消化。外感寒湿之气，特别是四川盆地，或者住在山里，在食物里适当放些花椒，可令皮毛发热，寒湿不得进入。

36．荜茇

◎脾胃虚则九窍不利

小指月说，欲温中以荜茇，这荜茇可是《药性赋》温中药里的第一药。

爷爷说，是啊，荜茇温中下气，效果极佳。小指月说，爷爷，为什么荜茇能够治疗鼻流清涕呢？李时珍说它能治头痛、鼻渊、牙痛。如果说治疗胃寒，口流清涎，这个可以理解，因为脾胃开窍于口，荜茇可以温中焦脾胃。而它能够治鼻流清涕，就不好理解。

爷爷说，五脏相关，一荣俱荣，一损俱损，鼻为什么会流清涕？小指月说，肺气虚，肺开窍于鼻啊！爷爷说，你用五脏生克观，再想一下虚则补其母的道理。

小指月说，我知道，脾胃为土，肺为金，土能生金，所以脾为肺之母，肺气虚必寻到脾中去。爷爷说，所以外寒里饮用小青龙汤。俗谚也说，若要痰饮退，宜用姜辛味。如果你想要祛除胸肺寒痰留饮，一般都会用到干姜、荜茇或胡椒之品，中焦得到温运，鼻也不容易流清涕了，口也不容易流清涎了。

小指月说，原来这是培土生金、补母救子之法啊。爷爷说，还有另外一种说法，《内经》叫脾胃虚则九窍不利。当脾胃亏虚时，很多老年人，不仅口容易流清涎，鼻容易流清涕，眼睛也容易流泪，耳朵容易闭塞，甚至脱肛、尿失禁。这些都可以通过升提脾中阳气，来加强阳主气化、阳主固密功能，将清水收住气化。碰到脾虚九窍不利的人，可以单用荜茇，也可以把荜茇加进补中益气汤或理中汤里。随后小指月在小笔记本中记道：

竺友泉经验：胃脘寒痛，常因饮食生冷或感受寒邪引起。症见胃脘痛势绵绵不休，得寒则甚，得热可缓解，手足不温，泛吐清水，脉沉迟，舌苔薄白。治宜温中散寒理气之法，用吴茱萸汤（吴茱萸、党参、生姜、大枣）。此外，竺老大夫也常用荜茇、白豆蔻等药令病人嚼服吞汁治疗。

◎荜茇粥治冷痢腹痛

爷爷说，荜茇这味药是温中妙品，常见的心腹冷痛、肠鸣泄泻、虚寒痢疾，用之无不应手取效。正如清代黄宫绣所说，凡病属寒起者，皆可以投之。荜茇能温中止痛散寒也。

爷爷带小指月到山里去采荜茇。在一棵大树下长满了荜茇，油嫩的绿叶特别青翠。爷爷说，荜茇就喜欢长在树荫下，它是喜阴植物，也属于胡椒科。

小指月采了几片叶子，揉烂放在鼻子附近一闻，发现有典型的辛辣香气。

这时前面有个老阿婆也在采荜茇。小指月便过去问，老婆婆，现在荜茇种子还没成熟，你采这叶子干什么？

老婆婆说，我的小孙子雪糕、冰激凌吃多了，肚子冷痛，我就来采这草药。

小指月问，这草药能治肚子冷痛吗？老婆婆说，是啊，我们这一带无人不知，只要吃东西吃坏了肚子，导致肚子冷痛，甚至拉稀，弄点荜茇煮粥，吃了就好。

小指月说，这么厉害。老婆婆说，如果不厉害，我就不用翻山越岭来这里采了。

爷爷说，荜茇粥确实是治冷痢腹痛极好的食疗方。《食医心鉴》中记载，治疗心腹冷气刺痛，腹胀不能下食，用荜茇粥，荜茇、胡椒、桂心各一分，打成末，先把米煮成稀粥，再下这些药末，搅匀了就可以食用。也可以用单味荜茇煮粥，更为简便。加胡椒和桂心是加强温中散寒的作用。对于食欲不振、胃寒冷痛、虚冷泻痢的人来说，这荜茇粥不愧为一样绝妙的食疗之品。

◎官升三品

爷爷说，荜茇的价值有多高呢？小指月说，像这种毛毛草草的药，随处可得，价值应该不高。

爷爷说，不要以为草药低贱便忽略它。几多茅屋出公卿，很多将帅亦贫民。

然后爷爷就给小指月讲了一个牛乳煎荜茇的故事，这一味荜茇居然让一个小官升到三品大官。《独异志》中记载，唐朝贞观年间，天下大治，朝廷非常富裕，各国食品、特色美味应有尽有。唐太宗这也想吃，那也想吃，吃多了肚子不舒服。虽然太医们知道吃得简单的人长寿，吃到七分饱的人健康，可这种话怎么跟皇帝说呢，叫皇帝节制饮食，这太不容易了。可不节制饮食，唐太宗却经常因为吃东西而拉肚子，这些东西干干净净的，怎么会拉肚子呢？

原来饮食之道不仅讲卫生，更讲一个量。如果吃的东西很卫生，但暴饮暴食，不知节制，一样会拉肚子，腹痛腹胀。这时众太医屡治乏效，唐太宗只得下诏求医，并且说，若有谁将他的腹痛、痢疾治愈，必定重重有赏。

有一位小官，叫张宝藏，他自己也因为不注意饮食而患了痢疾，久治难愈，后来他得到一个民间偏方，就是用牛奶煎荜茇，服了以后，痢疾居然好了。然后张宝藏便毛遂自荐，说此方可以治疗慢性腹痛、痢疾。

唐太宗服用后，痢疾很快就好了。龙颜大喜，马上叫宰相魏征授予张宝藏五品官。魏征为人正直，他非常不服气，认为献上一个方子就封五品官，未免太轻率了，于是没有及时执行这个命令。一个多月后，唐太宗又因为暴饮暴食，加上案牍劳形，操心太过，于是痢疾又复发了。他想起那个牛乳煎荜茇的良方，吃下去病又好了。于是他特别高兴，说，朕命令给张宝藏封五品官，现在办理了吗？魏征推托说，不知是五品文官还是五品武官，至今未加以封授。

唐太宗怒斥道，治好宰相疾病的人，都能封个三品官，治好我的病，连五品官都封不了吗，难道我还不如你们吗？随后便封张宝藏为三品文官。

魏征也非常不服气，他是当时唯一敢跟唐太宗杠上的，而且以直谏而著称，于是魏征便给唐太宗讲了一个故事。有一个富贵人家的孩子，体弱多病，后来掌握了一种养生之法，居然活到了九十多岁，还能够生活自理。别人都不解地问，比你强壮的都一个个离开了，为什么你能够活得这么长寿？这人笑笑说，我有一个方法。众人皆洗耳恭听。他说，好吃不多吃。大家听后恍然大悟，原来条件好，物质丰富，未必能够养出高寿之人。只有健康的观念，节制饮食，才能让身体少生病。物质越丰富，自己越要懂得节制，否则收不住欲望，身体就可能吃伤、玩伤、乐伤、忧伤、怒伤、房劳伤等。

唐太宗听完后，不由深思，原来魏征还是借助讲故事来表明他的养生态度。唐太宗是一个明君，很快就听明白了魏征的话里玄机，从此便节制饮食，以求清心寡欲，无为而治天下。随后小指月在小笔记本中记道：

《独异志》记载，治慢性气痢，用牛乳半斤，荜茇三钱，同煎减半，空心顿服。贞观年间，太宗苦于气痢，众医束手，张宝藏献方，以牛乳煎荜茇，服之立愈。

37、荜澄茄

◎不药而药

小指月说，爷爷，温中散寒的药很多，它们的功用非常近似，该如何区分使用呢？爷爷说，没错，像花椒、胡椒、荜茇、荜澄茄，它们的功用大致相同，都能够下气温中，消融宿食，温化痰水，但它们各有独到之处。

小指月说，各有哪些独到之处呢？爷爷说，破下焦之寒结花椒最优，花椒的种子又叫椒目，能够直入下焦，将水湿化掉，故张仲景己椒苈黄丸里有它，治水肿胀满，痰饮咳喘。花椒还有一种特别用法，就是冷热食物引起牙痛，只需搞一两粒花椒，放在牙痛处咬住，牙痛就会慢慢减轻。同时花椒泡脚散寒湿更是一绝。

小指月说，胡椒呢？爷爷说，胡椒散中焦之痰水最良。胃中冷痛，寒水上泛，呕吐清水，便可以用胡椒炖猪肚作为食疗。也可以自己制胡椒枣，温暖中焦，化散寒水。这叫病痰饮者，当以温药和之。

小指月说，荜茇呢？爷爷说，荜茇能够散上焦头痛、鼻渊、齿痛，这是荜茇擅长的。受风冷加重的偏头痛，《经验良方》里有个小招法，嘴里含一口温水，哪边头痛，就用哪边的鼻子吸一点荜茇药粉，头痛就好了。

小指月一听，还有这么神奇的给药方法。然后爷爷又说，至于荜澄茄就以温暖下焦、利小便为最宜。腹痛，膀胱肾气冷，往往用得上它。很多老年人肾虚，膀胱冷，小便浑浊，就可以在萆薢分清饮里加点荜澄茄，效果更佳。

小指月点点头说，原来是这样，我现在明白了。爷爷说，荜澄茄在南方还有大用，民间称它为月子树、山苍树。妇人坐月子期间，如果要洗澡，又怕受寒湿侵袭，这时就用荜澄茄树的枝叶熬水洗澡，不仅能够祛除风寒之邪，还可以促进气血流通，不至于被寒湿所伤，也不会留下难缠的月子病、风湿病。

小指月说，原来荜澄茄有如此功效，可以用它治疗风湿痹痛啊。爷爷说，不仅可以用来治疗风湿痹痛，也可以治疗颈椎病、腰椎病。

上次有个老爷子腰椎间盘突出，整天腰腿痹痛，吃药就缓解，不吃药就加重，总不能整天抱着药罐子吧。看他舌苔白腻，知道他体内有寒湿，于是叫他上山去砍带叶的荜澄茄树枝。他很奇怪地问，这都是妇人坐月子用的，给我用干什么？

爷爷说，只要是风寒湿伤人皮肉筋骨，坐月子用荜澄茄管用，而你椎间盘突出，腰骨疼痛，用荜澄茄同样管用。

为了让药力均匀持久地作用到腰背周身，我们叫他把荜澄茄连枝带叶铺在床上，晚上就睡在上面。这样睡了一周后，感觉腰部不沉重了，也不痛了。更重要的是胃口大开，吃东西也香了。他心中大喜，坚持睡了半年多，腰痛未再发作。

小指月说，爷爷，这招太厉害了，这叫不药而药啊。没有给他吃药，却让他随时都沐浴在药气里。腰背部正是督脉所过，督脉得到荜澄茄阳气的熏陶，它又入先天肾经、后天脾胃经，这样整条督背、膀胱经被荜澄茄辛温的药气打通，同时脾胃纳食功能加强，所以痹痛很快消除，身体健康。

爷爷笑笑说，督脉乃阳脉之海，督脉阳气充足，百脉都能够得到灌注。通过背部睡在草药上面，零距离熏陶，使身体皮肉筋骨气行湿化，血通痛止。

小指月说，你还说荜澄茄可以用于颈椎方面的劳损疾患，是怎么回事？

爷爷说，一颈椎病病人，经常用电脑，颈部肌肉劳损，又对着空调吹，寒湿乘机进来，所以头晕、颈僵、背痛。他吃了很多药，包括葛根汤、羌活胜湿汤，发现吃药时背部松解，有所好转，可一不吃药，背痛又加重。总不能为了一个颈椎病，长期抱着药罐子吧。于是给他出了一个主意，用荜澄茄做一个药枕。

小指月惊奇地说，难道用药物可以做枕头？爷爷说，当然可以了，而且这药枕也可以达到不药而药的效果。比如血压高，容易头晕眼花，就可以枕菊花枕，菊花能够明目以祛头风，平肝以降压。如果是督背受风寒湿侵袭，颈椎酸胀难受，头重如裹，头顶就像戴了帽子一样，这时你就可以用羌活、蔓荆子或荜澄茄做成药枕，枕了这药枕，颈部风寒湿被温散开，颈项马上轻松，头部得到清阳之气的熏陶，也会清醒不少。后来这个病人枕了荜澄茄药枕后就舒服多了。

小指月今天又学到用中药做枕头的招法，这样可以大开医者悟性，不是说中医就只有喝中药这一种途径，像泡脚、熏蒸或药枕，都是一些非常好的方法。

38. 陈皮

◎经过时间洗礼的陈皮

有位老爷子哮喘痰多，生气后胸中胀满，非常难受，吐痰不止。

爷爷说，这叫痰随气升，无处不到。所以治痰当先顺气，气为百病之母，古人以顺气为治病捷径。

小指月看老爷子舌苔白腻，明显脾虚湿盛，左关脉又弦硬，明显有气滞饮停。

爷爷说，需要找一味药，既能理气除胀，又可以燥湿健脾。小指月说，那莫过于平和的陈皮了。爷爷点点头，用一味陈皮 9 克，煎水服用。

谁知这老爷子服用后反而咳嗽加重，虽然痰少了点，但仍然不舒服。爷爷便叫他把药拿回来看，原来这老爷子用的是新鲜的橘皮。

爷爷便说，陈皮应该以陈久者为良。小指月随口便把《六陈歌》背了出来：

枳壳陈皮半夏齐，麻黄狼毒及茱萸。

六般药物宜陈旧，入药方知奏效奇。

这老爷子说，不是新鲜的药更好吗？放了很久的乌黑陈皮，看上去很脏，我就没有用。爷爷笑笑说，不要被你的思维定式所误导，人不可貌相，药不论好看。不是说好看的药就一定好用，得看用于什么病。

如果治疗湿浊中阻，胸脘胀满，痰多清稀，就要用新鲜的橘皮，因为它比较辛辣冲鼻，更加峻猛。但如果治疗痰湿日久，老年人慢性支气管炎，老年人元气不足，气机阻滞，这时就要用陈久的。放置时间长的陈皮，就像经过岁月洗礼的老人一样，辛辣的猛劲变为缓和，温而不燥，行而不烈，既可以理顺气机，又不消耗元气，可以把身体痰湿慢慢化开。故陶弘景说，化老痰顽痰，需陈久者良。

这老爷子才知道，原来自己自作主张，反而误了病情。然后重新再用这看起来有些丑陋，不像新鲜的橘皮那么好看的陈皮，煎水服用，顿觉入口顺气，胸中痰饮慢慢化开。

爷爷说，这用药就跟沏茶一样，有时要用陈久的普洱茶，能够压压气；有时要用新鲜的绿茶，能够清醒大脑。普洱茶更像经多世事的长者，而绿茶便像年轻富有朝气的小伙子，正如陈皮和新鲜橘皮的区别。这茶道如同医道，对于慢性的痰浊老毛病，就需要用陈久的陈皮化老痰，消气胀，虽然这陈皮燥烈之性降低不少，但它温和化湿的耐性更加绵长。只有像老者那样富有耐性，才能够把老痰顽痰缓缓化掉。性子太急了，像新鲜橘皮，反而会因为太燥烈而让病人难受。

喜欢饮酒的人，胸中如有寒痰留饮，可以泡陈皮酒，每次喝一两杯，对于咳痰、胸闷的恢复很有好处。小指月点点头，随后在小笔记本中写道：

《简便方》记载，治痰膈气胀，用陈皮三钱，水煎热服。

◎零食也治病

有个小孩口臭，痰多。爷爷问，痰是黄的还是白的？

他家人说，是白痰。爷爷说，你们是不是顿顿离不开肉类和鸡蛋呢？

他家人说，孩子只爱吃鸡蛋、鱼，还有瘦肉，不吃青菜。

爷爷说，鱼生痰，肉生火，青菜豆腐保平安。正常健康的饮食搭配，菜里肉最多占两三分，青菜要占七八分，这样肠道才能通畅，浊气才会下排。如果只吃肉，不吃青菜，大便黏肛门，不容易排，肉化生的痰火上犯咽喉，阻在中焦，气滞烦躁，脾气就大。

他家人说，对，对，我孩子脾气大得很。爷爷说，脾气大和你家庭的饮食分不开。清淡饮食的家庭，孩子比较水灵，脾气也好，不容易急躁。肥甘厚腻的家庭，孩子比较急躁。孩子的父母说，那该怎么办？孩子又不吃中药。

爷爷说，少吃点鸡蛋和鱼肉，口臭、痰多就会改善些。

他家人说，有没有办法可以尽快把他的痰化掉，不然整天咳痰，吃饭也吐痰，我们看了也受不了。爷爷说，这样吧，你去买点九制陈皮，超市就有，虽然是一种零食，但却由陈皮所制，能够化痰消食，下气降浊。

他们很奇怪，吃零食还能治病吗？但还是买了两包九制陈皮，谁知孩子吃了这九制陈皮后痰就少了，两包吃完，痰就去了七七八八。

爷爷说，九制陈皮本身就是药，是零食中少有能够治病的。剩下那些痰浊的尾巴，就要靠节制饮食了。古人说痰生百病食生灾，如果不知道节制饮食，只知道无肉不欢，身体很快就吃成了痰湿体质，百病不请自来。

从此小指月便知道了一个生活小招法，只要觉得胸中有些痰阻，不太吃得下饭，就到超市里买一包九制陈皮，当零食吃，或者泡水喝，马上气化痰开，食欲就有了。随后小指月在小笔记本中记道：

《食医心镜》记载，单用陈皮可化痰消食。

《易简方论》记载，用陈皮可以治饮食过多，胀满痰浊，恶心呕臭。若暴饮暴食，不戒厚味，则痰根流连，非药物所能去也。

◎胸痹气塞三药

有个胸中痹痛短气的病人，有冠心病史，这次吃了几根香蕉，胸中闷胀难受。

爷爷说，陈皮不仅能理中焦脾胃之痰湿，还能够治胸痹，理上焦心胸肺部的痰浊气塞。小指月说，难怪陈皮归脾、肺经。

爷爷说，陈皮辛温，入肺走胸，能治疗胸痹，胸中气塞短气。故张仲景在《金匮要略》中提到，治胸痹胸中气塞短气，橘枳姜汤主之。

小指月说，橘皮、枳实、生姜就能把胸痹治了？爷爷说，你可千万别小瞧这三味药，胸中因为被痰浊蒙蔽而气塞短气，橘皮能健脾燥湿，湿为痰之母，湿少痰自消，气塞短气症状便会减轻。枳实，《药性赋》中咋说？

小指月说，宽中下气，枳壳缓而枳实速也。爷爷说，没错，枳实能通降七冲门，打开整条消化道痰浊下行的通路，减轻胸中痰浊堵塞之感。

小指月说，这两味药太厉害了，橘皮治其痰之来源，枳实开其痰之去路。

爷爷说，此处用生姜也不简单。病人胸中闭塞，总是阳气不足，阴寒内盛，寒则气收，气收则壅遏不通，所以胀满气塞，其脉弦紧而迟。这时用生姜可以化散其冷积寒气，令脾胃调和，气机通畅，胸中滞塞感顿除。

小指月说，这三味药都是平常的果食之品，居然可以作为优良的治胸痹名方。

爷爷说，三个臭皮匠，顶得上一个诸葛亮。你别小看这些平常的果食之品，组配得好，用起来却是不平常啊！这三味药可以称之为胸痹气塞三药。

病人吃了第一剂，就感到胸中闷塞感被打开了，呼吸顺畅了。吃完 3 剂，就感觉不到短气闷胀了。从此他再也不敢吃那些生冷瓜果了。

爷爷说，冠心病的病人，如果心脏阳气不够，就必须要严格戒口，远离各类生冷瓜果。因为凉冷之物进入肚腹，靠的是心脏这把火去暖热，如果本身心中阳火不足，饮食生冷不过是在加快心中阳气的消耗罢了。

小指月说，难怪爷爷碰到阳虚的病人总叫他们要少吃水果，不要只看到营养，没看到寒温。随后小指月在小笔记本中记道：

龚士澄经验：橘皮治风寒痰喘。橘皮主要用其辛散、苦燥、温和，若用盐水炒或蜜炙则伤其性能，我临床概用生药。药房所备薄橘皮，是橘皮外层极薄之油皮，其功用：辛温疏散，能解表发汗，一也；消痰化浊，宣肺健胃，二也；畅利气机，宽胸利膈，三也。兼此三用，对风寒触发之痰喘咳逆，甚为合宜。《金匮要略》之橘皮枳实生姜汤，本治胸痹短气，此短气是气塞，须开，我常用该汤治风寒痰咳气喘，亦获良效，以病机相近故耳。方中薄橘皮8克，生姜7克，外散风寒，内消痰滞，枳壳6克，下气宽肠利膈，再合《金匮要略》茯苓杏仁甘草汤之茯苓10克，益脾以祛痰饮，杏仁9克，利肺气以平喘，甘草6克，调中以和诸药。二方合用，临证疗效较佳。

◎咳痰久难愈，怀中有金橘

爷爷说，吃完橘子别急着把皮丢掉，把它放在高处阴干，以备不时之需。懂些中医药常识的家庭都会养成这种习惯，这样可以物尽其用。看似平常等闲之物，等真正急需时却非常有用，这叫闲时物，急时用。比如煲汤时放些陈皮，可以调味去浊，健脾消食。如果家中小孩感冒后咳嗽，老好不了，这陈皮更有大功。

有个小伙子感冒发热，咳嗽，打完吊瓶，热退了，却咳嗽难愈，咳吐清稀样痰，半个多月还好不了。

爷爷说，你家里可有橘皮？这家人点点头说，当然有了，一大堆搁在那里。

爷爷笑笑说，自己家里有药，就能治好家里孩子的病。这家人很是不解，如果我家里有药，我就不用到处找医生了。

这个世界上从来不缺乏药物，而是缺乏善于发现药物的眼光。

爷爷便叫他们回去弄点橘皮煮水给孩子喝。喝了两天后，痰消了，咳止了。真是踏破铁鞋无觅处，得来全不费工夫。小指月哈哈一笑，爷爷常说，毒蛇出没之处必有良好的蛇药。这人生病了，周围不远必有良医良药。

爷爷点点头说，橘皮能够治疗痰咳久不愈，古人早就知道了，现在很多人不知道是因为书读得少。如果家里没有陈皮的话，也可以去买含有陈皮的陈夏六君子丸，往往一盒还没有吃完，咳吐白痰的症状就消失了。

然后爷爷便给指月讲了《二十四孝》里的陆绩怀橘的故事。

《三国志》"陆绩传"中记载，陆绩6岁的时候就展露出他的才华。他的长辈带他去九江拜见袁术，在宴席上有很多金黄的橘子，陆绩没怎么吃，而是把几个橘子悄悄藏到怀中。临别的时候，怀中的金橘不小心滑落在地，袁术见了，故意刁难他说，小公子是客人，为什么要窃取金橘呢？小陆绩致歉说，家中母亲久病卧床，又经常咳嗽难愈，想吃点金橘却无处可买，所以失礼了。袁术听后哈哈大笑说，此乃孝子也，遂送金橘一斗。陆绩颇为感动，再次拜谢不已。

◎陈皮也治便秘

有个老阿婆素有胃病，经常消化不良，腹中闷胀，并且便秘。为了治便秘，她没少找名医。从麻子仁丸到当归润肠丸，润肠通便；从番泻叶到大黄泡水，泻热通便；再从增液汤到济川煎，增水行舟，通导大便。这些常用的招法一一用过，大便还是秘塞，经常肚中胀气，什么东西也吃不下去。

爷爷说，用30克陈皮配10克甘草，水煎服，汤煎好后再加点盐。小指月就疑惑了，很少见有人用这两味药治便秘，而且还加盐，中药觉得难喝加点糖倒是大有人在，加盐的少有听闻。

老阿婆也觉得太简单了，她只需要买点甘草，因为家里陈皮多的是，每次吃完橘子，就把橘皮留下来阴干，正愁着没地方放呢。老阿婆回去后用了这两味药，连连放屁，腹中松动，大便一日一行，非常顺畅，经常胃痛、消化不良、腹中胀闷的情况也都消失了。而且胃口大开，吃嘛嘛香。老阿婆便视陈皮为珍宝，逢人就说。家中吃完橘子后，她必定悉心把橘皮阴干，以备不时之需。

如果你对人家说陈皮能够治疗便秘，稍微有点医学常识的人可能都会笑话你，但这又是活生生的例子，又该如何解释呢？爷爷说，陈皮甘草汤治疗便秘，是针对肠腑气秘、脾胃郁滞引起的。中医认为脾与小肠相别通，脾又主大腹。她右关脉郁结，经常胃肠胀气，表面是便秘，实则是脘腹气滞，脾胃不运。用陈皮甘草汤的时候，还可以教她按摩足三里，效果更好。

小指月说，肚腹三里留，肚腹的疾患可以通过按足三里降浊，可为什么要加点盐呢？爷爷说，咸能够润下，能够降逆，她这便秘和胃失和降离不开干系，所以陈皮甘草汤治疗习惯性便秘，肚腹胀气，效果更佳。

小指月说，这叫气滞则便停，气行则便行。随后小指月在小笔记本中记道：《普济方》记载，治大便秘结，用陈皮煮至软，焙干打粉，每次用温酒调服两钱。

◎蛋积用陈皮

爷爷说，凡用补药恐其壅滞，必用陈皮以利气。凡食物积滞壅堵，亦可用陈皮，以行气消壅。

有个小孩非常贪吃，每天都要吃三四个鸡蛋，吃完后搁在肠胃里不容易消化，闷胀难耐。所以经常吃伤脾胃，个子也老是长不高。

爷爷说，营养过度了，反而不如营养不及，过度了败伤脾胃，便会影响消化，身体发育便会受影响。小指月说，那该怎么办？

爷爷说，这是脾虚气滞，两脉濡缓，用四君子汤补其脾虚。小指月说，党参、白术、茯苓、甘草，就是四君子汤，是补气第一方。

爷爷说，在这补益剂中还要加点陈皮，以帮助脾胃运化，使身体补而不腻，令脾胃通而不滞。小指月说，这不是五味异功散吗？爷爷说，正是，四君子加陈皮，专治脾虚气滞，既补其虚，又理其滞，功用神异，故称五味异功散。

这小孩吃了药后，脘腹很快就不胀满了，吃东西也不像以前那么挑食了。爷爷说，真正把脾胃运化开，人是不会挑食的，喜欢挑食的人脾胃大都不是很好。

小指月说，为什么选用陈皮呢？爷爷说，《医彻》里讲，既伤于食，必审其何物所伤，何药能制，如山楂制肉，莱菔制面与豆，陈皮制蛋，杏仁制粉，葛根制酒，茗制谷气之类，一物一制，用其为君，以他药佐之，就容易建功。

小指月才明白，原来消食积还得分种类，吃鸡蛋导致的积滞胀气，那就用陈皮，一用一个准。随后小指月在小笔记本中记道：

戴裕光经验：补气药并用陈皮，行滞而升清。忆20世纪50年代初学补中益气汤时，遇一老人，头昏，纳食不馨，腹不胀，少气懒言，舌苔薄白，脉浮、按之无力，辨证为脾阳不足、脾肺气虚证。给予处方：黄芪15克，党参12克，当归6克，陈皮12克，白术12克，蜜柴胡6克，蜜升麻6克，炙甘草9克，生姜两片，大枣9克。每日1剂，嘱服3剂。二诊：老人食欲大增，周身力气也添，但述头昏不减。我想气虚补气已收到效果，如果再服，头昏必止，效不更方，继服3剂。三诊：老人仍述头昏，遂请教方鸣谦师，师曰：将陈皮改为4.5克，再服3剂。四诊：头昏已去，老人十分高兴。师令给补中益气丸9克，每天3次，续服1周，以固疗效。自此方知，陈皮理气健脾，然而与补气药同用，主要目的为补气升清，陈皮要轻用，这里有一个量效关系。如上方重用陈皮则有破气之嫌了。气虚头昏，又补气，又破气行气，如何能达到补气而治疗因气虚证的头昏呢？

补中益气汤中之所以用陈皮，是因为补益药多壅滞，易致中满，如陈皮取理气健脾、燥湿和中之功。陈皮入补剂能顾护脾胃，促进运化，使滋补药补而不滞，滋而不腻，更好地发挥补益作用。

◎橘子全身是宝

唐容川说，橘络、瓜蒌皆能治胸膈间结气，取橘之筋络，蒌之膜瓣，类似人胸中之隔膜，故能治之。橘皮体圆，类似人腹之象，皮主大腹，故此物又善治人大腹之气。此皆取其象也。

爷爷说，指月，橘子全身是宝，这一棵橘子树有多少味药？小指月便开始说，橘子的皮叫陈皮，能燥湿健脾。橘子的种子叫橘核，以核通核，能治睾丸肿痛。

爷爷点头说，没错，诸子皆降，橘核能疏降肝气下达。有个古方叫橘核丸，就以橘核为主，治疗疝气睾丸肿痛。有个中成药叫茴香橘核丸，也是治疗疝气痛的好方子。这橘核行气之力能直达睾丸，因为橘核是植物的种仁，同气相求，对应的是人体生殖器周围的气机郁结。它能疏肝理气下行，因为肝经也下络阴器。

小指月说，橘子果皮里有些白色的筋膜，像络脉那样，又叫橘络。爷爷说，这橘络可不简单，它能通络顺气。橘络非常轻，善理胸膈间岔气，经络为痰浊堵塞，故而咳嗽、胸痛或胁胀、乳房闷塞，都可以用橘络行气通络，化痰止咳。

小指月说，为什么橘络有那么多种？爷爷笑笑说，那是因为品质有高下，橘瓤上面的筋膜被完整地捋顺刮下来，这种橘络是极品，价格最高，人称凤尾橘络，别名顺筋。而刮橘络功夫比较粗糙，造成不少橘络散乱断裂，不太整齐成束的，叫金丝橘络，别名乱络，属于中品，也能够理顺胸膈间气机逆乱。有些取橘络的办法更粗糙，直接用刀从橘皮内铲下，带着比较多的杂质，人称铲络，效果就没那么好。上等的橘络有良好的通络顺气之功，由于采取不容易，所以价格非常高，有些不法商人便喜欢用橘皮煎水泡的白萝卜切丝冒充橘络。

小指月又说，橘树的叶叫橘叶，也能疏肝行气。爷爷说，橘叶善治肝气郁结胁肋痛或乳房包块。要善于去观察自然界，你看橘子的核，质重能降，所以它可以散睾丸、少腹周围的结块。橘叶质地非常轻，俗话说枝叶多发散，它就利用这股往上往外升发疏散之性，进入人体，善于把上半身胸胁间的滞气打散，起到郁者达之、结者散之的效果。妇人生气后乳房胀痛，抓几片橘叶泡杯茶，喝了乳房胀痛就消，故橘叶又叫消气叶，善消人体怒气郁结，这样可以避免身体长包块。

小指月说，原来是这样，本乎天者亲上，本乎地者亲下，这橘叶拼命往上长，所以它能向上疏肝理气解郁，散开上半身结滞、肿胀，而橘核往下堕，所以它能向下散开下半身肿胀、包块。

随后小指月在小笔记本中记道：

梁兆松经验：应用薄荷、橘叶煎汤热敷治疗肿痛难忍、尚未溃脓的急性乳腺炎 40 余例，一般用药 1~2 天后痊愈。处方与用法：薄荷、橘叶各 60 克，加水 4 碗，煎至 2 碗，过滤后用干净毛巾浸汤热敷患处。每日 1 剂，分 2 次用。

赵尚久经验，橘络疏肝。橘络者，橘瓤上之筋膜也。性苦平，质轻清，本草多谓之入络顺气，化皮里膜外之痰，功兼活血。而言其疏肝者，未之闻也。余少时行医故里，知有沈翁善医，年逾七旬，誉冠乡里。余每见其治郁怒所致胃脘痛，辄投一味橘络，或嚼之，或煎之，无有不应。因思橘络必有疏肝解郁之能，遂效之。有妇人病郁，悒悒寡欢，喜悲哭，善太息，烦躁失宁，逢经必作，病已有年。初医予甘麦大枣不效，迭进丹栀逍遥无功，而求治于余。余以为，药逍遥而病未逍遥者，郁之太甚也。乃仍宗逍遥，去凉血之牡丹皮，加轻清之橘络，不数剂，肝舒郁解，病始得安。又湘潭周某，患失声不语数月，西医谓之为癔症。其人善疑易惊，夜难成寐。此乃肝木失疏，七情郁抑，凝涎生痰，前医处温胆汤，实对证之方也，但10余剂仅见小效，仍迁延不愈。余诊之，脉弦滑，苔见白腻，知痰气互结，肝郁难解。乃再投温胆，独加橘络。于是声音顿开，言笑复旧。余用橘络，恒入成方。如治肝郁气结、情怀不遂之噎膈，或以之入左金，或以之入启膈；治肝郁日久之胁痛、胸痛、胃脘疼痛，则以之伍甘松，或入四逆散，或入一贯煎，皆取效甚捷。若弃之，则效力顿减。橘络疏肝解郁之功大矣！谨志之。

◎ 道地药材化橘红

爷爷说，广东化州的橘红，天下第一，药材最为道地。若论化痰止咳，理气宽中，以化州橘红为最。小指月说，为什么偏偏化州的橘红才是道地药材，种在其他地方的功效就没那么好，价格也卖不到那么高？

爷爷说，《化州县志》里记载，化州当地土质里蕴藏着很多礞石，此地的化州橘红吸收了土壤里的礞石之气，你知道礞石能干什么吗？

小指月说，礞石滚痰丸我知道，礞石药力迅猛，能把老痰顽痰逐出体外。

爷爷点点头说，礞石本身有化痰止咳之功，化州橘红扎根于礞石土壤之中，可谓得天独厚，化痰之功更是神验。真正的化州橘红，煎水后清香无比，取其汁水滴入痰盂中，痰很快被稀释，化为水。

怪病多由痰作祟，很多老病顽病，痰湿堵塞的，用上化州橘红，往往有画龙点睛之妙。所以这化州橘红身价百倍，比普通的人参还贵。随后爷爷又给小指月讲了一个化州橘红的故事。

明朝的时候，朝廷从北方委派一官员到化州当县太爷，这县太爷经常肥甘厚腻，身有痰饮，常让衙役给他煎药。有一次打雷闪电，风雨交加，衙役懒得到外面去打水，随手从庭院的金鱼池内舀了水给县太爷煎药，这金鱼池周围飘落了不少橘树的花叶，县太爷吃完药后，顿觉心胸舒坦，咳喘平复，痰消眠安。他就奇怪，以前吃的药从没有这么神效，这里头一定有与众不同的地方。

于是县太爷便一再追问，衙役觉得隐瞒不过，便向县太爷禀告了实情。县太爷到庭院的金鱼池里一看，见到池中飘落的橘树花叶，香气扑鼻，哈哈一笑说，我明白了，我明白了，原来这是上天赐给我的药引子啊。

县太爷便跟衙役讲起了中医橘井飘香的千古佳话。在汉朝的时候，有个叫苏仙公的修道之人，他也精通医术，中国素有十道九医之称。在古代每隔一段时间就容易出现流感或瘟疫。苏仙公感到自己快要离开这个世间了，便对他母亲说，明年这天下将会有一场疫疾，告诉人们从井边树上摘取橘叶，凭这橘叶、井水便可治疗。第二年果然疫疾流行，苏仙公的母亲用这办法治好了很多人，故橘井飘香遂成医林佳话。

衙役听完后，恍然大悟，原来自己误打误撞，居然用化州橘叶为药引，使得县太爷咳嗽减轻。随后县太爷便在原来药方中加些化州橘红，连服数日后，多年的咳喘病居然好了。

◎ 陈皮拾珍

吴启尧经验 重剂陈皮汤治疗乳腺增生

陈皮汤组成：陈皮 80 克，夏枯草、王不留行、丝瓜络各 30 克。随症加减：热重者加金银花 30 克，蒲公英 30 克；湿重者加半夏 15 克，茯苓 30 克；胁胀甚者加香附 15 克，青皮 15 克；疼痛重者加延胡索 15 克，川楝子 15 克；苔黄厚腻加瓜蒌 30 克，川贝母 15 克；冲任不调加鹿角胶 10 克，菟丝子 20 克；病程较长，久治不消加橘核 30 克，穿山甲 15 克，海藻 30 克，昆布 15 克。每日 1 剂，分早、晚 2 次服。治疗 120 例，治愈 81 例，显效 24 例，好转 9 例，无效 6 例，总有效率 95%。在治愈 81 例中，服药最少者 18 剂，最多者 146 剂。

一 28 岁女病人，自觉乳房胀痛 2 年多，按之有肿块，医院检查是乳腺增生，多次服药效果不理想，自此胸闷抑郁，两胁胀痛，加上结婚快 5 年了，还没生孩子，夫妻因此更闹不和，后来这肿块比鸡蛋还大。舌淡苔腻，脉弦。明显肝郁脾滞。谗重用陈皮汤加味，连服 15 剂，肿块缩小，胁痛大减，再服 60 余剂，肿块全消，心情愉悦，胁痛遂愈。

指月按：顽固乳腺增生，大都是气滞血瘀痰阻，但气血易理，痰湿难除。重用陈皮既能行气机，又可燥湿化痰，配合丝瓜络、王不留行，能畅通管道，夏枯草可消肿结，共同令结者散之，痰化下行，乳腺增生日渐缩小。大量重用陈皮，符合大气一转、包聚渐散之意。

39. 青皮

◎一味青皮破散乳房包块

一妇人乳腺增生，乳房内有结节小块。每次生完气后，乳房便胀痛难耐，平时不痛不痒，她也习以为常。可是时间日久，乳房肿块居然大如鸡卵，她担心会恶变，于是找来竹篱茅舍。

小指月一摸她的脉，双关部弦紧而硬。爷爷说，这种脉象的人，往往忧思日久不能释怀。这妇人叹了口气说，我丈夫不务正业，经常赌钱，我天天担忧郁闷。

爷爷说，家家有本难念的经。孙思邈在《千金要方》中也讲到，身上的气病好治，家庭的关系难调。家庭关系不和，久而久之影响身体，就容易郁结成各种包块，遂至不救。小指月说，原来有些人身上长的包块，不过是家庭关系不和在身体里的投影而已，是长期扭曲的结气在身体里形成的病理产物，这叫肝气郁结。

爷爷说，医生只能帮你消疾病的去路，你想要根治疾病，还得在来源上下手，要少忧虑、少生气，身体便有望痊愈。然后爷爷便给她用一味青皮，水煎服。如果能喝酒的话，加点酒进去，效果更好。这妇人吃了一周，乳房结块消无芥蒂。

小指月说，爷爷，为什么用青皮呢？爷爷说，青皮就是橘子未成熟的小肉果，性最酷烈，消坚破滞是它最擅长的。它的气味非常辛烈，而且色又是青的，色青入肝经，《内经》里说，肝欲散，急食辛以散之。又曰，结者散之，郁者达之。郁结包块非辛散不能化开。这青皮最善散肝破气，但见肝郁气滞实证的，用之无不应手取效。小指月说，爷爷，为什么你一再交代只吃一周就行了，不可过服？

爷爷笑道，用药最难的是剂量上的拿捏。像她这种郁结，用一般疏肝理气的药还不行，必须用疏肝破气的药，可疏肝破气之品就像烈马一样难以驯服。李东垣说，青皮有滞气则破滞气，无滞气则损真气。所以用药破散其滞气即可，不要过度，以防损伤真气。随后小指月在小笔记本中记道：

朱丹溪说，治久积忧郁，乳房内有结核如指头，不痛不痒，年深月久，结成痈肿，甚至乳癌，用青皮四钱，水一盏半，煎一盏，徐徐服之，每日1次。或用酒服。

◎橘中老少

小指月说，同样是橘子，一个成熟，一个幼小，功效差别居然这么大。爷爷说，同样一个人，年轻人和年老时性子相差也大。这药性其实就如同人的性子。

小指月说，陈皮这成熟的果实与青皮这幼小的青果，它们两者有什么不同？

爷爷说，陈皮是橘子成熟的果皮，能理气健脾，燥湿化痰，可以当果子吃，而且鲜美可口，行气也没那么猛烈，它就像老年人那样宽和，有耐性。

小指月说，青皮呢？爷爷说，青皮还没有成熟，丢到嘴里一嚼，既苦又冲，苦能降，带有辛味、冲味，能够破，所以青皮能疏肝破气，打击范围更广更深。陈皮只是消简单的痰湿，而青皮却能消顽固的积滞。故《本草汇言》中讲青皮破滞气、消坚积之药也。故凡郁怒气逆而胁肋刺痛，用之无不应手取效。

小指月说，爷爷，可不可以这么理解，像泥泞湿土那样的痰湿就用陈皮去化，而像坚硬的石头那样的，就需要青皮去打碎。这就像陈皮这老人家去搬湿土，而青皮这小伙子却去铲石块。

爷爷听后哈哈笑道，这样想也未尝不可。《珍珠囊》里讲，青皮主气滞破积结，陈皮治高，青皮治低。也就是说陈皮体积大，成熟而上浮，调理脾肺中上焦痰湿；青皮体积小，不成熟而下沉，而且质地重，下气快速，降堕中下焦痰结包块。即《治病主药诀》中说的，小腹痛用青皮治。所以你理解成陈皮是橘中老人，青皮是橘中少年，非常恰当。

40．枳实、枳壳

◎江南为橘，江北为枳

陈皮、青皮、枳实、枳壳、香橼、佛手等，它们都是芸香科植物，是理气药里的主要成员，其中陈皮、青皮是橘子的老少，而枳壳、枳实也是枳的老嫩不同而已。《本草拾遗》云："书曰：江南为橘，江北为枳。今江南俱有枳橘，江北有枳无橘，此自是种别，非干变易也。"《晏子使楚》中说："橘生淮南则为橘，生于淮北则为枳，叶徒相似，其实味不同。所以然者何？水土异也。"

爷爷说，为什么很多道地药材离开当地种植，药效就没有那么好？

小指月说，这是环境造成的啊。就像前面讲的化州橘红天下第一，因为当地有独特的礞石土质，礞石本身就是一味强有力的滚痰涤痰药，能将痰垢排出体外。化州橘红得到礞石之气熏陶，理气化痰之力非同一般，于是身价百倍。把正品化州橘红放入痰盂内，痰可化水，足见其化痰之神奇。故凡脏腑筋膜里外难化之痰，得之皆可化散。这化州橘红真是老年人的佳品啊。

爷爷说，人也一样，人挪活，树挪死。如果在文化氛围好的家庭环境中熏陶，那就很容易由中等资质变为上等才华；如果在文化氛围不太好的家庭环境中熏陶，夫妻经常吵架，即使是上等的资质，最后也会落于下乘。这个时代不缺乏资质好的苗子，只是个人生长的土壤不同而已。肥沃土壤才能长良苗，贫瘠土壤出的是病秧。只有加强家庭文化建设，营造和谐家庭环境，才是对孩子最好的教育。

小指月说，爷爷，我上次看一本书说，一个家庭建一个小书房，它的价值不亚于每天请一个家庭教师。爷爷说，这当然了，请家庭教师是暂时的，孩子真正喜欢读书，发自内心地想主动学，又有个书房，有无数种书在那里熏陶，文化氛围就出来了。这也是书香门第容易出读书人的道理，也是教育孩子的一个秘诀。

随后小指月在小笔记本中记道：

张剑秋教授素以善治内科杂病及疑难重症而知名，尤擅使用理气药、通腑药，主张以通为补、以通为用，对枳壳、香附、大黄等通下行气之品，具独到心得。如枳壳合桂枝振心阳，枳壳配瓜蒌通腑气，枳壳伍黄连治肠痛，枳壳配桔梗宣肺气，枳壳配防风疗肤疾。此外，先生还常以枳壳配木通治气滞而有虚火，配龙胆草治气滞而有肝火，配万年青根以理气强心，均获效奇佳。

◎张仲景的减肥小方

《金匮要略》记载，心下坚，大如盘，边如旋盘，此水饮所作，枳术汤主之。

有个胖子，三四十岁，近几年体重一直在增加，每次减肥都失败。谁都知道减肥要管住嘴、迈开腿，但知道不等于能做到。日渐肥胖的身体搞得他走起路来都拖着地，膝关节也疼痛难忍，难不成这么快就老了？

爷爷说，你如果不把体重减下来，将来腰也痛，背也痛，这么重的体重你的下肢关节能受得了吗？肥胖带来的不仅是臃肿的身材，而且还会带来疾病。故而传统养生里有句话叫有钱难买老来瘦。保持正常的体重，也是健康的一种保证。

这胖子吃了不少番泻叶、大黄，想通过泻下来减肥，想不到越泻腿越软，体重没减下来，中气却大虚，而且泻伤脾胃后老是痰多，胸胃以下坚满如盘。

小指月说，肥人多痰，看来这是一个常理。爷爷说，如果泻下药可以减肥，那么这个时代就不会有那么多的胖子了。

这胖子说，那我该怎么办？爷爷说，不管怎么样，先把你心下痞满、痰水上泛的症状缓缓再说。中医减肥不是消脂肪肉积，而是消水湿。

水湿？胖子从来没有听过这种字眼。爷爷说，对，就是水湿。肥人脾虚痰湿重，运化不动水谷精微，即使喝水也会长胖。他说，那我该怎么办呢？

爷爷说，一要少熬夜，二要少喝冷饮。这胖子说，这两样都是我的最爱。

爷爷说，舍不得最爱，治不了疾病。这胖子点点头。

爷爷说，要找一味能够化痰消痞、破除积聚的药。小指月说，枳实最能破气消痞，可以打开积气、痞结下行的通道。

爷爷说，没错，枳实这味药，古人认为能利七冲门，用来消已成之痞结还可以，但要消未生之痞结，还要用点扶正健脾之品。

小指月说，就用补脾圣药白术，白术能健脾除湿，治疗脾湿的根源。这样脾胃运化功能恢复，水谷精微变为气血的就多，变为痰湿的就少。爷爷点点头说，就用这两味药。

这胖子疑惑地说，难道这两味药就能消除我的痞满、痰气？爷爷说，你别小看这枳实，朱丹溪讲它能冲墙倒壁，是滑窍破痰的威猛之药，能够消食痞，破坚积，除胸腹痰癖。你这些肥胖赘肉，在中医看来不过就是一团痰湿，用这枳实可以作为打开痰湿下行的开关。

这胖子连用了半个月的枳术汤，放屁颇多，痰消痞化，整个人轻松了不少，再去称体重，居然减了好几斤。

爷爷说，中医只能帮你到这里，后面要靠你加强锻炼，身体水湿代谢加快，便可以减肥。这胖子丁是制订锻炼计划，每天必须慢跑 1 个小时，然后在饮食上严格控制，只吃到七分饱。不仅体重减下来了，而且身体更健康。

小指月说，爷爷，枳术汤这么厉害，张仲景当时就看到了肥胖的机制啊。

爷爷说，什么机制呢？小指月说，脾虚湿盛用白术，气滞痞塞不通用枳实，两味药一升一降，一扶正，一祛邪，一个治痰湿来源，一个消痞满去路。它们联合起来，既治疾病来源，也开病邪去路，所以非常稳妥。

爷爷说，这个方子确实是千古名方，而且后世加减化裁出更多的名方。这两味药健脾消痞，消补兼施，制成丸剂，更受人欢迎。

比如橘皮枳术丸，加进橘皮，理气宽胸效果更强。比如陈夏枳术丸，加进陈皮、半夏，行气化痰作用更强。又比如香砂枳术丸，加进木香、砂仁。还有曲麦枳术丸，加进神曲和麦芽，行气消食之功更强。

当然还有更多的枳术丸系列，有热泻热，有寒温中，随临床需要而增损加减，这样就可以配制出更适合病人实际情况的汤方。但枳实和白术两味药就像太极阴阳鱼升降回环一样，不可缺少。白术能够使脾升则健，枳实能够使胃降则和。

病人看这两味药是在调痰湿、减肥胖，而在我们医家眼中看这两味药却代表一组升降大法。你如果站在升降高度上去用，就可以变化无穷，用活枳术汤。

◎膈上不宽加枳桔

爷爷从药柜里拿出枳实和枳壳，让指月好好鉴别比较。

指月说，枳壳掂在手里比较轻，但体积较大；枳实比较重，但体积小。爷爷说，所以枳实如少年之猛悍，枳壳若老年之缓慢，即药物老嫩不同。

小指月说，难怪《药性赋》里说，枳壳缓而枳实速也。爷爷说，确实是这样，它们的利气宽胸之功非常突出。

有个妇人双关脉郁，吃饭没胃口，老是胸闷，容易烦躁、发脾气。医生给她用了逍遥散，发现效果不理想，胸膈中还是胀满不舒。

爷爷说，在原方中加两味药，枳实、桔梗。小指月说，为什么呢？

爷爷说，膈上不宽加枳桔。大凡胸膈以上气机升降不开，郁闷难耐，枳壳、桔梗，一降一升，马上使胸中大气旋转，郁闷乃去。

这妇人吃药后，放了很多屁，胸中闷胀感消失，胃口大开。

爷爷说，如果她胸中痰气堵塞厉害，我们就把枳壳换为枳实，效果也很好。枳实因为善于破散胸中痰气，故古人给它送了个雅号，叫破胸槌，你一听它的外号就知道怎么用它了。

小指月说，爷爷，血府逐瘀汤在一派补血活血的基础上，加了枳壳、桔梗，用这两味药开降胸中郁气，血脉循环就更顺畅了，难怪此方专治胸中血府血瘀。随后小指月在小笔记本中记道：

张珍玉经验：小儿外感咳嗽，大多痰涎壅盛，张老治之必用既能理气祛痰，又能和胃降气的枳壳、陈皮。枳壳苦降下行，理气宽中，与桔梗为对，一升一降，调畅肺脾气机，使肺气宣降通达，脾气转输健运。陈皮偏理脾肺气分，燥湿化痰。两药入汤，能祛既成之痰，而断生痰之源。另外，枳壳功力较缓，极适合小儿脏腑娇嫩用药宜轻的要求，陈皮尤长于行气和胃。胃与脾同居中焦，以膜相连，升降相因，互相为用，和胃气则健脾气。陈皮辛温芳香，枳壳味苦性寒，辛温与苦寒相抑配用，意在避其芳香化燥、苦寒败胃之害，彰其行气化痰之效。因此，陈皮、枳壳是张老治小儿外感咳嗽的必用之品。

◎脱肛用枳实、枳壳

爷爷叫小指月去观察小鸟飞起来的动作。小指月看后说，爷爷，这鸟儿要飞起来，总是先蹲下去。爷爷说，这叫欲升先降，就像你想跳起来投篮，必须先有个下蹲动作，才能跳得高。

有个老头儿，便则脱肛，好几个月了。他去找肛肠科的医生，这医生也懂些中医中药，便给他用补中益气汤，想通过升提法把下脱的肛门提上来。

用补中益气汤法，治疗各种胃下垂、子宫脱垂、脱肛等老年虚损性脏器下垂疾病，被中医界广泛认可，效果还可以。

这老头儿吃了 1 个月的补中益气汤，心胸中觉得气力足了些，舒坦了些，没那么悲观忧愁了，但脱肛始终没好。黄芪剂量用到了 80 克，剂量也不小，为什么下陷的肛门还提不起来呢？他便来到竹篱茅舍。

爷爷说，指月，为什么他吃完补中益气汤，心中少了分悲观，多了分喜乐？

小指月说，《内经》里说，膻中者，臣使之官，喜乐出焉。人的膻中之气充足，就容易开心，就像小孩。人的膻中之气不足就忧愁多虑，悲观厌世，正如很多中老年人。爷爷说，为何用了这么多补中益气汤，还没把肛门提上来？

小指月说，按常理，气机下陷用补中益气汤一提就会上来，我也想不明白。

爷爷说，给他加枳实、枳壳各 20 克。小指月一愣说，爷爷，这不是落井下石吗？本来他气机就下陷，还要再往下破，这样不会脱得更厉害吗？

爷爷说，实践是检验真理的唯一标准。这老爷子又吃完 3 剂药，居然排便不脱肛了，高兴得不得了。小指月却更疑惑了，这气提都提不起来，怎么反而用了破气的，这肛门就收起来了？

爷爷说，指月啊，中医气机旋转，它不是一条线，而是一个圆，就像踩自行车一样，欲升先降，想要把清阳升起来，必先把浊阴降下去，浊阴不降，则清阳不升。《仁斋直指方》里讲，脱肛一症，气聚不散故也。里急而不得出，外胀而不得入，可以枳壳散作汤剂，即枳壳、甘草二药。或以枳壳烧灰存性，调敷在肛周，这样气散则肿消，肿消则肛缩。小指月说，原来是这样，用枳实、枳壳不是给脱肛落井下石，而是把肛门郁滞之气破散开，脱肛就缩回来了。

爷爷说，就像要让热气球向上升，要先把配重的沙袋扔下来，热气球就升起来了。人也一样，只有浊气下排，下垂之象才能够升举。故《神农本草经》里讲，枳实能够利五脏，益气轻身。这不是说枳实能够补益人，而是它把浊气郁滞破散开后，五脏自然轻灵，气机便能够轻松向上升举。

小指月听后豁然开悟，于是在小笔记本中记道：

《本草纲目》记载，枳实、枳壳大抵其功皆能利气，气下则痰喘止（治胸痹、痰喘用枳实薤白桂枝汤），气行则痰满消（治结胸、热痰用小陷胸汤加枳实），气通则痛刺止（治胸胁刺痛如刀绞用血府逐瘀汤），气利则后重除（治湿热痢疾、肛门重坠用枳实导滞丸或芍药汤）。

夏友岳经验：胃下垂，在中医学中称中气下陷证。其发病机制主要由于脾虚胃弱，运化失司所致。病理变化有两种不同转归，一是清阳不升，脾虚气滞，动则气短，有时嗳气；二是浊阴不降，水湿停滞中焦，动则有振水音，有时呕吐清水。两者均有脘腹胀满，食少纳差，胃口隐痛不适，饭后有压迫感，甚则疼痛，身体消瘦，四肢无力。总的治疗原则，升清降浊，调补脾胃。常用的主要方剂是补中益气汤，医者皆知，但必须灵活掌握，不可拘泥固执。我根据前述两种不同病理变化情况，采取两种治疗方法。对第一种情况用标本兼治法，以补中益气汤升清降浊，调补脾胃，以治其本；加枳壳20～30克消胀除满，以治其标。对第二种情况用急则治标和标本兼治交替使用之法。先用生甘遂末3～5克，温开水一次调服或送服，攻下胃内水气，以治其标，待水去病缓，再用补中益气汤加茯苓15～20克，补中益气兼利水渗湿，标本同治。2～3周后，可酌情再服生甘遂末3～5克，攻尽胃内水气，后用补中益气汤加茯苓10克煎汤服。通过长期实践和临床观察，这两种治疗方法效果均好。

◎枳实、枳壳拾珍

言庚孚经验 枳实散治阴挺

枳实散乃言老医师经验方。其制法是取枳实500克麸炒后焙黄，研成细末，瓶封备用。每次6克，开水冲服，每日2次。据言老医师经验，此方有通升气血、益举胞宫之功，用治阴挺一证，与补中益气汤配合，相得益彰，收效尤著。

指月按：阴挺即妇人子宫脱垂，用枳实是取其欲升先降之意，同时配合补中益气汤，升提中气以治本。中气足，脾主肌肉加强，下脱子宫自然上举有力。

41、木香

◎螃蟹加柿子，既寒又涩滞

有个人晚上吃了很多螃蟹，想着饭后吃点水果助消化，于是又吃了一些柿子。结果到了晚上，腹中胀气疼痛，胸闷难受，随后呕吐，呕吐物带血，吐完后腹中还是胀痛，头脑晕晕沉沉，短气乏力。

他家人非常担心，马上来请教老先生，问是不是食物中毒？爷爷看后说，螃蟹乃大寒之物，不应该多吃，柿子其味偏涩，既寒又涩，这些食物在肚子里就走不动了，积在那里，让气机难以升降。

他家人问，那该怎么办呢？爷爷说，这时就不是绿豆、甘草能够解毒的了。

小指月问，那用什么呢？爷爷说，你看寒的另一面是什么？是温。收涩的另一面是什么？是辛散。所以要找一味药，既能温通，又可辛散，还要善于行走胃肠道，理腹中气机，恢复升降功能，解开中焦郁滞的死结。

小指月说，那用陈皮吧。爷爷说，陈皮力量比较弱，慢性食积、轻的可以用，但他属于急性的食物积滞，必须用更加芳香、雄烈一点的，最好是用木香。

随后先生便叫他家人用木香磨成汁，灌服到这人嘴里。随后这人腹中气机转动，咕咕作响，放了很多臭屁，才慢慢恢复过来。以后他再也不敢乱吃东西了。

爷爷说，中医解毒非常灵活。如果是热毒，用绿豆甘草汤；如果是寒毒、食积，那还得用辛温之品。木香能行气除胀，腹中大气一转，放几个屁，浊气下行，人就舒服了。随后小指月在小笔记本中记道：

《百一选方》记载，一人食蟹，多食柿子，至夜大吐，继而吐血，昏不知人。一道人云，唯木香可解。遂磨木香汁水灌之，随即渐渐苏醒而愈。

◎ 虚邪贼风，避之有时

当地有位村主任，临窗办公，由于非常困倦疲乏，便趴在桌子上小睡了片刻。

人一旦睡着后，正气内收，肌表防御功能就大减。很多小孩睡觉不老实，踢被子，家人又没有及时盖好，着了凉，就容易拉肚子，或反复感冒。家人也不知道原因，还以为孩子体质差，其实是没有养护好。懂些中医常识的家人，知道虚邪贼风、避之有时的道理，母亲就会在孩子睡觉的时候用被子把他的肚子盖好。

这位村主任睡醒后，觉得肚子疼痛，周身难受，随后连续拉了几次肚子，结果拉完后肚子还是胀痛难受，于是他便找来竹篱茅舍。

爷爷问清楚情况后，便说，这病不必太过忧虑，你这是饭后食物还没来得及消化，就因为疲劳而小睡，邪风趁机进来，扰乱气机，使腹中气机紊乱。

然后爷爷就叫指月包一包香连丸。村主任问，这是什么药？这么香。

爷爷说，此药名香连丸，专治腹中气滞疼痛，湿热阻滞，由木香、黄连两味药组成。你可别小瞧，黄连乃治痢神药，它能够清解整条消化道的湿热毒浊，而木香乃治气要药，能通理肠胃滞气。两味药一搭配，肠胃中的胀满逆气得以理顺，湿热、食积得以清除。它们就像扫把一样，把肠腑湿毒浊阴扫出肛门，起到通因通用治腹痛、痢疾的作用。

村主任也知道点中医，听老先生这么解释后，连连点头，回去后只吃了两次香连丸，腹胀就好了，也不拉肚子了。

村主任感慨地说，现在中医真是太少了，像我这样的病，如果到大医院，至少要花个几十、上百块。有时候光检查费都不止这个钱。而看中医，前后吃了两次中药，不过几块钱，就把这燃眉之急给治好了。如果国家多培养些传统中医，多支持这些传统中医，国家每年的医疗费用必定大为减少，而老百姓能够花更少的钱，得到简便效验的医药服务。随后小指月在小笔记本中记道：

朱致纯经验：《药性论》里说木香治霍乱吐泻，《名医别录》里说苦参除伏肠澼。二药配伍使用是朱老治疗湿热泄泻、肠澼下痢的简易方剂，名"参香汤"。其药简力专，临床应用 30 余年，疗效卓著。20 世纪 70 年代，朱老曾用本方治疗观察 83 例急性细菌性痢疾的住院病人，尽获痊愈。参香丸机制和香连丸大同小异。

◎治气司令有两个

有个小伙子，吃饭比较快或吃得过饱时，饭后总觉得周身胀满难受，严重时胸腹疼痛，不敢走动。这次又吃伤了，饭后觉得肚中胀满，头也痛，气也短。

他赶紧来到竹篱茅舍。爷爷一摸他双关脉郁滞，便说，胀气太厉害了，肠胃堵塞，还引起肝疏泄不利，看来得用治气的司令。

小指月说，气病之总司乃香附，是不是用香附啊？爷爷说，治气的司令有两个，分为左、右。左边关郁大都是情志郁结，这时可以用左路司令香附；而右边关郁大都是饮食郁结，这时就得用右路司令木香了。

小指月说，原来还有这种分别。爷爷说，如果碰到病人情志不畅，肝胆气郁不舒，食物不知味，浑身胀满疼痛，哪都不舒服，这时要用香附；如果碰到病人暴饮暴食，导致肠胃气滞，进而周身不适，这时就要用木香。

小指月说，《药性赋》讲木香理乎气滞，它是偏重于理肠胃的滞气。

爷爷说，李时珍讲木香乃理三焦气分要药，能升降诸气，故有调气必当用木香的用药经验。然三焦以中焦脾胃为要，凡郁皆出于中焦，中焦若调畅，则上下皆通。木香通过理中焦而达三焦，故为三焦气机宣通要药。

随后爷爷便叫这小伙子用木香一味药，温水磨成浓汁，热酒送服，才吃了一次就好了。真是药若对证，覆杯而愈啊！

爷爷说，用中成药木香顺气丸也有效果。随后小指月在小笔记本中写道：

《简便方》记载，治一切走注气痛不和，用广木香温水磨浓汁，热酒调服。

高冬来经验：实践体会，胆绞痛，木香、大黄为必用之品，二药剂量均以15克为宜。然木香属辛香燥烈之品，大剂久服必有伤阴之弊，故在痛止之后即应减量乃至停服，以免用药过度，造成不良后果。

◎木香拾珍

龚士澄经验 木香治气闭耳聋

凡人恚怒之后，突然耳不闻声，或侧卧时耳紧贴枕，醒来听觉障碍，虽针刺听宫、听会穴不效，用生广木香适量，研细如灰，入麻油中，炖一沸，置冷，每次滴2~4滴于耳底；每日3次，能较快恢复听觉。

指月按：诸窍易闭。外邪从外面闭，内伤情志可从里面闭，唯香类药善走窜之品可通之。气闭耳聋可用木香散，也可用通气散内服，即香附、柴胡、川芎。药虽不同，理实一致。

42. 沉香

◎劳动治郁闷

有个女孩，因为失恋患上了抑郁症，不想出门，整天待在家里，饭吃得一天比一天少。家人看到她愁容满面都觉得伤心，但怎么劝都没法让她摆脱抑郁。后来这女孩一天比一天瘦，走几步路都气喘，胸胁胀痛，难以入睡。

家人便带她到处看医生。很多医生都摇摇头说，心病还须心药医，真正情志所伤，往往非药物所能及。他们大都治以解肝郁的逍遥散或柴胡疏肝散。可吃后郁闷稍微疏解，但走路气喘的症状却加重。于是她家人便带她来到竹篱茅舍。

爷爷说，孩子，不要不懂事，你看你一个人不开心搞得全家都为你担心。

这女孩默默不言。爷爷感叹道，情怀不得解，草木难显能。她母亲好像习惯了，知道老先生可能也没什么招，便准备离去。

爷爷说，这病可以治，不过需要一味药引子。一听到草木难解的抑郁症都可以一治，大家都竖起耳朵，想听听有什么治法。爷爷说，郁闷之人，家中必有一团抑郁之气，这团抑郁之气如果不散开，郁闷就很难解。

她母亲说，该怎么散呢？爷爷说，有个办法，就是你们每天要到山里去砍一捆山苍树枝条，这种树气味芳香，可以解开郁结，疏理气机。

小指月说，用这山苍树做什么呢？这不是荜澄茄吗？

爷爷说，是啊，这种树不是用来吃的，而是把树枝扛回来，放在储物间里，记住要天天上山去砍一捆，而且要你女儿亲自去砍、亲自扛回来才有效，一天都不能落，连续两个月。

她母亲说，如果能够治病，不要说两个月，就算是半年也要坚持啊！看到这母亲的勇气，爷爷笑笑，他知道这个病还是可以治的。于是就叫小指月开四味药，叫四磨汤。小指月背出方歌：四磨汤专治七情伤，人参乌药槟沉香。

但指月有些不解，问爷爷，肝气郁结，怎么不用常规的逍遥散呢？

爷爷说，逍遥散是木郁达之，往上往外疏达，而这病人肝气郁结，走路短气喘急，明显带有肾不纳气。气机如果再往上条达，就容易拔肾气，这时解郁应该往下顺气，所以我们不用柴胡、薄荷疏散之品，而用槟榔、沉香、乌药下气顺气之药，配点人参是防止行气耗气。

小指月又学会了一招，原来疏肝解郁有向上疏达和向下顺气的不同。

这女孩回去后吃了一个星期的四磨汤，而且天天跟她母亲到山里去砍山苍树，母女俩各背一捆回来，奇怪，本来走几步路气都接不上来，现在走三里的山路也不觉得累。刚开始这女孩不太愿意，但她母亲看到有效后，把手头的家务丢开，也要把女儿拉到山里去，背一捆树枝回来。她渐渐习以为常，好像这入山背药已经成了她生活中的一部分。一个月后，她渐渐胃口大开，面生光泽。两个月后这女孩便露出了笑脸，脱离了抑郁的阴影，重新投入到学习中。

小指月说，爷爷，这山苍树我以为只能治月子病，想不到还可以解郁？爷爷笑笑说，你还是没想到，真正解郁的不是四磨汤，也不是山苍树。

小指月更不解了，说，爷爷，你就给她用了这两样，怎么说不是这两样治好了她的郁闷呢？爷爷说，真正解除她郁闷的是运动，运动人身血脉流。她不运动，没有药物可以帮她的气血运动。她如果郁在家里不出门，没有人可以把她的心窗打开。采药只是一个形式，真正去劳力劳作才是目的。她如果不砍山苍树枝条，随便去割一捆杂草背回来也有效果。

小指月恍然大悟，说，这又是不药而药，劳动这味药引子比药物还厉害啊！

爷爷说，没有药物，可能她也没力气走到山里去，四磨汤还是起到了很好的辅助作用。通过人参大补膻中之气，周身有力，通过槟榔、沉香、乌药把郁结之气散开，这样胸中就能够宽阔。而沉香这味药能够直沉丹田，令胸中郁气得解，走路容易喘急、平时容易叹息的症状也随着减轻。随后小指月在小笔记本中记道：

《品读名医》记载了劳作治郁的一则案例。清代名医肖文鉴，临证从不墨守古方，必先审问病情，然后静心思虑，或用丸散膏丹，或用平常果菜，或一概不用，仅教人动作养生，如五禽戏之类，治病往往出奇效。有一侍女，患有抑郁，情怀不畅，百药乏效，形销骨立。肖文鉴便叫侍女跟其他人结伴一起到菜园里去割蔓草，每天必须割两大捆。侍女刚开始不耐烦，久则习以为常。如此百余日，居然体质渐强，面目生光，郁闷解散。这真是运动疗法的典范啊！

◎沉香纳气归原

爷爷把一块沉香丢给指月，叫他把这沉香放在水中，做个试验。

小指月把沉香拿在手里，明显感到它质地沉重，再把它放在水里，直接沉到水底，不像一般的木块漂浮在水面。爷爷说，你看到这个现象想到什么？

小指月说，我想到气沉丹田。爷爷说，没错，真人之心如同沉香沉在水底安住不动，常人之心如同竹筏漂浮在水面随波逐流。大凡香木，多粗糙而浮，唯独沉香木质坚硬而能沉水，故得此名。

天地间的道理，轻者浮，重者沉，故羽飞鳞潜，自然之道也。

小指月说，沉香可以引气归田，理下焦气滞。爷爷说，所以中焦食滞堵塞，可以用木香顺气丸；如果下焦食积气滞，那就可以选用沉香化滞丸。

有个哮喘的病人，老觉得气短，呼吸浮浅，而且哮喘发作时，嘴唇发青。

爷爷问他，平时腰酸不酸，腿凉不凉？他点点头。

爷爷说，这是虚喘，属于肾不纳气，必须要用有沉香为引子的黑锡丹。

这病人吃了十多天的黑锡丹，气短、呼吸浮浅好多了，而且很少喘促了，腰脚也没有那么发酸、害冷了。

爷爷说，人衰老是从下面开始的。叶天士讲，若人向老，下元先亏，容易腰酸腿冷，肾不纳气，尿频尿急。老年人虚劳之疾，穷必及肾，必须照顾到肾的功能。沉香能直沉水底，引众药入肾，使人呼吸绵长。它温而不燥，行而不泄，既有导气归原之功，又无破气耗气之弊，诚乃纳气下气之良品也。故《本草经疏》说，沉香治冷气逆气气结，殊为要药。

43、檀香

◎斗静

有个赌徒，很有些小聪明，多能赌赢，他靠着这手赌博的本事，居然生活也过得无忧无虑。饮食方面，大鱼大肉，久而久之，经常胸闷短气，胃痛，医院检查说是冠心病，又有慢性胃炎。吃了不少药，还是没治好，隔三岔五就胸闷、胃痛。身体不好，搞得他光输钱。

他于是高度重视，寻访名医，打算彻底治好自己的病。他找来竹篱茅舍，爷孙俩早就知道这赌徒，臭名昭彰，不过病还是要看的。不能因为对方是赌徒或犯人，便不给他看病。《大医精诚》里讲，若有疾厄来求救者，不得问其贵贱贫富，长幼妍媸，怨亲善友，华夷愚智，都应该普同一等，皆如至亲之想。

赌徒说，大夫，你看我这是什么病？爷爷说，你这是思虑过度，加上暴饮暴食，所以心胃痛，胸中闷塞。赌徒又问，那我这病有得治吗？

爷爷说，少思虑，慎饮食，你这病就会好得快。叫赌徒慎饮食，还勉强可以做到，叫他少思虑，那就像割他的肉一样难。赌博凭的可不光是运气，还有勾心斗角，思虑机心。

爷爷看他为难的样子，便说，指月，开方子吧，能够帮他缓解缓解病痛也行。

小指月说，开什么方子呢？爷爷说，心胃经常刺痛，唇又紫暗，属于气滞血瘀，可以用丹参饮来行气活血，气通血和，刺痛自愈。

小指月给他包好了丹参饮，赌徒的赌瘾突然上来了，他想跟这爷孙俩赌一把，看看赢了能不能不花钱把药拿走。赌徒开口，医生，我们打个赌，赢了这药我就白拿走了。爷爷笑笑说，那输了呢？

赌徒说，输了我付三倍的钱。听他的口气，明显有恃无恐，而且有十足的把握赢。只见爷爷笑笑说，输了我不要你一分钱，这药你也可以拿走。

赌徒从来没有听过这样的赌注，赢了自己白赚，输了又不亏，这天底下哪有这样的好事。于是拼命地点头说，行，行，你可千万别反悔哦。

爷爷说，就这点药，我还跟你计较不成。不过你如果输了，得依我一件事。

赌徒说，什么事？爷爷说，也不让你太为难，你如果输了，一年之内要戒赌。

赌徒一想，原来老先生还有后招，不过既然点头了，就得硬着头皮上，况且他有足够的把握赢这个老头子。那么接下来该怎么赌呢？

爷爷说，要不我们来斗静。像这种新奇的赌法，外人从来没有试过，只有爷孙俩暗中试过。小指月本来还为爷爷捏把汗，听到斗静，不禁心中暗喜，看来这赌徒得入爷爷的瓮中了。赌徒看这老头子颤颤巍巍，一大把年纪，心中便自信十足，我难道还会输给一个老头子，而且他一想，我经常在赌馆里一坐就是一个晚上，赌一个通宵，我还比不过这老头儿。

小指月点起了一根由檀香、沉香制成的香，一缕青烟冉冉升起，屋子里一片安静，闻者莫不凝神静气。爷爷早已盘好腿，双眼微微一闭，如老僧入定，一动不动。赌徒还没来得及摆好姿势，看老头儿已经进入状态，便也不作声，保持一个动作，不敢随便摇晃。因为谁先做声、先活动，那便输了。

一刻钟过去了，一个时辰过去了，看来这赌徒挺有耐心的。可再有耐性，人毕竟不是泥塑木雕，但见这赌徒额头微微发汗，表情怪异，显然有些撑不住了。

小指月在旁边看得想笑，但又忍住了。而老先生如同一座木雕，完全没有半点烦扰的迹象，高下立判。赌徒这才知道碰上了高手，心中暗暗叫苦，实在扛不住了，便情不自禁地动了下身子，想缓解一下疲劳。这时小指月说，你输了。

赌徒无话可说，他从来没看到过有人有这番耐性、定力，能一个时辰静坐不动，世间已经罕有，而眼前这老头儿不但静坐时间长，而且心不起波澜，难不成真的变成了泥塑木雕。于是赌徒不解地问，老先生，凭何能静坐耐久，心中毫无妄想呢？爷爷笑笑说，窗前静坐一炉香，终日凝然万虑忘。不是息心除妄想，只缘无事可思量。这赌徒听后，好像想通些东西，但又想不透。

他回去后吃了丹参饮，心胃刺痛感果然缓解了。于是非常敬佩老先生的医术，赌有赌品，愿赌服输，决定戒赌一年。这一年他便做了个小生意，想不到一做就做了好几年，根本没时间再去赌博了。而他唯一的爱好就是在窗台点起一炉香静坐，因为他能够从中感到平静的快乐。每每静坐后，精神就很充沛。做起生意来，更多奇思妙想。如果能够走正途赚到钱，谁还会去走歪门邪道呢？

爷爷笑笑说，救人一时以药物，救人一世当以心术啊。若心术正，则病好治；若心术不正，则病难愈。随后小指月在小笔记本中写道：

《医学金针》记载，丹参饮治心腹诸痛，属于半虚半实的，用丹参一两，檀香、砂仁各一钱半，水煎服。只要是思虑过度，心脉郁结，以及暴饮暴食、脾胃壅塞导致的各种胀痛、刺痛，用之无不应手取效。丹参能活血化瘀，檀香可以沟通心腹之气，砂仁能够化饮食之腻，三味药活血行气，气血通，疼痛愈。

◎锯末也治病

有个农民工，干完活后觉得烦热，于是养成一个习惯，下班后就到小卖店里买瓶冰冻啤酒喝，这样便觉得舒服些。一瓶冰冻啤酒下去，当时是舒服了，回到家里，吃饭就没什么胃口。这样长此以往，身体就日渐瘦弱。一方面要应付繁重的工作，另一方面又胃口不好，贪凉饮冷，不久他就经常腹中冷痛，频频呃逆嗳气。但工作很忙，也没有时间去医院，一拖就是好几个月。

有一次痛得没法工作，不得已去医院做了个检查，发现是慢性胃炎。医院给他开了些止胃痛的药，吃后好些，但随后又反复，吃不下饭。他便找来竹篱茅舍，看看中医有什么简验效方。

爷爷问他，你在厂里做什么工作？这农民工说，我负责做家具木材切割。

爷爷说，是不是有用檀香木的？这农民工说，檀香木在做高档家具时会用到。

爷爷点点头说，这就好，你在切割檀香木的时候，是不是有很多锯木碎屑？

这农民工点点头说，当然，满地都是。爷爷说，你把它们收集起来，再研成细粉。胃中冷痛难忍时，就抓一小把，再加五片生姜，煎汤喝试试看。

这农民工没听过有这样治病的，锯末加生姜，难道可以治好我的胃痛？但想到人家是老中医，言必有中，不会谈空论虚。于是不再怀疑，按照爷爷说的去做。

10天后，这农民工高高兴兴地来到竹篱茅舍，还带来一大把锯末，说，老先生，谢谢你治好了我的胃痛。以前每次都痛得我冷汗淋漓，吃不下饭，没力气工作。现在用了这办法，吃了就好了。我把这办法介绍给其他工友，有跟我一样喝冰冻啤酒后胃中冷痛的，吃了就好。我没有什么好答谢你的，这些就是多余的锯末，希望其他有需要的人可以用得上。如果你还想要，我可以帮你收集。

爷爷点点头说，不是所有的锯末都可以，像这种心胃冷痛，檀香木的锯末效果最好。因为檀香能温中散寒，行气止痛，专治胸腹寒凝气痛。《本草备要》里说，檀香乃调脾肺、利胸膈、理气之要药。

这农民工再次拜谢而去，爷爷交代他以后要少喝冰冻啤酒。只有懂得养生，才能够把胃养好，单靠药物只能解除一时燃眉之急而已。

随后小指月在小笔记本中写道：

《本草汇言》记载，心腹冷痛，用檀香三钱研粉，再加干姜五钱，泡汤调下。

44. 川栋子

◎生气引起的胃痛

为什么生气的人容易胃痛？小指月经常在想这个问题。因为常有胃痛的妇人过来，爷爷问她们最近是不是又发脾气了？她们大都点头称是。

爷爷说，这叫木克土太过。像这种胃病，服多少药都不管用，必须要戒嗔怒。

只有戒嗔怒，才是治疗这种情志性胃痛的唯一办法。但是病人急性胃痛，总不能叫她一下子少发脾气，毕竟江山易改，本性难移。

这个妇人跟同事吵架后，胃痛了好几天都不缓解。爷爷没有叫指月摸她的脾胃脉，而是叫指月注重摸她的左关肝胆脉，这肝胆脉明显郁结亢盛弦硬。

爷爷说，你还有胆囊炎，不是光胃炎那么简单。这病人点点头说，去年发作过一次，打吊瓶好了，医生说是慢性胆囊炎。

爷爷说，胆囊炎的人要少吃鸡蛋，少发脾气。随后说，指月，用金铃子散。

小指月说，金铃子就是川楝子，它就像金色的铃铛一样，既能行气止痛，又可以清热泻火。由于它是种子类药，善于堕降，能够疏理肝气往下行。这样肝气不横逆克犯脾胃，胃痛自然会痊愈。就两味药，延胡索、川楝子，打成粉，酒送服。病人只吃了两次，胃痛就好了。

爷爷说，不要小看金铃子散只是两味药，如果是肝郁气滞化火导致的胃脘作痛，说白了就是吵架发脾气导致的胃口当心痛，用了很快就能行气止痛。因为木能够疏土，解除木郁，理顺肝气，就等于解除胃脘气郁而痛。张锡纯在《医学衷中参西录》中讲到，川楝子能引肝胆之热下行自小便出，故治肝气横逆，胆火炽盛，导致胁下热痛，同时亦治胃脘气郁作痛，以其木能疏土故也。

随后小指月在小笔记本中记道：

《活法机要》记载，金铃子散治热厥心胃痛，或发或止，久不愈者，或身热足寒，因情绪引动加重，用金铃子、延胡索各一两，打粉，每次服用一两钱，用酒调下，温水亦行。

◎头癣与苔藓

有个销售员，经常患头癣，瘙痒难耐，红肿脱屑，各种癣药水用了个遍，好了又复发，复发了又治好，反反复复，就像拉锯战一样。他恨不得用刀把皮肤刮掉。实在没办法，这回他找到竹篱茅舍来了。

俗话说，名医不治皮，治皮丢脸皮。这是说皮肤病不容易治愈，容易反复，所以病人头疼，医生也头疼。那么这个难啃的皮肤顽疾，该如何下手呢？

爷爷说，治疗头癣有个特效单方，用川楝子烤黄研成粉，加些猪油或凡士林，调成糊状，先用明矾水将患癣处洗干净，然后再涂擦这药糊，一天可以涂擦一两次，连续涂擦 7 天，近期疗效很好。

这销售员一听单方有效便很高兴，可老先生却说近期疗效很好，言外之意是这顽癣只能暂时控制，不能根治，便困惑担忧。

爷爷说，根治在你而不全在我。销售员说，根治怎么能在我呢？

爷爷说，你平时是不是经常下馆子应酬？销售员点点头。

爷爷又说，那你应酬时是不是经常吃海鲜，喝啤酒？销售员又点点头。

爷爷说，你知道为什么癣疾顽固难愈吗？他摇摇头。

爷爷说，你看这台阶下面的苔藓，每次把它们清除后，一下雨，地面潮湿，它又长出来了。你用再厉害的药，也不能把它们灭除。人体的癣疾，就像低湿之处的苔藓一样。你要明白为什么会长苔藓，而不是一味地想把苔藓刮掉。

这时小指月说道，无湿不生癣。爷爷说，湿从哪里来的呢？

小指月说，脾主湿，脾虚则湿盛。爷爷说，为什么脾虚？

小指月说，饱食伤脾，或劳倦伤脾，都会导致湿邪泛溢。爷爷说，湿热之品要少吃，凉利之品要避免，而且切不可暴饮暴食。只有把脾胃养好，水湿代谢顺畅，能够往下流通，癣毒才不会往外发。这销售员也是个聪明人，一听就懂。

爷爷说，后来我疏通了庭院前的排水道，砍掉了房前的大树，这样水湿排泄顺畅，阳光直照，台阶干爽，不潮湿了，苔藓也就长得少了。

销售员点点头说，老先生可算是拨开了我心头的迷雾，引导我走出疾病的迷津。我现在知道为什么很多慢性病屡治难愈了，因为治病不完全是医生在作战，我们病人也应该注意纠正自己的不良生活习惯。

随后这销售员便很注意饮食，即使有应酬，也不暴饮暴食，少吃荤多吃素。这样再配合杀虫疗癣的川楝子清热燥湿，头癣很快就好了，也不再反复发作了。

随后小指月在小笔记本中记道：

杀虫疗癣的川楝子治其标，真正改变饮食习惯、改善体质环境才能治其本。

◎ 在下焦建一个升降场

《本草纲目》里讲，川楝子以小茴香为之使。小指月对这句话不是很理解。

爷爷说，你看这两味药有什么特点？小指月说，两味药都是种子类药，诸子皆降，都善入下焦。

爷爷又说，它们有什么不同？小指月说，它们都能理下焦之气，但川楝子苦寒，能降泄湿热；小茴香辛热，可以温散寒气。

爷爷点点头说，这两味药就能够在下焦建一个升降场。小指月说，建一个升降场，这是什么意思？

爷爷说，这两味药经常同时出现，配对使用，一升一降，令气机循环恢复正常，很不简单。如果说在上焦胸肺建一个升降场，用枳壳、桔梗；在中焦脾胃建一个升降场，用干姜、黄连；那么在下焦肚腹周围建一个升降场，那就是小茴香、川楝子这组对药了。

小指月点点头说，我明白了。大凡治病先调其气，次疗诸疾。所以爷爷治疗不同部位的疾病时喜欢在辨证方里加这些升降气机之品，令气机回旋，疾病自散。

有个小孩，右边阴囊偏大，睡觉时还好，白天跑跑跳跳时便坠下来。孩子哭闹后，这斜疝就变大。西医诊断为腹股沟斜疝，需要动手术。家人觉得给这么小的孩子动手术有点心痛，于是便寻来竹篱茅舍。

爷爷说，小孩中气不足，下焦一派湿热干扰。中气不足，脏器就容易下垂；湿热包裹，气机周转不开，就容易结成一些囊肿、疝气或水包。

小指月说，爷爷，那该怎么办？爷爷说，需要升提中气以治其本；调理气机，去除湿热以治其标。

于是叫这孩子服用补中益气丸，用川楝子、小茴香两味药煎水送服，或者用川楝子配合吴茱萸亦可，都是寒温并用，以解下焦寒热错杂之邪。这样连续吃了一个多月，腹股沟斜疝大为减轻，不再那么容易下垂了。

爷爷说，以后要少吹空调，少吃零食，这样体内就不会有那么多的寒包湿热，加上孩子身体慢慢发育完全，身体肌肉固密，便可以免除手术之苦。

随后小指月在小笔记本中写道：

《本经逢原》记载，夫疝痕皆由寒束热邪，每多掣引作痛，必须川楝子之苦寒，兼小茴香之辛热，方能解错综复杂之邪。

《全幼心鉴》记载，小儿冷疝气痛，阴囊浮肿，金铃子去核五钱，吴茱萸两钱半，打粉，酒糊为丸，盐汤送下。

45．乌药

◎乌药善能调冷气

有位老爷子小便频数，腰膝冷痛，排完尿后还经常会排出些白浊。

小指月一按他的脉，双尺脉迟缓，明显肾阳不足，膀胱虚冷。爷爷说，可以用缩泉丸，以乌药配益智仁和山药。乌药温通，直入下焦肾与膀胱，能温肾散寒，缩尿止遗，并且还能够助膀胱气化，使尿频减轻。

这老爷子说，医生，天气一冷，我尿就多，收都收不住。爷爷说，这是肾虚膀胱冷，乌药善能调冷气，用了这缩泉丸就管用。

小指月拿出了已经制好的缩泉丸。爷爷说，再抓一把小茴香，吃完缩泉丸，再在嘴里嚼10粒小茴香，作为药引，效果更强。

小指月说，爷爷，为什么还要再嚼小茴香？爷爷说，小茴香本身善于温暖下焦阳气。诸病水液，澄澈清冷，皆属于寒。你看他尿频、尿清冷，还有败浊，这都是一派虚冷寒凉之象。《医林改错》用一味小茴香酒治疗败浊特效。这白浊又叫下淋，是精道受风寒，用一般的寒凉药，百无一效。用小茴香一两，炒黄打成粗粉，黄酒半斤烧滚冲药粉，等一会儿滤过药渣，喝这小茴香酒，随喝随效。

小指月说，原来以小茴香作为下焦药引，并且温化肾与膀胱冷气积湿，这样缩泉丸就被带到下焦去，很快把小便频数、尿白浊止住了。

这老爷子当天吃了就有效，又吃了几天，夜尿的次数大减，尿白浊的症状也消失了。随后小指月在小笔记本中记道：

李智经验：乌药具有良好的治疗遗尿、疝症之功及良好的消胀、镇痛之功。

止遗尿：陈某，男，11岁，学生。于1989年至今经常遗尿，甚者一夜几次，舌淡苔薄，脉沉弱。诊为遗尿症。治以温肾缩泉，方用乌药30～50克，醋调成糊状，敷于神阙穴。治疗1周后症状好转，2周后症状全部消失。

治疝症：姜某，男，50岁。阴囊局部有一肿物，犹如鸡子大，遇寒加重，时而隐散，舌淡苔薄，脉弱。诊为寒疝，拟温肾散寒止痛法，方用乌药100克，姜汁调之，敷于肿大部位，用纱布包裹，持续4～5小时，5～7天为1个疗程。治疗2个疗程后症状全部消失。

消腹胀：朱某，女，57岁。腹胀如鼓，气短乏力，生气加重，肿痛难忍，舌淡苔薄，脉沉弱。经多方治疗效果不佳，西医诊断胃神经功能紊乱。采用乌药、槟榔等份研粉，每天各15克，冲服，1周为1个疗程。治疗2周，症状全部消失。

此外，对于胃中寒冷性剧痛，可用乌药末10克，每天1次，1周为1个疗程。对于风寒性关节酸困、肌肉酸痛等，可用乌药泡开水冲洗肌肉关节局部。

◎ 百病皆生于气

《慎斋遗书》记载，乌药香附散治浑身胀痛，气血凝滞者，香附（盐、酒、便、醋四分制之）、乌药共细末，酒下四五分。

《本草纲目》记载，乌药川芎散治气厥头痛、妇人气盛头痛及产后头痛，川芎、天台乌药等份，为末，每服二钱，葱、茶调下。

有一对夫妻吵完架后，男的头痛不可忍，女的浑身胀痛，虽然说病症不一样，但因为生气而引起的病因却是一致的。

爷爷说，百病皆生于气。气血冲和，百病不生，一有怫郁，诸疾生焉。小指月说，那要找一味可以很好地理顺气逆的药。

爷爷说，女人月经不调，心烦潮热，忧劳愤怒，要从气逆、气郁下手；男子胸腹不快，也得调其气机。而理气之药有千般万种，应该如何选择？

小指月说，情志气郁用香附，饮食气郁用木香，忧劳郁闷可以用玫瑰花。

爷爷说，这些都不错。如果纯属气逆上冲，用乌药更能顺气下走。故《本草求真》中说，乌药，功与木香、香附同为一类，但木香苦温，入脾爽滞，用于食积则宜；香附辛苦，入肝、胆二经，开郁散结，每于忧郁则妙。此则逆邪横胸，无处不达，故用以为胸腹逆邪要药耳。小指月点点头。

爷爷又说，因生气而头痛者，用乌药配川芎；因生气而浑身胀痛者，此气血凝滞也，用乌药配气病之总司香附。

这夫妻俩各自带药回去，爷爷只给他们配了两次的药。他们说，如果治不好怎么办？爷爷说，以后再生气，谁也治不好。以后不生气了，这两次药就足够了。

他们回去一用，果然头痛解除，浑身胀痛消失。随后小指月在小笔记中记道：

竺友泉经验：乌药能散诸气，常用于胸满腹胀等症。临床应用乌药配苏叶、桔梗治疗心腹气痛。竺老大夫在临床曾以验方乌药配川芎试用治疗气厥头痛，有一定的疗效。乌药又可用于因肾寒引起的小便频数、尿有白浊等症。

◎乌药拾珍

王少华经验

胸闷痛：在排除心血管疾患引起的胸痛后，对于因肺气膹郁，在咳喘的同时出现胸闷痛而反复发作不愈者，我在"通则不痛"的治则指导下，以乌药配合纳气归原的沉香同用后，虽不能立时平喘，但却能迅速定痛。闷痛止后，呼吸随之渐畅，于是咳嗽也能暂时缓解。

术后腹痛：手术时由于脏器组织受机械损伤，以致气血流行不畅，渐致气滞血瘀；或术后感染，湿热邪毒与败血结聚，终成气血阻滞而导致腹痛。其中因肠梗阻或阑尾炎术后，多呈间歇痛，表现为一月数作或数月一作，其痛也急，病人常难以忍受。

如因输卵管结扎、剖腹手术后而致腹痛，常痛无虚日，其势也缓。对于此类疾患，当以调气活血为大法，我每以乌药配手拈散，常收"通则不痛"之效。

儿枕痛：本病见于新产后，产后病人有多瘀多虚的特点，因而血虚与气血瘀阻常同时存在，而形成虚实夹杂的局面。"不通则痛"是本病的一个侧面，而"不荣则痛"又是本病的另一个侧面。因而治疗时宜采用补虚泻实的法则，我以乌药配《傅青主女科》生化汤，同时服归脾丸，有一剂知、二剂已之效。

疝痛："七般疝气，不离乎肝。"一旦肝气郁于本经，复加寒邪内乘，以致阴囊肿硬冰冷，睾丸掣痛难忍，上连少腹之寒凝气滞疝痛及气疝，用《医学发明》天台乌药散，有疏肝理气、温下散寒止痛之功。狐疝以乌药配柴胡疏肝散、金铃子散；湿热癫疝，以乌药配当归拈痛汤均效。

指月按：百病皆生于气，乌药辛香走窜，调气是它的特长。古籍中说，乌药善能调冷气。气病疼痛偏寒者、偏虚者可用之。

46. 荔枝核

◎吃了荔枝上火怎么办

夏暑之季，各类水果依次上市，真是应有尽有。荔枝、西瓜，在南方这都是果中佳品。可我们前面提到过，养生有个秘诀，叫好吃不多吃。

可是面对如此美味的果品，谁又能够克制住自己。这几天有好几例病人，都是因为吃了大量荔枝而上火，不想吃饭。他们纷纷找来竹篱茅舍。

爷爷说，这太简单了。就用那些荔枝壳泡茶喝，就可以解除吃荔枝导致的身体不适。他们纷纷按照这个办法去做，奇怪，喝了就好了。

小指月不明白为何荔枝壳可以解荔枝的湿热上火。爷爷说，关于这种药性规律还有很多。比如吃过量白果导致的中毒头晕，用白果壳熬水喝就解除了。吃过多的杏仁而中毒，用杏树的皮煎水喝就好了。

小指月说，爷爷，为什么有时你又不让病人用荔枝壳解荔枝湿热上火呢？

爷爷说，这就要注意了，不是荔枝壳不能用，而是现在果农们给荔枝喷洒大量的农药以防虫害，很多橘子也喷洒了大量的农药，搞得现在用起药来非常掣肘。如果农药喷洒超标的话，这时再用这些果皮或外壳，不是在救病人，而是在害病人。很多荔枝壳残留了农药，不能保证荔枝壳安全的时候，想要解除荔枝湿热之火，可以吃完荔枝后喝点盐水，因为盐能下行，可以导火下走。

◎ 以核通核

小指月说，荔枝除了果肉和壳外，还有种核，这荔枝核也是一味药啊。

爷爷说，当然了，而且是一味治疝气的好药。中医认为人体睾丸周围气机郁结，就需要用到一些植物种子类的药来导气下达睾丸，这样可以同气相求。

小指月说，为什么呢？爷爷说，人的睾丸可以传宗接代，而植物或树木靠的就是这些种仁、果核来繁衍。像荔枝、龙眼，你把吃完的核丢在地上，不久它就能长出小苗。古人看到这种现象，就想到以核通核的道理。植物的种核之气可以通人体睾丸生殖之气。可以用荔枝核、龙眼核、山楂核、川楝子、橘核（这就是治疝气的五核丸）、小茴香等药直入下焦腹股沟、睾丸，把周围气滞之象解开，那么疝气、水结、瘀血也就能随之化散。

小指月说，原来是这样，难怪爷爷每次治疝气总会选取几味种核类药，或者治疗下焦气滞也会用到。除了诸子皆降外，种核善入生殖器，能理顺周围气机。

有位妇人，平时心胃痛，还有痛经。

爷爷说，这是气郁，用荔香散便可除根。于是小指月就给她配了荔枝核和木香打粉。吃了几次，心胃不痛了，来月经时也不再痛经了。

小指月很惊奇。爷爷说，木香理乎气滞，荔枝核引诸气下行，气化下行则无痛扰。《本草纲目》讲荔枝核散滞气，治妇人血气痛最效。

随后小指月在小笔记本中记道：

《医学从众录》记载，荔香散治心腹胃脘痛甚效，妇人尤效，服数次可以除根。荔枝核一两二钱，炒，木香七钱，共打成粉，用米汤或开水或酒，每次送服两钱。

47、香附

◎ 打气筒与排气扇

有个女学生，失眠，睡不好觉，连带着学习成绩也下来了。家人给她买了各种安神的药，包括安神口服液，还用了食疗，枣仁炖猪心。可是这女孩觉得一点都不管用，胸中照样烦热难眠。于是她家人带她来到竹篱茅舍。

爷爷说，用安神的药并不能解决失眠的问题。他们问为什么？

爷爷说，你家孩子过度紧张，肝气郁结，气郁化火，所以脉象偏数，心主火，导致心神静不下来，所以睡不好觉。安其神为治标，解其郁才能治本。

这女孩说，我老是觉得胸中有一团热气。爷爷说，这就对了。中医认为胸中热是气机结聚在那里造成的，气聚则热，气散则寒。中医认为大气一转，烦热乃散。你们回去用一味香附，盐水炮制，煎汤服，试试看。

　　还真管用，这女孩吃了几次后，胸中就不再烦热了，晚上也能睡好觉了。

　　小指月不解地问，爷爷，为什么气聚则热，气散则寒呢？

　　爷爷说，你看，用打气筒打气，不断地对气进行压缩，这就是气聚。打完气会发现整个打气筒都蒸蒸发热，这就是气聚则热。相反，你把排气扇一打开，厨房的烟火热气排到外面去，你在厨房里就不觉得那么烦热了，所以气散则凉。

　　小指月说，难怪《名医别录》里说，香附主胸中热。爷爷说，香附可以把胸中的郁气散开，就像排气扇把闷热吹出去一样，这样气散于周身上下，胸中烦热顿消，睡眠便安。小指月说，这样虽没有直接安神，却达到了安神的效果。

　　爷爷说，这女孩之所以会烦热失眠，就是因为学习上自己给自己加压，舒解不开，用香附就是通过香附来帮她减压，为她疏理气机。

◎通气散治耳闭

　　有个妇人，感冒后跟别人吵了一架，心情不好，有一天突然觉得一边耳朵轰轰作响，居然听不到声音了。以前从来没有过这种情况，她吓了一跳，如果耳朵聋了，那可就糟了。她赶紧第一时间找来竹篱茅舍。

　　小指月摸完脉后说，爷爷，这脉还是关郁，气机不条达。爷爷说，可为什么还会耳闭，一边耳朵听不见声音呢？

　　小指月也有点想不明白，一般肝气郁结，气机应该郁在胸胁部，胸胁胀满，或者咽喉梗塞，或者眼睛胀痛，而生气引起耳闭的还真少见。爷爷说，你看她的气机是往上冲的，本身她感冒初愈，气机运行不利，舌苔白腻，有痰浊，这些痰浊一旦被肝胆怒气带到七窍，阻哪哪闭，阻在耳窍，耳窍就闭。

　　小指月说，那该怎么办？爷爷说，明白了病机，你就帮她理顺气郁，疏肝下气就可以了。《医林改错》中有个方子叫通气散，就是治疗各种气郁气闭引起的耳鸣耳聋。王清任称香附、柴胡、川芎三味药为通气散，通过疏利肝胆气，打开窍闭，治疗耳聋耳闭，不闻雷声，效果神奇。

　　这妇人吃了3天的通气散，耳闭就好了，耳朵又可以正常听到声音了。从此她对生气都有些忌惮了，生气前就会想想生气要付出的代价，也就少生了很多气。

　　爷爷说，吃一堑，长一智。得一病，也要长一智。一个人如果能从病苦之中找到自身的原因，加以纠正，他必定会越来越健康。

小指月说，爷爷，这三味药没有一味是补肾的，都说肾开窍于耳，不通过补肾，又能治好耳闭，是什么道理？爷爷说，耳闭也要分虚实，虚则责之于肾，实则责之于肝胆。为什么实证堵塞会耳闭，你想过没有？小指月摇了摇头。

爷爷说，耳闭其实就是听力减退。比如你在门外，他在门里，门不关时，说话听得很清楚，而把门关上，外面说话，里面就听得没那么清楚了。

香附、柴胡、川芎三味药善入肝胆经，胆经绕耳朵，通耳窍，肝善于疏理一切气机，令气闭得开。三味药联合就能把耳窍通开，令气郁气闭之门打开，这样身体孔窍和外面可以无障碍沟通，所以听力很快就恢复了。

◎ *痈疮乃郁结之象*

有个病人，背上长了一个疮疡，一旦着急生气，疮疡就剧痛。

小指月想，这是不是要用疮疡第一方仙方活命饮啊？爷爷说，仙方活命饮非常稳妥，也有效，可我们有更简单的办法，如果能用简单的方法治好病，就不选择一大堆药。况且仙方活命饮里有穿山甲，这是国家保护动物，能不用尽量不用。

小指月说，那用什么简单的药呢？爷爷说，一味香附即可。

小指月绞尽脑汁地想，也不能把香附和疮疡联系起来。香附不是疏肝解郁、调经止痛的药吗？治疗肝气郁结，胁肋胀痛，或者月经不调、痛经，这还说得过去，因为它是气病之总司，女科之主帅。在小指月的印象中，香附都用于妇人身上，治疗妇科杂病，往往不可缺少。

爷爷看了看小指月疑惑的样子，便说，痈疮是什么？

小指月说，是一团气滞血瘀水停。爷爷说，没错。古人说，凡痈疽疮疡，皆因气滞血凝所致，宜服香药引气通血。外科名家陈自明便提出香附去腐消肿的论断。香附推陈出新，用于临床屡有效验。他说气血闻香则行，闻臭则逆，大抵疮疡多因营气不从，逆于肉里，郁聚为脓，得香之味，则气血流行，痈疮解散。

小指月听后恍然大悟，说，爷爷，照这样说，痈疮也是郁结之象，用香附理气血郁结，而达到消解痈疮的目的。爷爷点点头说，所以外科名方独圣散，专治疮疡初起，便只用香附一味药，用此药煎汤代茶饮，极为巧妙。

这病人回去后就用这一味香附煎汤服，日日见效，背部痈疮最后彻底消退。

又有一个年轻小伙子，性急，脸上很多痤疮，服尽清热泻火药，效果都不理想。爷爷说，你这个痤疮生气时便加重，是从怒气上得的，必须从怒气上消。

于是叫他服一味香附，随后胃纳增强，胸中气宽，痤疮遂消。

小指月说，原来痤疮也是一团郁结之象。若是气凝血聚，总少不了香附啊！

随后小指月在小笔记本中写道：

《外科精要》记载，疮疡皆因气滞血凝，宜服香剂，盖香能行气通血也。

张山雷说，香附以气用事，故专治气结为病。

《续名医类案》记载，予见吴兄，厚味气郁，而形实体重，年近六十，患背疽，医与他药皆不效，唯香附末饮之甚快，始终只此一味，肿溃恃此以安。

黄开林经验，香附益母汤加味治疗月经不调。香附益母汤由香附、益母草二药组成。用量：香附 10～15 克，益母草 20～50 克，煎服。

占某，28 岁。1969 年 9 月于行经期间参加劳动，后又沐浴，当晚少腹阵痛，经行不畅，经用止痛药无效。诊得脉形皆实，又无其他兼症，显系气滞血瘀，不通则痛。投本方加大剂量，药后瘀血下而疼痛立止。

李某，38 岁。月经长期不调，经前乳胀腹痛，胸脘满闷，二便不畅，经期落后，量少色暗，舌紫苔腻，边有瘀斑，脉象弦滞。证属木郁土衰，气滞血瘀，因而引起胞宫气血失调。治宜疏肝理脾，活血调经。用本方加郁金、橘核、桃仁、桂枝、枳壳、柴胡，于经前服 5 剂，当月病情大减。经后再用本方合逍遥散 5 剂，眠食转佳。如法连服 2 个月，经调怀孕。

指月按：香附能利三焦，解六郁，止诸痛；益母草善于活血利水，使瘀化下行，两味药专理顺妇人气郁。《济阴纲目》亦以此两药为主，制"神仙附益丸"，称其可治妇人百疾。

48、佛手、香橼

◎老年痰喘最好的礼物

有位肺心病的病人，经常咳喘，胸闷气短，不能平卧，胃口差。有一次他的亲戚给他带来一包腌制的佛手，叫他把这佛手像糖果那样切成一小块一小块的，然后加点蜂蜜拌匀，每天吃几块，在口中慢慢细嚼，缓缓咽下。

奇怪，以前他容易莫名其妙地生气，现在居然很少生气了。以前他看到饭没有胃口，勉强吃完后有种想吐的感觉，现在食欲渐增，胃口好了不少，而且平卧也没那么难受了。连续吃了一个多月，症状渐渐改善，胸闷很少发作，也不咳痰了。

爷爷说，佛手陈年者良，乃化痰气咳喘之妙药，不仅能够开胃纳食，还能够疏肝理气。肝胃不和，老年人咳嗽痰喘，佛手腌制后，作为零食吃，是老年人痰喘最好的礼物。随后小指月在小笔记本中记道：

《闽南民间草药》记载，治痰气咳嗽，用佛手二三钱，水煎服，可以疏肝理气，化痰止咳。

《滇南本草》记载，佛手理气和中，治肝胃气痛，凡一切年久老痰，结于胸中不散，煎此久服，可以化痰顺气延年。

◎蜜制香橼治久咳

小指月说，爷爷，香橼和佛手有什么不同？爷爷说，古人经常等同使用，它们功效大致相同，都可以疏肝解郁，理气和中，燥湿化痰，入肝、胆、脾、胃、肺，中上焦。其实香橼、佛手都是柑橼，柑者佛手也，橼者香橼也。它们和陈皮、枳实一样都是芸香科植物，越陈旧，药力越平和，越适合老年人气滞痰阻。

小指月点点头。爷爷接着说，佛手是香橼的一种变种，它们都能够理气化痰，宽胸快膈。如果要细致区分，焦树德老先生认为香橼化痰作用大于佛手，佛手止呕作用大于香橼，但它们都是治疗肝胃气痛的能手。

有个病人日夜咳嗽，百药乏效。爷爷便教他做蜜制香橼，把香橼去核，切成薄片，同时在砂锅里加点酒，慢火煮到烂熟，再加些蜜拌匀，每次吃一小勺这香橼蜜，徐徐咽下，咳嗽即消。

小指月说，这办法真巧妙，既有香橼顺气，又可以降痰浊，而且加进白蜜后，可以润五脏养其真。

爷爷说，《本经逢原》里讲，香橼治咳嗽气壅，因为它可以宽中顺气开郁，除心头痰火，一味药既能疏肝，又可以祛痰，是比较少见的。而香橼、佛手皆有此本事，故对于肝郁痰咳用之效果不错。

《本草便读》中讲，香橼下气消痰，宽中快膈，虽然没有橘皮那么温，但究竟是香燥之品，所以阴虚血燥之人应当慎用。故古人在炮制的时候加些蜜，一方面起到润肺止咳作用，另一方面也考虑到缓解香橼之燥性。

随后小指月在小笔记本中写道：

《串雅》记载，尝以一方治久嗽颇效。香橼一枚，去核切片，以清酒同捣烂，入砂罐，文火徐徐煮之，自黄昏至五更为度，用蜜拌匀，唤醒病人，嘱其用匙挑服，服毕再睡片刻，一次即愈。

49. 玫瑰花

◎善于开闭解郁的花类药

小指月说，人生气后胸胁为什么容易胀痛？爷爷说，肝经布胸胁，而且还上达巅顶，下络阴器，有些人生气后还头痛或小腹痛。

这个妇人常为些小事而生气。爷爷说，人都是天地过客，没有什么值得生气的。天地视人如蜉蝣，大道视天地如泡影。这妇人并没有听明白爷爷的弦外之音，她说，医生，我胃痛吃不下饭，胸胁也胀，怎么办？

爷爷摇摇头说，上医养生，中医用药。如果不懂养生，药物肯定断不了。

于是便跟指月说，这是什么脉象呢？小指月说，左关弦郁，属于肝气郁结，气机闭塞，气机不通则痛，气机不通也容易胀，所以她胃痛，胸胁胀满。

爷爷说，要给她用点可以解郁的花类药。小指月问，爷爷，为什么疏肝解郁用花类药效果好呢？爷爷说，你看这花善于开放，所以常用于开闭解郁。

小指月说，那选择什么花呢？爷爷说，就用玫瑰花。

小指月说，为什么不选用月季花呢？爷爷说，玫瑰花，开闭解郁、疏肝散气之功更胜于其他花。玫瑰花属于蔷薇科植物，蔷薇带刺，玫瑰又有带刺玫瑰之称。凡带刺的药物，它们具有什么特点呢？小指月说，有刺皆消肿。

爷爷说，没错，这人体不管是气肿血肿，不管是胃胀胁胀，它们都是一团壅滞，就像一个气球，你要把这团壅滞打散，就像拿根针一刺气球就破了。这玫瑰花疏肝解郁的同时，又带有一股刺透的劲，可以给胀满的胸胁放放气。

小指月听后，终于明白了爷爷喜欢用玫瑰花解郁消胀的道理。

爷爷说，玫瑰花性比较温，阴虚火旺时不宜用。病人如果大便不通，又有肝郁，选月季花更好，因为月季花解郁之余，还能通便。

小指月明白了，原来同是花类药，也要区别对待。这妇人带点玫瑰花回去泡茶喝，很快胃就不痛了，胁部也不胀了。随后小指月在小笔记本中记道：

《本草纲目拾遗》记载，治肝胃气痛，玫瑰花阴干，冲汤代茶服。

◎玫瑰花行气活血治痢疾

小指月跟爷爷去采玫瑰花，玫瑰花有红花，也有白花。

爷爷说，白玫瑰入药取它理气养胃之功，而红玫瑰入药，更能入血分，活血调经之功更强。总而言之，不管白玫瑰，还是红玫瑰，疏肝解郁效果都不错。

小指月采了一些开得正漂亮的玫瑰花。爷爷说，一般采集花类药，含苞欲放时效果最好，即花在含苞中，完全开放后，香气四散，就像久煎的芳香味药，效果大减。

有个慢性肠炎的病人，有时每天拉七八次肚子，非常郁闷。他还有轻微的抑郁症，不太爱与人交流。

小指月打算用一大堆行气活血、解毒治痢的药。爷爷问，为什么呢？

小指月说，治痢疾、肠炎有个大法，行气则后重自除，活血则便脓自愈。

爷爷说，行气活血，一味玫瑰花就行了，而且它还能止痛。跌打损伤、瘀血疼痛可以用玫瑰花单用或配一些伤科要药，如三七、血竭。《集听方》中记载，内伤出血或吐血，单用玫瑰花，不拘多少，去除花蒂，捣汁熬膏，储在瓶中，每早空腹，用调羹挑上四五勺，白滚水冲服，一二日即愈。妇人肝郁气滞，月经不调，可用玫瑰花配合四物汤等。虽然痢疾和月经不调，还有伤科跌打（《少林拳经》中有用玫瑰花治疗跌打损伤的经验），是不同领域的疾病，一个消化科，一个妇科，一个伤科，但它们在气滞血瘀的层面上是一致的。只要辨明是气滞血瘀，都可以用玫瑰花。果然，这病人就用简单的玫瑰花茶治好了他的痢疾。

小指月感慨地说，玫瑰花解郁，世人皆知，玫瑰花治痢，医家也少识啊。

爷爷说，郁闷只是气结在胸中，而痢疾可以看成气血搏结在肠中，虽然结在不同地方，但气滞血结的机制一致，就可以用玫瑰花。玫瑰花治痢，也不是我们首创。《本草纲目拾遗》中就有记载，治噤口痢，玫瑰花阴干煎服。因为玫瑰花能行气活血，驱逐肠道中的气滞血结，大有通因通用、扫除肠垢之意。所以《和兰药镜》中认为，玫瑰花功能刷尽污垢，令体内清洁强壮，故胸中郁闷，咳吐痰血，肺中痈疡，月经郁滞，以及肠腑泻痢等症，用之有效。因为这玫瑰花能够助肝把身体的壅滞扫出体外。随后小指月在小笔记本中记道：

日本的一个汉方医学博士，以自身体验来印证玫瑰花止痢之效。他说玫瑰花止痢是我好友的家传秘方。往年我患大肠炎，久治不愈，心中甚苦，有人便将此方告知了我。我听后抱着姑且一试的心态，不料两三日后，向来每天我都要泻下黏液近十次，居然迅速减少，从此我就连连服用，泻痢宿疾遂愈。之后我用此方治泻痢，功效百不爽一。

◎香能行气通血

一妇人喜食肥甘厚腻，有一段时间不开心，胸中气机不转，遂生乳痈。

爷爷说，指月，治这乳痈有何良药？小指月说，前面我们学香附时，有一个独圣散，用一味香附治疗气滞血瘀的痈疮特效。

爷爷点点头说，因为痈疮大都是营气不从，逆于肉腠所致，用香附可以解散壅滞气机。一旦知道这个痈疮的机制，不仅用香附，只要有助于把郁滞的气血理顺的，都能够帮她治好乳痈。

小指月点点头说，爷爷经常强调病因病机最重要，明白后药物的选择就多了。

随后爷爷便给病人用玫瑰花加酒煎，喝了几次，乳房痈肿就消散了。

爷爷说，乳痈是一个痈疮，在中医看来不过是肝气郁结的产物。用玫瑰花疏解肝气，便可以散结消痈。小指月说，为何要用芳香的玫瑰花来治疗疮痈？

爷爷说，古人云，疮疡痛肿皆因气滞血凝，宜服香药，盖香能行气通血也。而《本草正义》记载，玫瑰花香气最浓，清而不浊，和而不猛，柔肝醒胃，流气活血，宣通郁滞，而绝无辛温刚燥之弊。堪称气分药中最效捷，又最为驯良者，各类芳香诸品，殆无匹及。

随后小指月在小笔记本中记道：

《百草镜》记载，治乳痈初起，胸中抑郁，用玫瑰花初开者，阴干，三十朵，去除花蒂，以陈酒煎，饭后服之愈。

◎养颜美容的玫瑰花

有个妇人，月经期间脾气非常大，身体不适，脸色暗淡长斑，严重时痛经。平时晚上心烦，睡不着觉，即使开空调、吹风扇，仍然觉得躁热。

这妇人说，医生，为什么我老觉得烦热呢？吹空调也不解热啊。爷爷说，热是从里面生出来的，你心不静，外面怎么能帮你凉下来呢。

这妇人说，我现在最想治我脸上的斑，还要调我的月经。爷爷说，你这烦躁失眠，月经不调，痛经，脸上长斑，在中医看来都是一个病因。

小指月引《病因赋》说，女人经水不调皆是气逆，妇人心烦潮热都是郁生。

爷爷说，就用顺气解郁的玫瑰花，又能活血调经，消斑下行。然后爷爷就叫她每次月经来临前一周，用一把玫瑰花，每天泡水代茶饮，而且喝玫瑰花茶时，就不要再喝其他绿茶、咖啡了。

喝了一个月，居然就不痛经了。连续喝了两三个月，脸上的斑也消退了，心中也没那么烦热了。

爷爷说，玫瑰花本身就有很好的美容作用，它的美容是通过调气血，使气血运行畅通，气色自然红润。

50、绿萼梅、娑罗子

◎花升子降茶治梅核气

有个妇人咽喉中老觉得有异物感，她怀疑会不会是食管癌，在医院做了各种检查，并没有发现问题。既然查不出什么，为什么老觉得咽喉梗塞难受呢？

爷爷说，你是不是老觉得咽中如有物吞之不下、吐之不出呢？她点点头说，而且每次生气后或者想事太多时，咽喉梗塞感就加重，这是什么道理呢？

爷爷说，生气的人大都脸红脖子粗，思虑过度的人，思则气结，这气机就像打了结一样，结在哪里哪里就容易堵塞。

小指月说，爷爷，是用半夏厚朴汤吗？爷爷说，为何用此方？

小指月说，张仲景讲，妇人咽中如有炙脔，半夏厚朴汤主之。爷爷说，半夏厚朴汤确实是治疗痰气交阻，咽喉中如有物梗塞的特效方。

这妇人说，我平时非常忙，没有时间煎中药，有没有可以泡茶喝的？爷爷说，结者散之，郁者达之，必须要解结散郁，用什么药最好呢？

小指月说，用花类药最好。爷爷又说，选择哪种花类药呢？要既能解开气结，又可以化散痰湿。梅核气是痰气交阻的产物，没有痰浊就不会有结块，没有怒气郁气也不能把痰浊带到咽喉去。要找一味既能释怀解郁，又可以化解痰气的药。

小指月说，玫瑰花行气时能活血，月季花行气时可通便，而梅花又叫绿萼梅，行气解郁时还可以和中化痰。

爷爷点点头说，没错，绿萼梅能芳香行气，化痰散结，是妇人痰气交结梅核气的特效药。但这味药毕竟是花类药，花往上往外疏达，解无形之气郁有特效，但消有形之痰瘀力量则不足。需要选择一味疏肝解郁，又是种子类的药，取它诸子皆降，把痰气降堕下来。

小指月说，是不是用莱菔子呢，能够降胸膈、肺、咽痰气下堕大肠。

爷爷说，用莱菔子加绿萼梅也有效。不过莱菔子疏肝解郁功能不够，可以选择娑罗子。这味药善于理气宽中，助胃通降下行，又能解开妇人肝郁，而且它是种子类药，跟绿萼梅配在一起，就是一道花升子降茶。这样咽膈中的气机正常升降，痰浊可以下化得消。梅核气可以用这个泡茶方。

这妇人回去后就用这两味药泡茶，边喝边感觉到咽喉有打开之感，吞咽梗阻感一天比一天减轻，而胸中烦躁郁闷也渐渐消除。看来这一道花升子降茶，不仅帮她解除了痰气交阻的梅核气，更帮她理顺了胸膈中郁闷之气，于是喜笑颜开。

爷爷又说，如果买不到娑罗子，用莱菔子也有效，或者用橘饼化痰，配合绿萼梅理气，同样有效。只要针对咽喉中的痰气去治疗，这就是梅核气的本质，那么你就可以随心所欲地选择药物。随后小指月在小笔记本中记道：

《中草药手册》记载，治咽部梗塞感（但无阳性体征），绿萼梅二钱，橘饼二个，煎服。

《本草纲目拾遗》记载，治瘰疬，鸡蛋开一孔，入绿萼梅花将开者七朵，封口，饭上蒸热，去梅花食蛋，每日一枚，服七日。

51、薤白

◎给胸中痰浊下一场雨

天气一变冷，很多老年人容易心慌胸闷，甚至胸中痹痛，这是为什么呢？

爷爷说，人与天地相参，与四时相应。《内经》很早就指出养生治病要善于运用天人合一的思想。小指月说，怎么从天人合一来看老年人常见的胸痹呢？

爷爷说，阴天时乌云盖顶，这乌云就像身体的痰浊；阴天时阳光不足，这阳光就如同心中的阳气。老年人如同日薄西山，心中阳气减少，加上寒痰留饮增多，蒙蔽在心胸，不通则痛。小指月恍然大悟，说，原来是这样。难怪那么多老年人在阴天的时候，风湿痹痛、冠心病心绞痛发作，哮喘加重。

这位老人家，平时痰就多，这几天阴天，他就感到胸中短气，胸背痛，躺在床上，咳喘不止。小指月一摸他的脉象，寸口脉明显沉迟，这是心脏阳气不够。

爷爷说，这是胸痹，寒痰在胸，如同阴晦在空。小指月说，那用什么治法呢？

爷爷说，譬如阴晦，非雨不晴。就像天阴的时候，不把乌云化为雨，降落到地上，天空就晴朗不了。小指月说，怎么把胸中的痰浊降到下面去呢？

爷爷说，胸为天，腹肠为地，降胸膈痰浊下入腹肠有一组对药最妙。

小指月说，什么对药呢？爷爷说，瓜蒌、薤白，此二药善于洗涤胸膈中痰垢。瓜蒌能滑利痰浊，薤白善理气而宽胸。它们就像给胸中阴云痰浊下一场雨一样，雨后自然天晴。小指月马上把瓜蒌、薤白写下来。

爷爷说，这两味药还不够，还必须加些酒进去。小指月问，为什么呢？

爷爷说，心主血脉，酒能够行血脉，帮助排痰浊，同时酒能够助药力，鼓荡心脏阳气。小指月说，这不是瓜蒌薤白白酒汤吗？

爷爷笑笑说，这就是张仲景治疗胸痹的特效方。这位老人家回去喝了瓜蒌薤白白酒汤后，胸中痰浊少了，痹痛全消，也不再闷胀短气。

小指月问，薤白为什么是胸痹要药？爷爷说，古有薤露之歌，谓薤最滑，露不能留。其味辛温发散通阳，有小蒜、独蒜之称。用一句话就可以把薤白的特点讲透，那就是辛温加滑利。胸痹就是胸阳不振，痰浊不能滑利排出去。而薤白气辛温则通，体滑利则降，这样通阳降痰，所以张仲景用它来治胸痹不舒之痛。

小指月恍然大悟说，这薤白一物而二性，难怪爷爷说它最能对流寒热，升清降浊。随后小指月在小笔记本中写道：

秦伯未经验：痹者闭也，胸痹实际上是一个胃寒证，因胃中受寒而影响胸中阳气郁滞。所以《金匮要略》用通阳法而不用扶阳法，用散寒、理气、化痰等药而不用补药，总的目的在宣通胃气而不在止痛。临床证明，胸痹病人多因受寒后发，不能吃生冷东西，并伴见噎塞、嗳噫和食呆等症。用薤白为主药，取其味辛苦温，能温胃散滞气，用来加减的枳实、生姜、厚朴、橘皮等也都是和胃之品。叶天士治胃病极其赏用，赞扬薤白宣阳疏滞，不伤胃气，称为辛滑通阳法。兹录《临证指南医案》里一方作为处方举例：薤白、炒瓜蒌、制半夏、茯苓、桂枝、生姜汁。在这基础上，气逆嗳噫者加陈皮、枳壳，胀满噎塞者加厚朴、郁金。但胃气虚寒病人不宜薤白，服后往往噫气不止。

◎行气则后重自除

《汤液本草》记载，泻痢下重者，气滞也，四逆散加薤白，以泄气滞。

今天爷孙俩到山里采了薤白，晚上爷爷给小指月炒了盘薤白，非常香，非常好吃。吃完后，指月一个晚上频频放屁，就像连珠弹一样，放个不停。

小指月说，吃其他理气药都没有这效果，放完屁后，心胸中开朗如同晴天，这薤白太不简单了。爷爷说，以前人们把薤白又叫放屁菜。《本草纲目》中记载，薤白辛通滑利，上能开胸痹，下能泄大肠气滞。

小指月今天晚上真正以身体会到薤白通上彻下之功了，而且他明显感觉到薤白能够帮身体去宛陈莝，排腐浊，升清气，好像整个胸腹都做了一次清洁一样。

有个小伙子拉肚子，肛门坠重，时欲大便，又解得不痛快。

爷爷说，这泻痢下注，又叫木金交争，木的性子就是要疏通，金的性子就是要闭合，两者不能统一协调，所以想排便时排不畅快，想穿裤子时又有便意。

小指月点点头说，这是不是要用行气则后重自除之法来治泻痢？

爷爷说，没错，张仲景在《伤寒论》的四逆汤证里提到，治泻痢下重，可以加薤白。为何下重呢？是因为里面气机郁滞，用薤白不是去止痢，而四逆散也非痢疾专药，它们相互配合，不过是利用四逆散疏泄肝木气机，用薤白祛除肠腑郁滞。这薤白最能于金中宣发木火之气，把金木之间的纠结解开，泻痢下重症状就消除了。

小指月点点头，然后给这小伙子开了四逆散加薤白。这小伙子吃药后，排便特别顺畅，真是一剂知，二剂已。随后小指月在小笔记本中记道：

付方珍经验：四逆散加薤白治脾虚泄泻。《伤寒论》记载，少阴病，四逆，其人或咳，或泄利下重者，四逆散主之。又说，泄利下重者，先以水五升，煮薤白三升，分温再服。此方是治肝气郁结，四肢逆冷，泄利下重之方。付老几十年来用此方治疗因肝郁而致脾虚泄泻者，均获得好的疗效。对由于脾虚而引起的久泻者效果亦佳。付老对此方的应用，是用枳壳之力缓易枳实之峻猛，取其缓而理气宽中之功。再加薤白30克，此时薤白必得重用，才能达到通阳散结、下气行滞的目的。全方配合，使气畅泻止，达到标本兼治的目的。

◎薤白拾珍

施奠邦经验

薤白多用于胸痹，然其辛温则散，苦滑能降，能逐寒滞之邪。近代名医范文虎善用薤白治腹痛下利，用量30~45克。我遇慢性肠炎泄利下重，多于对症方中加用本品，有一定效果。妇女肝气郁结而见胸闷不舒者，用瓜蒌、薤白，每常取效。薤白治胃脘痛亦效。曾治一病人，雨中受寒后，胃脘剧痛，昼夜呻吟不止，用散寒理气之品不效，后于方中加薤白、丹参，其痛立止。

指月按：诸气膹郁，皆属于肺。有时情志抑郁，胸闷不舒，用疏肝解郁之品，如香附、玫瑰花不太理想时，就要想到用通宣理肺之药，令胸中大气一转，痰浊得降，胸闷如阴云密布之感便会为之开朗，如拨云见日。

洪竹书经验　一味薤白饮治疗厥逆

李某，女，28岁。患感冒10余日，未在意。于3天前劳动后饮凉水一大碗，须臾自觉心胸板闷不适，欲咳不出。次日精神倦怠，卧睡难起，渐觉胸中闭闷，并烦热，但四肢冰冷。家人遂请洪老赴治，见病人卧睡于床，呼吸深缓，时而哼气，四肢逆冷，胸脘温热，扪久热亦不减。舌红，苔中部白厚，边兼黄，脉沉有力。此乃误服寒凉，热郁于内，阳不外达之四逆证。遂治以通阳散结，热因热用之剂。药用薤白 36 克，取水 300 毫升，煎取 150 毫升，分 3 次温服。次日，病人自觉心胸开阔，肢温脉和。拟原药照服，并嘱暂禁肥甘。3 日后，病人恢复如常。

指月按：劳动过后，胸中血脉扩张，呈散热状态，饮入凉水，毛孔闭塞，脉管变狭窄，呈收缩状态，这样身体的代谢热气不能很好地释放，所以闷胀不舒，咳不出，咽不下。四肢发凉乃阳气不宣。薤白乃治胸痹主药，能条达胸中之气。所以运动后切忌贪凉饮冷。身体余热未散尽，再形寒饮冷的话，必定会闭门留寇。

52、天仙藤

◎用藤类药调整体气血经络

小指月说，爷爷，怎么一味马兜铃就有三种药名？爷爷说，马兜铃的根叫青木香，能行气止痛，解毒消肿。马兜铃的茎叶就是马兜铃藤，又叫天仙藤，藤类药有藤类药的特点，擅长祛风湿止痹痛，理气活血。而马兜铃是成熟的果实，苦寒有毒，善于清肺化痰，止咳平喘。既然属于马兜铃的植物，不当使用或过度使用，容易引起马兜铃酸肾病，所以这三味药物要谨慎使用。

有个子宫肌瘤的病人，腹痛厉害。爷爷一摸她的脉，搏指有力，明显是个实证，实证可以疏泄之。于是给她用了天仙藤散，就是一味天仙藤炒后打粉制成的药散。《本草纲目》里说，一味天仙藤能流气活血，治心腹痛。这也正是藤类药最大的特点，善走动而无所住滞。爷爷说，加点酒送服，效果更佳。结果服用后腹痛就解除了。随后又用桂枝茯苓丸去治疗子宫肌瘤原发病灶。

小指月说，为何天仙藤能够治疗各类癥瘕积聚疼痛？爷爷说，一般虚证的疼痛效果不太好，可实证的气滞血瘀包块疼痛，用它效果是比较好的。人体的积聚包块，不外乎就是气、血、水停阻在那里，外面有层寒气包裹，里面有包血水。即《内经》里说的，卒然受寒，则津液与血相抟，并合凝聚不得散，而积始成矣。

这时用性温的天仙藤可以散其寒气，逐其风冷，味苦可以疏泄血水，本身它又是藤类药，更善于恢复人体通道畅通，能活血通经络。《本草求真》里认为它可使周身之水无不利，风无不除，血无不活，这样痛与肿均可治矣。

小指月说，原来爷爷喜欢用这些藤类药，并不局限于治风湿痹痛，很多包块积聚病理产物不得疏散，表现出气不通、血不活、水不流的病症都用到它。

爷爷说，用藤类药不应该只看到局部病灶、应该看到整体经脉失和，瘀滞挡道，不仅风湿病的发生和经络瘀堵、气血失和有关，各类内科杂病都离不开这个大病机。所以王清任讲，无论外感、内伤，当先明白伤人何处，所伤者不是脏腑组织，而是经络气血。这时调节整体气血通畅就显得尤为重要，只有内外上下沟通紧密，气血对流，通过整体来带动局部，局部的瘀滞不攻自破。好比你把一泡臭屎放在庄稼地里，不几天臭气就消除了，被天地内化了。而你如果便秘，憋在肚腹中，便会天天难受，这就是整体保持通透的重要性。

为何要在疑难病里用到这些藤类药？皮肤病大家赵炳南老先生不仅善用藤类药治皮肤病，更善于治其他疑难杂病。他重视调和阴阳，常用四藤配伍。他认为既然包括皮肤病在内的所有疾病的发生都是气血失和、经脉不畅、阴阳失调的结果，那么整体调节就显得相当重要，特别是对于慢性疾患尤为适用。

赵炳南曾说："阴阳失调者，其脉象当是寸关弦滑，双尺沉细，上火下寒之体者则多见。"在他晚年治疗多种疾病的处方中，经常出现"四藤"，即天仙藤、鸡血藤、首乌藤和钩藤。曾有人询问他"四藤"何以调和阴阳？他笑答："乃经验之谈也。"

随后小指月在小笔记本中写道：

《普济方》记载，天仙藤散治产后腹痛不止及一切血气腹痛，天仙藤250克，炒焦，为细末，每服10克。腹痛，炒生姜、小便和酒调下；血气，温酒调服。

《本草汇言》记载，天仙藤，流气活血，治一切诸痛之药也。人身之气，顺则和平，逆则痛闷作矣。如杨氏《直指方》天仙藤治痰注臂痛，气留疝痛，瘕聚，奔豚腹痛，产后血气腹痛，他如妊娠水肿，面浮气促，男子风劳，久嗽不愈，悉以此药治之，无不寝安。盖谓其善于流行血气故也。

53、大腹皮

◎大腹便便用腹皮

有个病人，肥胖，最近又暴饮暴食，劳累过度，导致腹胀肿满，饮食不下，二便难通。小指月一摸他的脉象，发现脉沉缓，力量不够。

爷爷说，这种腹胀肿满，不能被表面现象迷惑而用攻下的药，应该看脉象，既然是中气虚导致的水湿肿满，就应该以扶助脾胃中气为主，稍佐以消肿除满药。

小指月说，我知道了，爷爷，《内经》讲，诸湿肿满，皆属于脾。肥人大都脾虚气虚，湿肿不去，所以用健脾益气之品。爷爷说，就用六君子汤。

小指月说，只是一味地补虚扶正，有没有消肿除胀满的呢？

爷爷说，他这是虚实夹杂，因虚致实，用六君子汤时，还要配一味宽中下气、行水消肿之品，让肚腹周围的水湿顺导下去。小指月想了好久都没想到。

爷爷说，脾主大腹，就用大腹皮。《本草汇言》讲，大腹皮，宽中利气之捷药也。方龙谭说，主一切冷热之气上攻心腹，消上下水肿之气四体虚浮，下大肠壅滞之气二便不利，开关格痰饮之气阻塞不通，能疏通下泄，为畅达脏腑之剂。

小指月说，原来大腹皮还有这么好的效果。

爷爷说，从大腹皮你就可以想到一个人大腹便便，将军肚，气、血、水阻在那里，应该下气行水，导壅滞之气下行。大腹皮是槟榔的外皮，宽中下气行水是它的特长。它能够宽松肚腹，导水湿下行。但用这味药时必须注意元气虚的人要少用，虚中夹实者可以加补益脾气之品。《本草述》中说，治虚肿者，用大补气之味，而少入腹皮。又见有治痰火者，常以此味少少入健脾之剂，或皆取其能导壅顺气而不甚酷烈乎？用者审之。

这病人服完药后，放了很多屁，大小便量多，胸中气宽，肠腑转动，胃口就开了。连服了 7 剂药，胀满的肚皮慢慢消下去了。

爷爷说，人体不外乎就是三浊在作怪，浊气、浊水、浊滓，大腹皮能行浊气，下浊水，排浊滓，是一味很好的主治大腹三浊壅塞的药。小指月笑笑说：

大腹便便用腹皮，降气除湿两相宜。

水肿气肿二便闭，皆因三浊腹中聚。

随后在小指月在小笔记本中写道：

《本草汇言》引朱正泉论，大腹皮，《斗门方》配六君子汤，治中气虚滞而或腹胀者，服之即通，则安胎健胃之理不外是矣。

54. 甘松

◎甘松陈皮茶

有个贫血的妇人，面色㿠白，神疲乏力。医生说她气血两虚，给她用了八珍汤。可吃完八珍汤后，她却脘腹胀满，不思饮食，更加疲乏了，难道这双补气血的八珍汤力量不够？

小指月摸过脉后说，爷爷，这脉象明显是濡弱，用补气养血之法没有错啊。

爷爷说，是没错。小指月说，那为何吃了身体更弱，没力气呢？

爷爷说，补益之药虽然好，但要让病人能吸收，补而不腻，这时就要用点心思，需要在补益之品里加些行气消食、醒脾和胃之药。这样吃了补药后，就不会觉得碍腻，只要中焦不胀满，胃口开，补力就能彻底发挥出来。

小指月说，原来是这样，是不是要加些木香之品去转通气机呢?

爷爷说，这病人贫血，本来体质就弱，用理气之品，又不能用太温热的，力量太大了人受不了，所以可以用更平和的甘松或陈皮。

然后爷爷便叫她用甘松、陈皮两味药泡茶喝，喝了几次后，肚子咕噜咕噜响，放了几个屁，胃口就开了。然后再用八珍汤，就能够补气血而不滞腻了。

爷爷说，贫血的人一定要照顾到脾胃，脾胃才是气血生化之源，补气血不靠给身体多少气血，而靠能不能把脾胃功能强大起来。

随后这妇人就经常泡些甘松陈皮茶，把脾胃养好，气色就渐渐红润起来了。

小指月说，为什么用甘松、陈皮，而不用木香呢?

爷爷说，《本草纲目》里讲甘松芳香，能开脾郁，少量加到脾胃药里，能醒脾气。《本草汇言》里讲甘松乃醒脾畅胃之药也，大能扶脾顺气，开胃消食。对于虚弱之人，或思虑伤脾，或劳倦伤脾，身体又不耐重药、猛药，用点平和的甘松，就能够助脾胃运化消纳水谷，从而强壮身体。

55．九香虫

◎能够壮肾阳的理气药

有个男子胸胁胀满，用了不少柴胡疏肝散、逍遥散，胸胁还是胀满不舒。

怎么用尽疏肝理气之药，还不能把肝气疏理开呢? 小指月正疑惑着。

爷爷说，指月，你摸他的右尺脉。小指月说，右尺主肾阳，他的右尺脉沉取非常弱。爷爷说，右尺脉沉取弱的人，一般容易腰膝冷痛，阳痿早泄，夜尿频多。

这病人点点头说，是啊，你说的这些病症我都有，但我现在最想解开这胸胁胀痛，好像被绳子绑住一样，非常难受。

爷爷说，一般的肝郁用理气的药就解开了，可肾阳虚导致的肝郁，如果不温肾壮阳，你的郁闷就解不开。小指月说，原来是这样。

爷爷说，肾阳乃阳气之本，肝气如果没有足够的肾阳作为动力，很容易郁滞。只有病人肾阳鼓动起来，肝郁才能彻底解除，气机才能动起来，转个圈子。随后爷爷就叫这病人要少房劳，房劳过度不仅容易腰酸、尿频，而且还容易得抑郁症。

爷爷又说，指月，你看哪味药，既可以温肾壮阳，又能够理气解郁，解除胸胁间胀满疼痛？小指月说，那就是九香虫了。

爷爷点点头说，《本草纲目》讲九香虫主治胸膈胃脘滞气，脾肾亏损，壮元阳。房劳过度，阳气不足，又有气机瘀滞的，就可以选用它。

于是爷爷便叫病人继续服用逍遥丸理顺气机，同时另用一味九香虫打粉服，这样吃完药后，胸胁胀痛之感彻底消失了，腰部也没那么冷痛了。

56．刀豆、柿蒂

◎同病异治——呃逆分寒热

爷孙俩一起到村边的柿子树下捡了一些别人吃完柿子后丢了的柿蒂。好奇的村民便问，老人家，人家都去采柿子吃，把柿蒂丢了，你们为什么来捡柿蒂呢？

爷爷擦擦汗说，你们别小看这柿蒂，皱巴巴的，好像有点丑，不像柿子，尝起来既甜又滑口，可柿蒂却是一味非常好的药，它能够治疗胃气不降，胃热呃逆。

正好有两个打呃的人听到了，马上凑过来。一个少年打呃，声音响亮，口中臭浊。爷爷说，抓一把柿蒂熬水喝就好了。

另外一个老者，也想抓把柿蒂回去熬水喝，爷爷听他打呃声音低沉，便说，别忙着用柿蒂，让我摸摸你的脉。爷爷一摸，这老人家脉象沉弱。

爷爷便说，你这打呃是不是好长一段时间了？老人家惊奇地说，你怎么知道的？我是病了一段时间，生病后一直打呃，用了各种药都没止住。

爷爷说，你这打呃就不能用柿蒂了。他说，为什么呢？

爷爷说，对于胃热气逆的，可以用柿蒂苦涩降气止呃，但你这是肾阳不足，就必须要用温降之药，不能用苦涩偏寒的，你可以用刀豆，温肾助阳，降气止呃。

然后爷爷便叫他用刀豆打粉，每次送服两三钱。后来这年轻人和老人家的打呃都好了。小指月说，看来同一种病也有不同的治法。

爷爷说，这叫同病异治，同的是病名，异的是病机、体质。中医治病治的是病机，是体质，这才是治病必求于本的精神。随后小指月在小笔记本中写道：

《本草纲目》记载，单用柿蒂煮汁，能降逆止呃，取它味苦降泄胃中逆气也。

《本草纲目》又说，刀豆能暖肾阳，止呃逆。有病人久病以后呃逆不止，用刀豆子烧灰存性，以温水调服两钱即止。这是久病及肾，肾阳不足，此亦取其下气归原，温肾纳气，而逆自止也。

57．山楂

◎山楂消小儿油腻肉积

《本草纲目》记载，煮老鸡硬肉，入山楂数颗，即易烂。

爷爷说，指月，老百姓煮肉时，想要让肉更容易煮烂，你知道加什么吗？

小指月摇摇头。爷爷说，山楂。

小指月说，原来山楂消肉积是从这里来的。爷爷说，哪种人容易因为饮食过度而导致体内有肉积呢？小指月说，应该是小孩。

爷爷说，为什么呢？小指月说，小孩脾常不足，而且吃东西又不知节制，稍微吃多一点油腻之品，就容易积在胃肠。

爷爷说，还有一个原因，就是现在生活条件好了，各类零食，比如炸鸡腿、鸡翅、瓜子等香燥油腻之品越来越多，小孩一吃零食就没完没了，等到吃饭的时候就不愿意吃饭了，所以他们最容易有食积。

懂得以山楂来消食积还不够，还必须懂得少吃零食来断食积之源。

有个小孩天天吃零食，吃饭时也用零食来做菜，不然他就不吃饭，家人无奈之下都顺从了他。结果这孩子长得非常瘦小，而且还经常晚上发热、踢被子。

爷爷说，这发热是内有食积化热，如果不消其积，热就退不下去。于是叫他家人用山楂煎水给孩子频服。山楂自古以来就是消食积要药，又善于消油腻肉积，故《本草通玄》说，山楂味中和，消油垢之积，故幼科用之最宜。

这孩子喜欢喝山楂水，稍加点红糖酸甜可口，喝完后胃口大开，也愿意吃饭了，晚上也不发热了。

小指月说，看来退烧未必要发表清里，如果是食积化热，消积热自退。随后小指月在小笔记本中记道：

《简便方》记载，治食肉不消，用山楂肉四两，水煎食之，并饮其汁。

李浩然经验：山楂酸甘微温，入脾、胃、肝经，善消肉积。但凡人体之肝脾大、血脂过高、动脉粥样硬化及肥胖症等，皆肉积之表象也，故均能用之。对于肝炎病人，肝大或不大，亦当用之，盖山楂能祛脂活血，祛脂即保肝，活血能排毒。凡此用山楂，剂量须大，一般为 30～60 克。

◎冰糖葫芦也是药

有个小孩得了水痘，后又患了疳积，骨瘦如柴，脸色灰暗，胃口不开。

爷爷说，陈旧不去，新血不生，积滞不化，元气不复。于是给他开了药，但他家人很为难，说，我孩子什么药都不吃，脾气非常犟。

爷爷说，这样吧，先别忙着给他熬药喝，不要给他吃任何零食，唯独给他买一样冰糖葫芦，每天吃一串，半个月后再看看。

这孩子一听家人要给他买冰糖葫芦，很高兴，吃完一串还要再吃，一周后就觉得有饥饿感，而且一吃就是一大碗饭。他家人觉得不可思议，这么长时间以来，孩子没有什么食欲，更不会主动狼吞虎咽地吃饭。又吃了十多天的冰糖葫芦，居然面色转红润，胃口大开，能看出孩子身体一天比一天强壮。

小指月说，爷爷，冰糖葫芦不是零食吗，居然也可以治病？

爷爷便给小指月讲了个冰糖葫芦治病的故事。南宋年间，有个皇帝的爱妃生病了，面黄肌瘦，不思饮食。御医用了各种珍贵的药品，效果都不理想。这时皇帝便想到张榜招医，一位江湖郎中揭榜进宫为皇妃诊病。郎中诊完脉后说，只需要将山楂和红糖一起煎熬，饭前吃五到十个，半个月后胃口一开，身体就好了。皇妃按照这种办法服食，不到半个月胃口就大开，脸色转红润了，皇妃甚至喜欢上了这种酸脆香甜的红糖山楂。随后这种红糖山楂传入民间，演变成了冰糖葫芦。

别人问这江湖郎中为何能用这么简单的中药治好了皇妃的病？江湖郎中笑笑说，皇宫里想吃什么应有尽有，很多官员、妃子都因为克制不住自己的食欲而饱食过度，导致肉积在肠，所以面黄肌瘦，没有胃口。用山楂加点红糖熬，一方面能消食健胃除胀满，另一方面口感又好，红糖还能补血，不至于让体虚之人消耗太大。

爷爷又说，很多疾病都要调中焦，调胃口，如果脾胃纳食功能减弱，药再好也运化不过来。山楂不仅消肉积，还能够开胃气。不仅治疳积、消化不良，还能够在很多疑难杂病里显功效。

◎治痢疾显奇效

有个小伙子因为吃了变质的食物，先解稀便，后拉脓血便，一天拉十来次，全身乏力，没有胃口，还伴随发热。医院检查说是急性菌痢。

爷爷看他舌红苔黄腻，脉滑数，说，用二两山楂，加红糖、白糖各半两煎服。

这小伙子说，医生，这里头没有消炎杀菌的啊？爷爷说，中医不讲消炎杀菌，而讲通因通用。这小伙子不明白什么叫通因通用。

爷爷说，痢疾就是肠中有积滞，排不干净，这些积滞就容易感染细菌，产生炎症。正如放垃圾的地方，细菌、苍蝇满天飞。把这些垃圾清理了，细菌、苍蝇就少了。小伙子听后略懂了一些。

爷爷说，山楂能消积化滞，同时它还有另外一大功效，叫活血化瘀，中医认为血行则便脓自愈。山楂消化肠道的积滞，再利用活血化瘀，把它们清出体外。

小指月说，为什么要加红糖、白糖各半两呢？爷爷说，糖味甘甜，能缓急，痢疾腹痛非甘味不能缓也。红糖走血分，白糖走气分，取它气血双调之意。

这小伙子吃了两次就好了。爷爷说，山楂治疗痢疾古人早就经过反复验证。《医学衷中参西录》中讲，痢疾初得者，用山楂一两，红白蔗糖各五钱，好毛尖茶叶一钱半，将山楂煎汤，趁热冲在糖和茶叶的碗中，浸泡片刻，饮之则愈。

小指月说，为什么张锡纯还要加点茶叶？爷爷说，加茶叶，一方面能解热毒，另一方面它是嫩芽尖，富含少阳之气，还可以升清阳。《内经》讲，清气在下，则生飧泄。若清气上升，则飧泄自止。随后小指月在小笔记本中记道：

《中医验方汇选》记载，李某，男，32岁。痢疾腹痛，肛门重坠，服药5天未愈，用山楂150克，红白糖各50克，水煎4次分服，1日服完。2剂治愈。

孔令举经验：以单味山楂治疗产后瘀滞腹痛116例，收效颇著，均在用药1～4剂后获愈。治法：取焦山楂30～50克，水煎后冲红糖适量，在盖碗中浸泡片刻，分早、晚2次口服。

毛某，女，25岁。5天前生产，产后自觉少腹疼痛，近日加剧，按之痛甚。诊见面色青白，四肢欠温，恶露量少，舌黯红有瘀点，脉弦涩有力。予焦山楂50克，水煎后加红糖服用，服1剂后，症安而愈。

郭某，女，21岁。因产后起居不慎，感受寒邪，少腹疼痛且胀，上冲胸胁。面色紫暗，手足欠温，恶露量少，舌有瘀点，脉沉紧。予焦山楂40克，水煎后加红糖适量，如法服用，3剂病愈。

◎消杯垢试验

有个16岁的小伙子，脸上长了不少痤疮，他喜欢用手去挤，挤出脓垢来，随后就留下不少瘢痕，旧的瘢痕还没有消退，新的痤疮又长起来，最后半边脸都长满了痤疮，满目疮痍。不得已便找来竹篱茅舍。

爷爷叫他去买同仁堂的大山楂丸，同时又叫他用山楂打粉，调黄酒外敷。然后又教他每天用双手搓热脸部，这叫干洗脸。不仅可以美容，而且还可以延年益寿。孙思邈在《千金要方》中说，子欲不死修昆仑（即头部），劝君揩摩常在面。

这样内外兼修，他脸上的痤瘢十来天就消掉了，而且再没有新生痤疮，皮肤光润，又像以前一样。小指月说，爷爷，我很少看到用山楂治疗痤疮，而且还用来消痤瘢美容，这更不可思议。

爷爷就叫指月做个试验，让指月拿了一个内壁上有不少垢积的杯子，又叫小指月熬了一大碗浓浓的山楂水，倒到杯里去，这些平时不容易洗掉的垢积，经这山楂水来回荡涤几次，稍微一擦，那些垢积就纷纷擦掉了，杯子光洁如新。

小指月终于明白了，原来山楂能够消瘢垢，能够化血管内壁的瘀滞沉淀。就像垢积沉淀在杯壁，这些杯壁的垢积一旦化掉，光泽就透出来，人体面部血脉通透，气色就会润泽，颜面如洗。随后小指月在小笔记本中写道：

《四川中医》报道，武某，男，20 岁，学生。因为用手挤面部痤疮，感染化脓，随后留下了很多痤疮瘢痕，久久不愈。经用山楂粉调黄酒外敷，半个月后，瘢痕消失，患处皮肤光润如常。

◎痛经、闭经与子宫肌瘤

《方脉正宗》记载，治诸滞腹痛，山楂一味煎汤饮。山楂词曰：大酸小甜山里红，消积为功用。未遇丹溪翁，妙处谁知重，只着小儿含笑捧。

《医学衷中参西录》记载，女子月经不来，甚至闭经，用山楂一两，多煎汤冲化红糖七八钱，服之，随后即通，此方屡试屡效。若月经数月不通者，多服几次，亦通下。服药期间须寡思虑，多休息，少劳累，戒嗔怒。

小指月正唱着朗朗上口的山楂词。山楂又叫山里红，不仅能消化饮食肉积，还能够消癥瘕积聚。它不只是简单的冰糖葫芦，还有着非常重要的药物功效。

一妇人以前每个月都会痛经，这三个月居然闭经了，经常晚上烦热，睡不着觉。小指月摸她双尺脉郁结如豆。

爷爷说，这种脉象容易患子宫肌瘤，就是我们中医常说的妇人癥瘕积聚。

这妇人便去做了检查，果然子宫里有好几个小肌瘤。她准备做手术，但想可否先用中药调调，如果能不手术却把瘤子消掉不更好。

爷爷便叫她每天用 60 克山楂煎水，调点红糖服用。她觉得老先生太轻视她的疾病，用这么简单的方子能治好她的病吗？

爷爷见她疑惑的样子，心中当然明白，便说，你别小看山楂，大家都知道它可以消肉食之积，以开胃气，可它还有一个重要的功效，叫活血化瘀。而你的子宫肌瘤，从本质上来说，不过就是一团肉积而已，中医叫癥瘕，可以通过消食化积，活血化瘀，把它消化了。

小指月第一次听到把肌瘤当成一团肉积看，而且运用这最平常的山楂去消。爷爷说，这种想法不是我发明的，李时珍《本草纲目》里早有记载。李时珍说，山楂化饮食，消肉积癥瘕，痰饮痞满吞酸，滞血胀痛。

小指月说，原来山楂能消肉积癥瘕。爷爷说，不仅如此，痛经不就是胀痛吗？闭经不就是血液瘀滞在那里吗？子宫肌瘤不就是一团气血不活的产物吗？瘤者留也，若活血化瘀，气通血和，何瘤之有？这妇人听后才重视了爷爷这个小方子。

爷爷笑笑说，小方子功效不小，平常方子用得好，自有它神奇之功。

这妇人连吃了7天，月经居然通了，而且毫无痛经之感。又连续吃了一个多月，月经再来时还是没有痛经，而且排出大量瘀血块。她又到医院里做了检查，检查结果令她非常高兴，原来的子宫小肌瘤不翼而飞。

爷爷说，这叫血化下行不停瘤。随后小指月在小笔记本中写道：

周叔平经验：综观诸先贤医家医案医话，常以山楂治妇科瘀血之疾，本人临床亦多次试以山楂治血滞经病，屡用屡验。

叶某，女，16岁，中学生。14岁初潮，月经常见延后，经色黯而不泽，但无痛经史。日适潮，因贪凉戏水，一个时辰后即感下腹疼痛如抽，拒按揉，但喜温，经量少，甚至点滴而下，色黯，四肢冷，不食欲呕。证属寒凝血滞，即以生山楂40克，生姜5片，煎熬至半碗，加入赤砂糖20克。一服痛轻，再服痛止。本例实系寒凝血滞、胞络被阻所致，故效朱震亨以山楂合砂糖治血滞之儿枕痛、恶露不绝及李时珍用山楂治血滞胀痛之法，以化滞行瘀，合生姜辛甘化阳散阴寒，合赤砂糖酸甘化阴，缓急止痛，故收良效。

陈某，女，21岁，大学生。近两个月经色有异，色褐如赤豆汁，较黏稠，量亦较素常为少，下腹胀坠感，舌质淡，苔薄腻滑，脉细弱。未曾经过治疗，病情渐见加重。证属痰阻血滞。故拟山楂30克，陈皮12克，苍术12克，茯苓15克，于经前7天始服，每天1剂，经来续服3天。连服3个月而告愈，随访1年未复发。本例血滞为病理基础，痰阻为病因。遵时珍旨，以山楂行滞和血，消积化痰饮，再佐以陈皮、苍术、茯苓健脾化痰，以提高疗效。

张琼林经验：代抵当汤治妇人癥瘕积聚（陈旧性宫外孕）。方药：生南山楂50克，全当归20克，赤砂糖一撮（冲），黄酒一酒杯（冲）。偶读《达生篇》，见其用一味山楂研粉冲服，名"独圣散"，治疗儿枕痛。受到启迪，即重用南山楂加当归、赤砂糖、黄酒组合成方，亦名代抵当汤，功能活血消坚，行气散结。张锡纯谓山楂化瘀血而不伤新血，开郁气而不伤正气。本方最适用于脱血之后，新血未生，蓄血成瘕，虚中夹实，病情复杂的陈旧性宫外孕。

58. 神曲

◎既能消积又可解表的药

村里的一个小孩，放暑假时，家人带他到城市里过假期。这孩子到了城市，水土不服，感冒发热，恶心呕吐，吃东西没胃口，肚子却胀得老大。

爷爷说，既要消食化积，又要祛风解表，就用神曲加生姜同煎。小孩吃了两次就不再感冒发热、恶心呕吐了，再吃两次，胃口开了，肚子也消下去了。

小指月说，爷爷，为什么不用山楂呢？爷爷说，山楂消食化积之力要大过神曲，山楂专门消肉积，而神曲专门消谷麦酒积。神曲有一点是山楂所不能及的，就是它还能解表退热，对于外感表证，水土不服，兼内伤食滞，腹痛腹胀，用神曲更加恰当。

小指月说，神曲为什么还能解表退热？爷爷说，神曲又叫六神曲，一般是由青蒿、辣蓼、杏仁、苍耳、赤小豆，还有白面，制成团块，发酵而成。本身这些佐料就能解表退热，加上发酵后，更能够推陈出新，除肠道中腐浊之气，专治小儿食积腹胀和外感风寒，可谓一药二用。

小指月说，小孩的病绝大部分都跟外感风寒，还有内伤食积分不开，看来这神曲在儿科里有大用啊！随后在小笔记本中写道：

《汤液本草》记载，神曲去冷气，除肠胃中塞，不下食，能治小儿腹坚大如盘。

《本草求真》记载，神曲辛甘气温，其物本于白面、杏仁、赤小豆、青蒿、苍耳、红蓼六味，作饼蒸郁而成，其性六味为一，故能散气调中，温胃化痰，逐水消滞。小儿补脾，医多用此以为调治，盖取辛不甚散，甘不甚壅，温不见燥也。然必合以补脾等药，并施则佳。

◎能消金石之积的神曲

小指月看爷爷在使用矿石类药时，往往在最后加入神曲一味。比如治疗血压偏高用石决明、牡蛎之类镇肝息风时，治疗心烦失眠、心神不安，用磁石、朱砂镇心安神时，都会加进神曲。

爷爷说，金石类药质地重，重能去怯，重能安神，金石质重，又可以平肝潜阳，这些都是矿石类药的好处。但它们也有不足，一般矿石类药容易伤人胃气，而且不好消化。加进神曲，一方面可以固护胃气，能够健脾暖胃；另一方面又可以消化金石之积，这一点是一般消食化积药不具备的。

小指月说，可为什么有时候又不用神曲呢？爷爷说，毕竟是消积化滞之品，有积滞则能消化积滞，无积滞久服，必定会消化人元气，所以也不是盲目地用。

重镇安神的古方磁朱丸，由磁石、朱砂制成，制作过程中就会加进神曲。所以神曲多与金石药配伍，有固护脾胃、减轻矿石类药对脾胃损伤的作用。

59. 麦芽、谷芽

◎土壅木郁用麦芽

《本草求原》记载，麦芽达肝而制化脾土，故能消导，凡怫郁致成臌膈等症，用之甚妙。人知其消谷而不知其疏肝也。

有个小伙子因为没考上重点本科，整月闷闷不乐，不思饮食。家人看了很担心，于是便带他来到竹篱茅舍。

爷爷看后说，指月，像这种不欲饮食用什么药？小指月说，山楂或神曲？

爷爷说，这时用麦芽更好。随后叫小伙子回去用麦芽泡茶，喝了几天胃口就开了，而且小伙子也没那么郁闷了，似乎高考不利的压力疏解了。

小指月说，爷爷，为什么不用山楂而用麦芽？爷爷说，如果纯粹的小儿食积，无情志抑郁，用山楂、神曲都可以。可如果因为情志抑郁而饮食无味，闷闷不乐，这时就要选择既能健胃消食，又可以疏肝理气的药，而麦芽就专解这种土壅木郁。

小指月惊奇地说，这样麦芽不就对双关脉郁滞都有效果吗？

随后爷爷便从药柜里拿出一粒麦芽，叫指月好好地观察。小指月把麦芽拿在手上，发现这麦芽有点像蝌蚪，一个麦子头拖着长长的芽丝，像蝌蚪的尾巴。

爷爷说，指月，你从中想到什么？小指月说，凡谷麦之物，善补中土，这麦芽善入脾胃经，但它不是麦子，而是发了芽的麦子，发芽就具有一股生发之气。

爷爷说，没错，五行之中，木主生发，所以这麦芽能够条达木气，因为肝喜条达而恶抑郁。麦芽就可以于脾土之中疏解肝郁，就像麦子丢在土里，它长芽丝要破土而出一样，可以把人体壅滞的肝郁脾滞疏通开。

小指月豁然大悟，说，原来是这样。爷爷说，你看种子的力量多厉害，它具有开破之性，虽然只是小小芽尖，像少阳一样，但它那股蒸蒸日上的劲头却是不可小瞧的。当碰到年轻人抑郁寡欢、不思饮食时就要想到麦芽，用它疏肝理脾，即《内经》里说的，土疏泄，苍气达。苍气即木气也，所以土壅木郁就用麦芽。

随后小指月在小笔记本中写道：

《医学衷中参西录》记载，麦芽虽为脾胃之药，而实善疏理肝气。一妇人年30余，气分素弱，一日忽觉有气结于上脘，不能上达，亦不下降，俾单用生麦芽一两，煎汤饮之，顿觉气息通顺。一妇人年近四旬，胁下常常作疼，饮食入胃常停滞不下行，服药数年不愈，此肝不升、胃不降也。为疏方，用生麦芽四钱以升肝，生鸡内金二钱以降胃，又加生怀山药一两以培养脏腑之气化，防其因升之、降之而有所伤损，连服 10 余剂，病遂全愈。

◎重用麦芽回乳

有个妇人哺乳快 10 个月了，婴儿已经能够喝些稀粥，于是准备断乳。可突然中断哺乳，那些多余的乳汁积在乳房里便胀痛难耐。

爷爷说，这很简单，乳汁是从阳明胃经来的，乳房归阳明胃经所主。只要懂得通降阳明，乳汁自然下行，化为血水月经。于是给她重用生麦芽、炒麦芽各 60 克煎水，喝了几次，乳房就不胀了，也没有乳汁再流出来。

小指月疑惑地问，爷爷，不是说生麦芽可以通乳，炒麦芽回乳吗？

爷爷笑笑说，虽然这种说法有道理，生者含有升发之气，往上疏达，炒者炒熟后归于脾土，故有炒香入脾之说。但临床上发现，无论是生麦芽还是炒麦芽，只要重用都有回乳之功。因为重用善入下焦，能引阳明之气下达，而轻用者善于升清阳，引气机向上透通。小指月说，原来是这样。

爷爷说，直接用炒麦芽大剂量 120 克煎汤，也能迅速回乳，一般两三日即见效。如果想让月经通达，乳汁下注，化为血水，可以加四物汤，效果更好。

随后小指月在小笔记本中记道：

李历城经验：炒麦芽回乳，早在《丹溪纂要》《薛立斋医案》中有记载，一直沿用至今，为断乳良药。然而临证中，其效果全然不一。有的得心应手，效如桴鼓；有的如泥牛入海，全无消息。经临证摸索，认为其中存在一个药量和煎制法问题。炒麦芽断乳，取效快的关键在于其用量要大，煎制法为：取生麦芽 180 克，微火炒黄（注意一定要即时炒即时用），置砂锅内，加水 1000 毫升，煎至 500 毫升（先文火后武火，煎煮时间需 20~30 分钟），滤出头汁，复加水 800 毫升，煎至 400 毫升，将 2 次煎的药物兑在一起，分 2 次温服，服后令微汗出。近年来，临床治疗百余人，均为 2 剂服完，即告痊愈。

◎三番领悟谷麦芽

小指月说，麦子发芽了是药，稻谷发芽也是药啊。爷爷说，它们不仅是药，而且是好药。小指月说，我知道，它们都能够健胃消食，不过麦芽偏于消面类食积，消食健胃力量较强，而谷芽更善于消谷类食积，力量稍弱。

爷爷说，没错，吴鞠通在《医医病书》中讲，小麦生长在刚硬的土壤里，所以性偏刚，长于补脾；而稻谷生长在湿润的土壤里，性偏柔，而长于补胃。

小指月说，原来还有这种区别。爷爷说，它们常一起连用，称为二芽。它们并不是纯粹的消导药，用消导食积的眼光看它们就小瞧了它们。如果站在健运脾胃的高度上看，它们用途更广。

小指月也知道脾胃的重要性，比如有胃气则生，无胃气则死，胃气是生死的关键。又比如四季脾旺不受邪，脾胃功能是身体免疫力的保障。又比如万病不治必寻到脾胃中去治方有出路，故疑难杂病多从脾胃论。又比如土旺四脏，脾为后天之本，后天一切水谷精微来源都要靠脾胃，脾胃功能强则身体强，脾胃功能伤则身体容易生病。所以李东垣说，脾胃一伤，百病丛生。

爷爷说，这谷麦芽都是植物发的芽尖，能够于土中疏泄，又具有少阳春生之气，能够开发脾胃，赞化中土，又蕴含生生之机，而且甘平之中不燥，消化浊气之中能升清阳，平淡之中可建奇功。它们不仅消磨宿食，增进食欲，更能够苏醒脏腑，使五脏六腑皆能得水谷气，促进脏腑推陈出新。

小指月说，原来还可以这样理解。爷爷说，你再看为什么很多肿瘤病人，我们治疗时都要用到谷麦芽？

小指月说，爷爷，不是把肿瘤看成一些肉积吗，用它来消积？爷爷摇摇头说，站在消积的层面上去看谷麦芽，就落了下乘。小指月一愣，因为这样想已经很厉害了，怎么还落了下乘，难道还有比这站得更高的吗？

爷爷说，你再仔细想想，谷麦芽是谷麦吐出芽丝后入药，它们具有无限生机，有着强大的生发春意，你要站在《内经》四气调神大论的高度上看谷麦芽。小指月第一次听到要站在《内经》的高度上去用药。

爷爷说，这谷麦芽相当于给身体制造一个春天生发的场。一语点醒了梦中人，小指月豁然大悟，难怪爷爷前面讲到用麦芽来治疗抑郁寡欢、没有食欲的病人，这抑郁就是一派肃杀之气，如金囚木。好比木碰到秋气便纷纷落叶，生机减退。

这时通过麦芽制造一个春天的场，那么生发之气足，抑郁囚禁之象就会被打破。

爷爷说，你看万物枯落，春风一吹过来，会怎么样？小指月说，春风又绿江南岸，春风一来，草冒芽尖，树也吐嫩，甚至青蛙、蛇都从洞里跑出来。

爷爷笑笑说，这就是春天的气息，人体得了各类疑难杂病，甚至肿瘤，身体大都如同一番秋冬肃杀的死气，这时一定要让身体进入春天富有生气的状态。这时谷麦芽不仅是简单地消化其积滞，而是给五脏六腑吹一场春风，让五脏六腑都富有生生之机，大有枯木逢春之意。

这下小指月彻底想通了，以前还没有领悟到这个高度，小瞧了谷麦芽，以为它们不过是消导食物的药，治治小儿病而已。可一旦站到健运脾胃的高度来看，这谷麦芽可以强大后天运化之本，使五脏六腑皆得禀水谷之气，因此平淡的谷麦芽便有着不可思议的神奇。这还不够，再进一步想，谷麦芽含着少阳春生的活力，能够苏醒五脏六腑功能，使脏腑如沐春意，能推陈出新，大有病木逢春之意。

这可谓是三番领悟谷麦芽！小指月经过连续三番的认识，才算对谷麦芽有了比较全面深刻的理解，他感慨地说，如果不是爷爷循循善诱，我一定会把谷麦芽丢在消食药的角落里。既然谷麦芽能够发微到这程度，是不是其他药物也有很多未尽之意。我们现在所学、所领悟的会不会仅仅只是海边贝壳一样的知识，虽然绚丽多彩，但跟深海比起来，不过是小巫见大巫。所以学医应该继续深入，如钻井得水，不得其精髓，誓不轻易止步。随后小指月在小笔记本中写道：

中医临床家赵棻擅长补土，重视元气胃气，提倡脾胃运化可以激发五脏元气，自拟健运麦谷芽汤（党参、麦谷芽、鸡内金、山药），以此小方配合辨证用药，屡起沉疴，发挥脾主运化的学术精髓。

◎麦芽拾珍

郑长松经验　治肝郁不孕惯用生麦芽

麦芽一药，多用以消食、和中、下气。郑老治肝郁气滞型不孕症时，每每投入，收效捷彰。张锡纯说，麦芽虽为脾胃之药，而实善疏肝气。夫肝主疏泄，为肾行气，为其力能疏肝，善助肝木疏泄以行肾气。诚如《本草求原》所说，凡怫郁致成膨膈等症，麦芽用之甚妙，人知其消谷而不知其疏肝也。麦芽是郑老治疗肝郁无子的惯用药。临床实践表明，凡在求本方中加入此药，便能明显提高疗效。麦芽用量不能过大，亦不宜久服，因有"久食消肾"（《食性本草》）之弊。

秦某，女，31岁。结婚8年未孕，一向经行后期，每经前全身紧楚，头晕目干，腰酸乏力，胸乳小腹胀痛，经来涩少，2 天即净。舌质鲜红，苔白乏津，脉弦细数。证属肝郁气滞，肾阴亏虚。处以：熟地黄 30 克，当归、赤芍、白芍各 20 克，麦芽、枸杞子、何首乌、香附、菟丝子、路路通、女贞子各 15 克，橘核、橘叶、柴胡各 12 克，川芎 10 克。服药 16 剂，遂孕。

指月按：麦芽虽为平和之药，但有一股生发之气，凡抑郁之人，一派肃杀之意，唯木气生发能对治金气肃杀，唯春回大地可以令万物生发。所以站在木主生发的高度上去用生麦芽，既疏肝条达，又调经种子。

60．莱菔子

◎巧借消食药延年

俗话说，有钱难买老来瘦。又说，腰带长，寿命短。这都说明年老后保持轻健的身体，有利于延年益寿。

有个 90 岁的长寿老人，仍然能生活自理。她 80 多岁时曾大病一场，身体消瘦，饮食无味，必须要子孙轮流照顾，可为何后来又枯木逢春，恢复生机了呢？原来爷爷叫她饭后吃点保和丸，十多年来这老人家身体赘肉渐少，也很少肠积腹胀，消化不良。

爷爷说，保和丸里有神曲、山楂、莱菔子等消食化积之品，可以让老年人健胃消食，不容易被食物壅滞。平时必须保住脾胃，脾胃得保，周身太平。当然服用保和丸的前提是病人必须是有食积体质，或者容易消化不良，服用的方法是小剂量频服，这样才不会消导过度。因为消导过度，容易伤人元气。

名医蒲辅周老先生曾担任中央领导的保健医生，他常为总理看病，有一次总理便问蒲老说，你每次给我看病，开的药并不多，而且价格也便宜，效果也很好，比一般医生开的贵重药更灵验，这是为什么？蒲老说，别人把您当作总理来开方，我把您作为病人来治疗，不需要高价补品。您消化不好，又应酬多，常服保和丸，保您脾胃平和，每天吃点粗粮，玉米窝头，对您的身体有好处。

总理笑笑说，你说的很对，药要对证，不在贵贱，保和丸这药名很有意思，保胃气，让身体安和，我就照你说的办。这样总理就经常吃玉米窝头，还服用保和丸，脾胃消化功能调得比较好。随后小指月在小笔记本中记道：

《丹溪心法》记载，保和丸，治一切食积。山楂六两，神曲二两，半夏、茯苓各三两，陈皮、连翘、萝卜子各一两。上为末，炊饼丸如梧子大，每服七八十丸，食远，白汤下。

◎莱菔子换个红顶子

爷爷跟指月讲了个三钱莱菔子换个红顶子的故事。小指月就疑惑，这莱菔子就是萝卜的种子而已，凭什么可以换个官当呢？于是竖起耳朵听爷爷讲。

清朝慈禧太后垂帘听政。有一次做大寿，御膳房里做了各种美味佳肴，慈禧看完戏后，特别高兴，看到这么多好吃的，一时就忘记了太医的叮嘱，开怀大吃，吃完后就病倒了，经常短气乏力，没有精力去议论国事。慈禧便命令御医每天给她用最好的野山参进补，用来支持体力。

刚开始喝了参汤后确实感觉人有劲了，可到后来越吃越不对劲，不仅没有效果了，反而头胀胸闷，食欲全无，还经常恼怒发脾气，甚至流鼻血。你想想，如果是食积气滞导致的周身乏力，借助参汤来补助气力，并不能把积滞消磨掉，身上照样压力重重。就像车子超载了，爬不动坡，你以为多加些油，就能把车子开快点。这样加油后再提速，反而会更伤车子。最好的办法莫过于赶紧卸掉负担。

可朝中的御医都知道太后喜补不喜泻，补药多贵重，泻药多贫贱，太后金玉之体，怎么能够轻易服用这些贫贱之药呢？于是大家都很少往这些方面去想。

这样朝中众医束手，便张榜招贤，凡能够医治好太后的病的，必有重赏。有位走方医琢磨出了太后生病的病因病机，便胸有成竹，揭下皇榜，为什么呢？他一想就明白此中道理，富贵人家大都肥甘厚腻，而且饮食过度，所谓甘脆肥浓，腐肠之药，经常吃得太好，肠胃功能便会减退。如果吃些粗糙的粗粮，身体反而会更受用。他便用三钱莱菔子研粉，加些米面，搓成三粒药丸，并且称这药丸为小罗汉丸。说来奇怪，太后服了第一丸鼻血就止住了，服了第二丸，胸中就不闷胀了，服了第三丸，放了不少屁，胃口大开，想吃饭了，随后精神振作，头脑清醒。于是慈禧大喜，便赐予郎中一个红顶子，这红顶子就是清代官员的标志。

为何小小莱菔子能治好太后的病？药虽小，道理却不小。世人大都重视进补，而忽略了给六腑减负。听到参、茸就欢喜，闻到大黄、莱服便忧虑。莱菔子能化痰顺气消积，积滞被化去，身体就有力，正如车子卸货后跑得就快。

张锡纯对莱菔子颇多赞誉，认为莱菔子生用或熟用，皆能顺气开郁，消胀除满。《本草从新》说，虚弱者服之，气喘难布息。可见理气消积之品，单服久服便容易伤气，那怎么办？张锡纯说，莱菔子炒熟打粉，每于饭后片刻服用一钱许，借此消食顺气，又有食物助力，因而能多进饮食，大开胃气，气分自得其养。若用于除满开郁，病人体虚，可配以人参、白术、黄芪，虽多服久服，何至于伤气。

小指月又疑惑了，究竟用人参能不能用莱菔子，不是人参最怕莱菔子吗？人们常说莱菔子善解人参的药力，这是什么道理？

爷爷说，如果病人纯属体虚，需要用人参来补益正气，一般补得进去，就不用莱菔子。如果过用人参，或者本来虚不受补，反生胀满，就可以少量加点莱菔子，这样连补带消，莱菔子消陈气，人参补元气，浊降清升，推陈出新，自然胀满得消，身体气力得复。从这个角度来看，莱菔子反而有助于人参。不仅莱菔子有助于人参，而且对于其他药物，乃至于整个消化系统都有助益，因为它善消化滞气。李时珍讲莱菔（即萝卜）是蔬菜中对人类最有益的。自古以来也有萝卜一上市、药铺不用开的民俗谚语，更有冬吃萝卜夏吃姜、不劳医生开处方的顺口溜。

古今也有不少医家认为，莱菔子用于人参之中，反奏功如神，或者人参得莱菔子其功更效。清代名医陈士铎在《辨证录》中反复用到人参与莱菔子的配伍，体现人参得莱菔子补而不滞的思想，他常将二药用于虚实夹杂的病症。张仲景治疗虚人腹胀的朴姜半草人参汤里也用人参配合消胀下气的厚朴，体现补虚泻实，虚实相互照顾，并行不悖的思路。随后小指月在小笔记本中记道：

《本草新编》记载，萝卜子能治喘胀，然古人用之于人参之中，反奏功如神。人参原是除喘消胀之药，莱菔子最解人参，何以同用而奏功乎？夫人参之除喘消胀，乃治虚喘虚胀也，虚证反现假实之象，人参遽然投之，直至其喘胀之所，未能骤受，往往服之而愈喘愈胀者有之。虽所增之喘胀乃一时之假象，少顷自然平复，然终非治之之善。少加萝卜子以制人参，则喘胀不敢增，而仅得消喘消胀之益，此所谓相制而相成也。

或问萝卜子专解人参，一用萝卜子则人参无益矣。此不知萝卜子而并不知人参者也。人参得萝卜子，其功更补。盖人参补气，骤服气必难受，非止喘胀之症也。然得萝卜子以行其补中之利气，则气平而易受。是萝卜子平气之有余，非损气之不足，实制人参以平其气，非制人参以伤其气也。

◎孝养双亲的方子

痰生百病食生灾。老年人脾胃功能不好，稍微饮食不消，就容易产生痰饮，怪病多由痰作祟，这些痰饮就可能成为各种奇难怪病的来源。所以老年人饮食不可过饱，不可过肥腻，更不可过于复杂。

有个老人家咳喘多痰，胸闷食少，最近痰涎涌上，咳吐不尽，晚上经常半夜咳喘吐痰，严重时必须在床底下放个痰盂，一晚上二三十次，睡不好觉，搞得老人家非常疲惫。于是在他三个孝顺孩子的陪同下来到竹篱茅舍。

小指月发现，很多中老年人都有痰饮病，而且越是年老越容易得痰饮哮喘。

他儿子问，医生，为什么老父亲经常半夜咳喘，睡不好觉？爷爷说，痰不去，喘不平。那该怎么去痰呢？爷爷说，痰饮乃浊阴之物，浊阴应该出下窍，只有降本流末，清阳才会上升，才不会气喘，可以用三子养亲汤。小指月就给这老人家开了几剂三子养亲汤。老人家吃完后，就不用痰盂了，因为咳痰非常少了。

看到效果这么好，小指月不禁问，爷爷，为什么叫三子养亲汤呢？

爷爷说，这方子是由紫苏子、白芥子、莱菔子三味药组成，一般高年双亲大都有痰饮病，用这三子可以降气化痰。紫苏子降胸膈中痰，莱菔子降肠胃中痰，而白芥子能化皮里膜外之痰。这样痰浊下行不上泛，咳喘顿消，全身轻安。这三子养亲汤能够让高年双亲气喘得安，痰饮得降，所以这是一个孝养双亲的方子。

小指月说，原来是这样。爷爷说，如果觉得这三味药多了，还有一子养亲汤呢。一子养亲汤？小指月大惑不解。爷爷说，就是用单味莱菔子，降气化痰治喘咳。

爷爷把《食医心镜》翻出来给指月看，上面写道：治枚年上气咳嗽，多痰喘促，唾脓血，莱菔子一合，研，煎汤，食上服之。

小指月说，原来如此。随后在小笔记本中记道：

朱震亨说，莱菔子治痰，有推墙倒壁之功。治高年咳嗽，气逆痰痞，紫苏子、白芥子、萝卜子，上三味各洗净，微炒，击碎，用生绢小袋盛之，煮作汤饮，代茶水啜用，不宜煎熬太过。（《韩氏医通》三子养亲汤）

《清宫秘史》记载，光绪皇帝患有痰涎壅盛、脘腹胀痛之症，经常精力不济，便要太医开了补药吃。光绪服用后，病情非但不减，反而加剧。后来太医煎药时悄悄抓把莱菔子放进去，因为莱菔子能降胸膈中痰涎壅盛，从肠腑中排出，又能健胃消食，行气化痰。皇帝吃完此药后，第一剂胸膈开，第二剂脘腹胀痛除，第三剂身轻病愈。

◎莱菔子拾珍

成孚民经验

刘某，年轻体壮，劳动后食夹生大米饭过饱，以致胃脘满痛难以忍受。服方数剂，平胃散、保和丸及山楂曲、麦芽、枳实、槟榔、香砂之类均无效，最后加入炒莱菔子则胀减痛已。可见此药为消五豆食积之猛将。余治胸膈痰盛兼有气滞满痛及气臌胀满者均加入炒莱菔子，效果颇为满意。《本经逢原》莱菔子条下言，服地黄、何首乌人忌之。是因为地黄、何首乌乃滋补肝肾之品，若与莱菔子之下气消伐同用，势必抵消二药的功能。炒莱菔子还有一特效作用，即用于人参误补酿成气滞脘胀之证，可用单味莱菔子煎服即效。如兼有外邪者可与解表药同用；膈中有热者，佐以黄连，亦可加入小陷胸汤内用之；痛甚者佐以香附，临床中用之多效。温病热痰停于胸膈，用生莱菔子擂汁，凉开水冲服多效。

指月按：莱菔子善治痰气，能从咽喉降痰下气至肠腑，更善于消食积，痰食导致胸闷胀满、壅塞难耐，用之无不应手取效。

吕敬江经验

小儿发热之因，概言之，不外内伤、外感两大类。余临床体会，外感发热以暑热为多，内伤发热以饮食所伤为多。内伤发热中尚有因便秘所致者，每被医家忽视。此种发热常延续日久，时高时低，或兼见喉痛、纳差、睡卧不宁等症。若遇反复发热而无外感之证，且无其他原因可查者，多属此种发热。每见医者纯用清热或解表之剂，以及消炎抗菌西药治之，多难取效。若通腑调便，其热自退。究其理，与《伤寒论》之阳明腑实证便秘潮热者，其因果关系恰恰相反。彼为邪热入里而致便秘，此乃便秘而致发热耳。治此每用莱菔子佐大黄、蜂蜜而取效。

指月按：阳明为多气多血之经，胃肠壅塞，周身烦热。暴饮暴食，饱食过度，最容易导致肠道积滞堵塞，因此而见发热烦躁者，但用莱菔子或麦芽做成茶饮方，消食化积通便秘，热随积下燥烦去。

张锡纯经验

《医学衷中参西录》记载，一人年五旬，当极忿怒之余，腹中连胁下突然胀起，服诸理气开气之药皆不效。俾用生莱菔子一两，柴胡、川芎、生麦芽各三钱，煎汤两盅，分三次温服下，尽剂而愈。

一人年二十五六，素多痰饮，受外感，三四日间觉痰涎凝结于上脘，阻隔饮食不能下行，须臾仍复吐出。俾用莱菔子一两，生熟各半，捣碎煮汤一大盅，送服生赭石细末三钱，迟点半钟，再将其渣重煎汤一大盅，仍送服生赭石细末三钱，其上脘顿觉开通，可进饮食，又为开辛凉清解之剂，连服两剂全愈。

指月按：人愤怒后，怒则气上，肝气逆乱，会导致肠胃浊阴不降，令腑浊犯脏，胸胁作胀，除了理顺气机的疏肝药柴胡、川芎、麦芽外，还得加点能够通肠降浊、令脏邪还腑之品，比如莱菔子能迅速将痰气从五脏往六腑理顺。因为外感导致痰浊上犯，也可以用莱菔子顺气化痰，加赭石能迅速堕降浊阴。

61、鸡内金

◎凡动物弱于齿者必强于胃

《本草求原》记载，治食积腹满，鸡内金研粉服。

有个老人过生日，吃了不少大枣，他以为大枣可以养生。可凡事都有一个度，过犹不及。不久胃部就胀痛，到医院一拍片，发现胃内有个硬块，怀疑是胃内异物结石。然后找来竹篱茅舍。

爷爷问明白后说，你先试试服用鸡内金粉，看看能不能把硬块给消磨掉。老人家吃了3天后，排便排出好几块黑色硬块，胃中痛感顿消，再去做检查，异物居然不见了。家人虚惊一场，如果未及时找中医，估计这场手术是免不了的。

小指月说，爷爷，胃中有积，为什么不选用麦芽、山楂之类而选用鸡内金呢？

爷爷说，像这种石头样的积块，用麦芽、山楂都不如鸡内金。鸡内金善于消化各种坚聚。鸡内金其实就是鸡胃的砂囊内膜，你看它色纯黄似金，可知它善入脾胃。而鸡又有个特点，经常要啄食沙子，以助磨化食物，甚至连沙石都可以消化，可见它的胃有多强悍。小指月说，原来是取象比类用这味药。

爷爷说，从现代进化论的角度来看也有道理。凡动物弱于齿者必强于胃。你看鸡没有牙齿，不能嚼烂，只能靠胃去消化，所以它的胃一定非常强大，能够消磨沙石硬块。故入人体能够消一切脏腑积滞。

小指月说，爷爷，你大都用鸡内金打粉，叫病人冲服是什么道理？

爷爷说，这是临床经验，鸡内金消各种积滞，单味用疗效很好，入煎剂没有研粉冲服效果那么明显。随后小指月在小笔记本中写道：

《四川中医》报道，刘某，男，一次食用黑枣半斤多，不久腹痛腹泻，恶心呕吐，医院诊断胃内异物（结石）。用鸡内金研粉，每次5克，每日3次，苏打0.3克，3日后排出好几块黑色硬石样物，腹痛遂减，继续服用1个多月痊愈。

王德鉴经验，鸡内金散结消肿。鸡内金有运脾消食、固精止遗功效，用于治疗消化不良、食积不化、小儿疳积及遗尿、遗精等症。而王教授常用于治疗癌瘤肿块坚硬者，常用鸡内金研粉末，装胶囊吞服，每天3~6克。王教授说，鸡内金是鸡砂囊角质内壁，有化坚散结消石之功，故用其治疗癌瘤，且有助消化作用，用之有益无害。

◎遗精可涩，闭经能通

小指月说，爷爷，为什么鸡内金可以治疗遗精、遗尿呢？我发现《吉林中草药》报道用单味鸡内金炒焦打粉，温酒送服，可以治遗精。

爷爷说，《本草备要》中讲鸡内金甘平，性涩，涩能止遗，所以它除了消磨积滞外，还可以收涩精水。小指月点点头。

爷爷又说，鸡有个特点，就是没有小便，都是大小便一起走谷道出来。鸡的胃主整条谷道，古人看到这点，想到它带有收敛作用。所以有人专门用鸡内金和鸡肠作为药引治疗各类遗精、遗尿，发现效果不错。《万病回春》里有个鸡内金散，专治小儿遗尿，就是用鸡内金连同鸡肠焙干后打粉服用。

小指月又说，鸡内金还用于治疗妇人闭经，这又是什么道理？爷爷说，这就要看张锡纯的《医学衷中参西录》了，里面有篇文章叫"论鸡内金为治女子干血劳要药"。这种干血劳是最顽固的闭经，你想想血都干枯了，月经怎么能来呢？

这时运用鸡内金，一方面能健脾胃，脾胃是气血生化之源，脾胃气血不足，子宫如何能够得到气血供养？只有脾胃气血充足，五脏六腑才能得到气血灌溉，子宫血海自然水满自溢，而无闭经之理。

同时鸡内金还有个特点，它能够消化干血劳积，无论脏腑何处有积，张锡纯说，鸡内金皆能消之，男子积聚，女子癥瘕，久久服之，皆能治愈。

因为很多虚劳的人经络多瘀滞，这样经水就来不了。加鸡内金到补益之品中，一方面帮助补药运化，另一方面能够消磨经络瘀滞，使经水畅通，其病可愈。所以这鸡内金也是妇人闭经的要药。随后小指月在小笔记本中记道：

史道生经验：鸡内金乃催月信佳药。鸡内金是家鸡的砂囊内壁。临床应用多取其调健脾胃、消化水谷之功。近代药理研究证实鸡内金有促进胃腺分泌的作用。读近贤张锡纯《医学衷中参西录》，谓鸡内金善化瘀血，能催月信速于下行。读后颇感惑昧费解。1958年秋，开展矽肺及石棉肺的临床研究工作，曾给部分病人每日生鸡内金粉内服，以消肺内粉尘。其中女性病人多数服后月经超前，甚者一月两行，如停止服用鸡内金，则月经不超前。此后用于闭经及经行后期病人，经不断临床观察，奏效颇奇。至此始知张氏之言，洵不诬也。（《黄河医话》）

王成魁经验：鸡内金，寻常之药，对其消食健胃之功人皆知之。鸡肠的药用价值则鲜为人知，目前民间偶或使用，亦不被人重视。吾师王成魁大夫（河南省武陟县名老中医）对此二药之用独有心得。王师治疗遗溺、尿频之病，除依照辨证施治原则审证遣方外，其独到处即在于随方加入此二味药，鸡内金一般入药煎服，鸡肠炒为膳用。鸡内金用量每次 20~25 克，鸡肠每次 60 克。小儿减半，用法一样。

如治李某，女，16 岁。每夜遗尿，常湿被褥，甚是苦恼，逢天冷则夜尿甚，两脉细而尺弱。众医见尺弱，或补肾，或温化，或固摄，治疗 10 余年，然无效果。王师用固脬汤化裁加入鸡内金、鸡肠（益智仁 15 克，桑螵蛸 12 克，黄芪 20 克，沙苑子 12 克，山药 20 克，升麻 3 克，当归 10 克，鸡内金 20 克，水煎服。鸡肠自备，炒菜为食）。服药 3 剂，则有尿自醒，白天劳累过度，夜间偶尔发生遗尿。又 3 剂，病不复发。

杨某，农妇，42 岁。小便频数月余，每日十五六次，甚则达 20 余次，饮水一杯，未几即溺。更严重的是，目视水流、耳闻水声即遗。曾去焦作市某医院检查治疗，化验尿糖阴性。症见面色少华，脉细弱，饮食欠佳，倦怠无力，尿清长而无不适感。王师处以生山药 30 克，山茱萸 20 克，益智仁 10 克，乌药 10 克，黄芪 20 克，柴胡 10 克，潞党参 15 克，白术 15 克，茯苓 15 克，陈皮 10 克，当归身 10 克，炙升麻 5 克，炙甘草 5 克，鸡内金 20 克，大枣 5 枚，生姜 3 片。3 剂，水煎服。鸡肠自备，60 克炒菜为食。二诊时加生龙牡各 30 克，白菊花 12 克。3 剂。服后小便日行 4~5 次，原方加枸杞子、补骨脂以善其后。

◎鸡内金消结石

爷爷说，鸡内金不单消胃肠里的积滞石块，无论何脏何腑有积，鸡内金皆能消之，所以治疗胆结石或肾结石时，往往少不了鸡内金。

有个农家汉子，经常一边腰部刺痛，他以为是骨质增生或虚劳腰痛，没怎么在意，可痛得越来越厉害。到医院一检查，发现肾里有好几块结石，最大的绿豆那么大，医生建议碎石。他想先找中医瞧瞧。

爷爷说，你搞些鸡内金，烤干打成粉，每次 10 克冲服，连服一周看看。记住这一周不能房劳，要早休息，养精蓄锐，水要喝足，并且去慢跑，或者快步走。

他每天都遵照老先生的吩咐去做，服到第四天，排出四五枚绿豆大小的沙石。服用半个月后，再去检查，结石已经排了大半，腰部也不刺痛了。

小指月说，一味鸡内金，就治好了肾结石，这真是太妙了，可见这鸡内金有强大的化坚消石之功。爷爷说，如果再配合金钱草、海金沙，三金来治泌尿系结石，其效更速。如果是胆结石，那就配金钱草、郁金，三味药效果更佳。不过要注意，必须体质壮实者方能经受得了这番消磨，体弱之人必须照顾正气，要加些补虚之品，或者消一段时间后就要扶一下正气，这样既能治病，又不会耗伤身体。

随后小指月在小笔记本中写道：

《湖南中医杂志》报道，蒋某，男，46岁。因为右边腰痛而入院检查，发现右肾有多发性结石，最大的如绿豆，还伴有少量积水。嘱用鸡内金烤干研粉，每次用15克，放入杯中，冲300毫升的开水，15分钟后服用。每天早晨空腹服，一次服完，然后慢跑。连服5天，病人排出沙石5枚，服用到第15天时，又排出些小沙石。然后到医院复查，发现右肾部结石消失，随访5年未见复发。

◎鸡内金治口疮

有个小孩口疮溃烂，昼夜啼哭，饭都吃不下，家人甚是烦恼。

爷爷说，用点小儿鸡内金散试试。吃了两天后，小孩就不哭闹了，而且疮口已经开始有愈合的迹象。

小指月说，怎么这么快？用鸡内金治疗口疮溃疡，我还是第一次听说。爷爷说，脾胃开窍于口，大多数口腔溃疡都跟脾胃运化消纳食物功能减退分不开，脾又主肌肉，口腔溃疡就是病在肌肉层面，想要它迅速修复，也离不开强大脾胃。

小指月说，原来还是九窍不和，脾胃之所生。爷爷说，用鸡内金治疗口疮，《本草纲目》中早有记载，不仅治口疮，还可以治喉痹、扁桃体发炎、牙龈肿痛。

李时珍说，用鸡内金阴干研粉，或外敷，或内服，治疗喉痹乳蛾、一切口疮、鹅口白疮、走马牙疳、阴头疮蚀、谷道生疮、脚胫生疮、发背初起、发背已溃等。

小指月说，原来鸡内金还有这么广泛的作用。然后在小笔记本中写道：

干祖望经验：鸡内金治口疮。口腔溃疡，在辨证的基础上加鸡内金，其效更验。尤其是对复发性口疮和兼夹消化不良及有脾胃症状者，更为适宜。其机制可能是因口疮而咀嚼困难，以致食物难于消化和影响脾胃功能，而造成脾胃更虚，使胃浊熏蒸口腔所然。所以，鸡内金具有磨谷助消化之功能，故有健脾胃、疗口疮之作用。（《中华名医特技集成》）

◎鸡内金拾珍

《医学衷中参西录》记载，沈阳龚某，年30岁，胃脘有硬物堵塞已数年矣。饮食减少，不能下行，来院求为延医，其脉象沉而微弦，右部尤甚。为疏方，用鸡内金一两，生酒曲五钱，服数剂，硬物全消。

奉天史某，年近四旬，为腹有积聚，久治不愈，来院求为延医。其积在左胁下大径三寸，按之甚硬，时或作疼，呃逆气短，饮食减少，脉象沉弦。此乃肝积肥气之类。俾用生鸡内金三两，柴胡一两，共为末，每服一钱半，日服 3 次，旬余全愈。

奉天秦某，年 30 余，胃中满闷，不能饮食，自觉贲门有物窒碍，屡经医治，分毫无效，脉象沉牢。为疏方，鸡内金六钱，白术、赭石各五钱，乳香、没药、丹参各四钱，生桃仁二钱，连服 8 剂全愈。

盐山李氏妇，年三旬，胃脘旧有停积，数年不愈，渐大如拳甚硬，不能饮食。左脉弦细，右脉沉濡。为疏方，鸡内金八钱，生箭芪六钱，三棱、莪术、乳香、没药各三钱，当归、知母各四钱，连服 20 余剂，积全消。

指月按：鸡内金消积，无论是实积，还是因虚而作积，皆可用之。实积者，重用鸡内金等消伐之品，有病则病受。因虚而肠胃停积，或者停积日久导致体虚之人，用鸡内金、三棱、莪术之品消积，必佐以黄芪、知母、党参、当归之品，以补其虚，照顾久病必虚的体质。这样积消不伤正气，方为王道之举。

62、鸡矢藤

◎一味鸡矢藤乃消积散

生活条件好加上娇生惯养，造成了当今时代小儿厌食、疳积病症越来越多。

爷爷说，现在的很多父母看似爱孩子，实则在害孩子。小指月非常不解，父母爱孩子都嫌不够，怎么会害他呢？

爷爷说，很多家庭，打开冰箱一看，饮料可乐，零食瓜果，煎炸烧烤，满冰箱都是，随便孩子吃，孩子没有足够的自制力，这样吃能吃不坏吗？

小指月说，原来是这样。养了孩子，没有教好他的话，那就是父母的过失啊！

一对夫妇有一个宝贝儿子，这孩子想吃什么就有什么，只吃零食，不吃主食，却养得皮包骨头，肚子胀大，四肢消瘦，大便经常艰涩难出。

家长以为营养不够，还拼命地给孩子买各种保健品、营养品。可孩子仍然是胃口全无，见食不喜。

爷爷说，零食养病不养命，如果真爱你的孩子，就把家里的所有零食扔掉。

这夫妇不解地问，可孩子不吃饭啊。爷爷说，你光给他零食吃，他当然不吃饭了，没零食了，你看他还吃不吃饭。他们便下定决心按照老先生说的去做，刚开始孩子还有些哭闹，可家长一严厉起来，几天后孩子也渐渐习惯吃主食了。

等孩子断了零食，爷爷才给他用消积散。这孩子吃了一个多月的消积散，胀大的肚子消下去了，暗黄的皮肤变得有些光泽，以前从来没有吵着要吃饭，现在天天都容易饿肚子，厌食之感全消，大便通畅，很快恢复了健康。

小指月说，这消积散效果真好。爷爷说，一味鸡矢藤就是最好的小儿消积良方。随后小指月在小笔记本中记道：

陈源生经验：同乡有李姓草医，祖传疳积秘方，以其简便验廉，远近求治者不少。该医视为枕中之秘。为学习伊之长处，乃与其结交至好，并于医道共相切磋，久之情深，伊知我乃方脉医，非卖药谋生，渐去戒心，偶于醉后道出真言，曰：一味鸡矢藤研末即是。事虽小而启发大。鸡矢藤一药，我几十年来屡用于肝胆脾胃诸病，证实其有健脾消食、行气止痛、利水消胀的良好效果。（《医学生涯六十年》）

◎百脉浊气，消归肠腑

爷孙俩在野外采了一大筐的鸡矢藤，爷爷把鸡矢藤的叶子揉烂，叫指月闻闻，指月一闻就皱了眉头。爷爷说，怎么样啊？

小指月说，一股臭鸡屎的味道。爷爷笑着说，不然怎么叫鸡矢藤呢！

小指月说，以臭制臭，以浊降浊，难怪鸡矢藤是消肠积、降肠浊的妙药。

爷爷说，鸡矢藤远不止于消肠积、降肠浊。原来爷爷把鸡矢藤广泛地运用到血压高、血脂高、血尿酸高等各类脏腑经脉积滞、浊气偏盛的病人身上。

小指月说，为何鸡矢藤还可以这样用？爷爷说，十二经为川，胃肠为海，海能够降到最低处，所以百川皆可归之，当肠道积滞能够下撤，五脏六腑、十二经脉瘀浊都可以下移肠中，排出体外。所以鸡矢藤不仅治小儿肠腑积滞，五脏六腑有积滞浊气，皆可用之。小指月说，原来还可以这么用。

爷爷说，鸡矢藤有两大特点。小指月说，我知道，一大特点是藤类药，无处不到，第二大特点是以独特的臭浊味而被人称之为鸡矢藤，能够降浊。

爷爷说，对，因为它具有无处不到的藤类药个性，所以它一入肠腑容易通到周身各处，这就是藤类药善于祛风湿通经络的特性。它可以从肠腑钻到四肢，不过它和一般祛风湿药又不同，一般祛风湿药驱散出去就收不回来，而鸡矢藤由于具有这股臭浊降肠腑积滞的特点，它在钻通脏腑经络死角的同时，能把这些臭浊之气通过肠腑排出体外。小指月说，照这样来说鸡矢藤本领可就大了。

爷爷说，用一句话来概括鸡矢藤的作用特点，就是它能令周身浊气消归肠腑。而像麦芽、山楂、神曲之品，一般只能化肠腑里的积，而鸡矢藤不同，经络血脉，甚至脏腑深处，他药所难到达之处的浊气积滞皆可化之。

小指月点点头，他终于明白爷爷为何那么喜欢用鸡矢藤了。爷爷又跟指月讲，在各类杂病里活用鸡矢藤，如皮肤瘙痒，吃了海鲜、鱼肉加重的，重用鸡矢藤，直达皮肤表面细小经络，令浊毒出下窍，皮肤不受浊气干扰，自然就不痒了。

比如跌打损伤，用鸡矢藤 30 克，酒、水各半煎服。损伤之处，必定经络不通，鸡矢藤是藤类药，能通之，损伤之处必定有瘀血浊气堵塞，鸡矢藤能让这些瘀浊出下窍，然后借助鸡矢藤消归肠腑的特点，把这些瘀浊都排出去。

又比如风湿关节痹痛，用鸡矢藤 60 克，酒水煎服。关节痹痛之处，必有伏邪、痰饮瘀血，鸡矢藤能够令伏邪风湿外散，又以其独特臭浊气能够把这些瘀血浊阴排出去。加酒水煎服，能加强活血行气之功。

又比如病人生气后，胸中闷胀，胃也痛，这是一团浊气在胸，用鸡矢藤 30 克，水煎服，使胸中浊气下归肠腑，胸闷自除，胃痛可愈。

又比如瘰疬初起，一团浊气壅在颈部，用鸡矢藤和酒煎，可以使颈部浊气化散消归肠腑……

随后小指月在小笔记本中写道：

治气郁胸闷，胃痛，鸡矢藤根 30～60 克，水煎服。

治食积腹泻，鸡矢藤 30 克，水煎服。

治小儿疳积，鸡矢藤干根 15 克，猪小肚 1 个，水炖服。

治关节风湿痛，鸡矢藤根或藤 30～60 克，酒水煎服。

治阑尾炎，鲜鸡矢藤根或茎叶 30～60 克，水煎服。

治背疽，鲜鸡矢藤 60 克，酒水煎服，渣或另用鲜叶捣烂敷患处。

治跌打损伤，鸡矢藤根、藤 30 克，酒水煎服。

治瘰疬，鸡矢藤根煎酒，未破者消，已溃者敛。

63、隔山消、阿魏

◎四味消痞丸

有个山区，那里的小孩容易长痞块，这应该与当地水土有关。爷孙俩采药经过那里，村民们都希望爷孙俩出个主意。

爷爷说，我们拟个消痞丸，专消小儿痞积食不化。小指月马上说，一味鸡矢藤即是消积方。爷爷说，行，我们就在这方子上稍作变化。

小指月说，可以加鸡内金，善消磨一切痞积，不论软硬。爷爷点点头说，还可以用隔山消。《本草纲目》中说，此药专主腹胀积滞，单味煎服即可治小儿痞块。

小指月说，已经有三味药了。爷爷说，还可以加进阿魏。阿魏具有强烈持久的蒜样臭气，善于开通痞结。这样四味消痞丸的方子就设计出来了。

爷爷便叫村民到山下去配药。1 年后，爷孙俩又采药经过这里，村民热情招待，爷孙俩便问，孩子怎么样了？

村民笑着说，孩子们痞积厌食的现象都消失了，有的吃了几天的药，有的吃了一两个月的药，都好了。这个方子他们一直保存着呢。

小指月说，随手拟出来的方子，居然有这么好的效果。爷爷说，你只要根据中医基础理论去选择药物，消积行气，化癥散痞，这些小儿痞积都不难治。你用这四味药可以治好，用其他药物一样可以治好。

64、使君子、苦楝皮、槟榔

◎消虫积才能壮孩儿

有个小孩形体瘦弱，肚腹却偏大。医生说是脾虚，有食积，用了不少健脾消积的药，比如四君子、焦三仙，还用了小儿鸡内金散，发现作用都不大。

爷爷翻开小孩的眼睛，告诉指月说，眼睛里有条黑斑，这叫虫斑，说明他不是简单的食积，而是有虫积。于是叫孩子家人去买肥儿丸。

小指月说，肥儿丸跟一般健脾消积药有什么不同呢？爷爷说，肥儿丸在健脾行气消积的基础上（肉豆蔻、木香、神曲、麦芽、胡黄连），还加了杀虫的使君子和槟榔。这孩子吃了一段时间的肥儿丸，肚子就慢慢消下去了，胃口也慢慢好了，脸色也不像从前那么黄了。

爷爷说，孩子有虫积时，除了健脾消积外，必须加点驱虫的药，这样更有助于虫积排出，而这肥儿丸就是让虫积排去，小儿身体自然肥壮。其中使君子是驱虫药的代表，而且它口感还不错，小孩都喜欢吃，单用使君子一味也有效果。

《补要袖珍小儿方论》记载，使君子散治小儿蛔虫咬痛，口吐清沫，使君子（去壳）为极细末，用米饮调，五更早空心服。

李时珍盛赞使君子为小儿诸病要药。消除了虫积，才能肥壮孩子。

这味药宜炒香后空腹服，小孩每次吃不能超过 20 粒，吃多了容易打呃，很难止住。但有一个办法可以迅速止住，就是用使君子壳煮水，喝了马上就解除了。随后小指月在小笔记本中记道：

《岭南采药录》记载，使君子生食太多，令人发呃逆。儿童多食，有呃逆至一日夜不止者。唯用其壳煎水饮之，遂止。

《本草纲目》记载，服用使君子，忌饮热茶，犯之即泻。

◎ 湿热癣痒苦楝皮

爷爷指着竹篱茅舍前面的池塘，说，为何池塘边秋冬天蚊虫就少，春夏天却多呢？小指月说，春夏主生发，秋冬主收藏。

爷爷说，治蚊虫要善于调生发和收藏两股气。湿热的环境有利于百虫生发，这叫无湿不生虫，而湿热一退，百虫自然就繁衍不起来了。

小指月说，爷爷的意思是治虫还是要治整个环境，而不是盯着治局部的病菌。

有个小伙子大腿长癣，奇痒，小便黄赤。爷爷说，这是虫蚀为患。就用一味苦楝皮浓煎洗浴，结果洗了几次后，患处脱皮，不再瘙痒了。

小指月说，这苦楝皮杀虫，治皮肤湿热癣痒，真是一绝啊！

爷爷说，苦楝皮杀虫疗癣，是因为它本身有小毒，又是苦楝树的根皮，善于走脾，同时它又是苦寒之品，能够清热燥湿。这小伙子局部湿热清除后，癣痒自然就没那么厉害了。要想根治就要注意卫生，衣服要洗干净，晒干，不然还容易得各种癣痒。随后小指月在小笔记本中写道：

《斗门方》记载，治瘾疹，楝皮浓煎浴。

《奇效良方》记载，治疥疮风虫，楝根皮、皂角（去皮子）等份为末，猪脂调涂。

《福建中医药》报道，治顽固性湿癣，楝根皮洗净晒干烧灰，调茶油涂抹患处，隔日洗去再涂，如此三四次。

◎ 鱼都到哪儿去了

《本草约言》记载，槟榔，入胸腹破滞气而不停，入肠胃逐痰癖而直下。下行逐水攻脚气，治里急后重如神，取其坠也，非取其破气也，故兼木香用之，然后可耳。一云能杀寸白虫，非杀虫也，以其性下坠，能逐虫下行也。

爷爷说，指月啊，你看为什么治各类虫积要加槟榔，比如肥儿丸中就有槟榔，用使君子配槟榔。小指月说，槟榔也能杀虫消积啊。

爷爷说，能杀虫消积的药非常多，但古代名方却独看重槟榔，因为槟榔还有一个重要功效，它能下气行水，凡十二经之气水，槟榔皆可下之。

小指月听后，仔细咀嚼爷爷这句话。按照驱虫药的特点，不外乎就两个机制，一个是将虫儿麻痹杀死，另一个是把这些麻痹的虫儿通过打开肠腑气机，让它们排泄出去。要驱虫就要体现一个驱逐的特点，要给邪以出路，使虫儿排出体外。而排出虫儿最好的出路便是肛肠，这槟榔不正是能够宣通五脏六腑壅滞，下一切气，消谷逐水，打开虫子下排的通路吗？

爷爷说，所以这单味槟榔就是很好的驱虫药，它同时兼顾杀虫麻痹虫体，而且又能够驱逐它们外出。这就像山溪里的鱼，发一次大水，鱼都被冲下去了。肠道里有虫积，用药把它们麻痹后，再用通腹的槟榔或莱菔子通达肠腑气机，那么虫儿在里面就待不下去了。随后小指月在小笔记本中写道：

《千金要方》记载，治寸白虫，槟榔二七枚，治下筛，水二升半，先煮其皮，取一升半，去滓纳末，频服暖卧，虫出。出不尽，更合服，取瘥止。宿勿食，旦服之。

《太平圣惠方》记载，治诸虫在脏腑久不瘥者，槟榔半两（炮），为末，以葱蜜煎汤调服一钱。

《普济方》记载，槟榔散治大小便不通，亦治肠胃有湿，大便秘涩，槟榔至大者半枚，用麦门冬煎水磨一钱，重汤烫热服之。

65、南瓜子

◎三步排虫法

吃南瓜的时候，爷爷叫小指月把新鲜的南瓜子收集起来。这些南瓜子有什么用呢？指月很疑惑。

爷爷说，南瓜子没有毒，不能把虫彻底杀死，但它有个特点，能够将虫麻痹。

小指月说，爷爷，从前人们没有专门的肠虫清药片，但小孩非常容易长蛔虫、猪肉绦虫，是怎么治的呢？

爷爷说，我们中医也有个驱虫的好法子，可以中药联合使用，把虫体排出体外。比如可以用新鲜的南瓜子，打成粉，用冷开水调服 60~120 克，这时从胃到肠经过 2 个小时左右，虫体会慢慢麻痹。2 个小时后，用槟榔 60～120 克水煎服，这时从胃到肠都会加强蠕动，并且虫体会更加麻痹。槟榔驱肠道寄生虫范围非常广，并且以泻下的作用赶虫体出体外为其优点。身体浊气和浊水在槟榔的带动下开始转动了，如洗衣机甩洗一样。再过半个小时，便用芒硝粉 15 克，一次冲服，可以软坚散结，泻下通便，把浊渣排出体外。这时浊气、浊水、浊渣同时泻下而出，连同虫体也排出去了。

小指月听完后说，这三步排虫的方法太厉害了，先麻痹，后理气，再通便，步步都设计得非常完美，让虫体无处可去，只有乖乖从大便里逃离体外。

◎ 南瓜子治前列腺增生

有个老农种了很多南瓜，南瓜放大半年都不会坏。这老农经常尿频尿急，夜尿多，小便细如线，还分叉。连卖南瓜时，他也要先找好厕所，担心出门后想小便找不到地方。可这样下去也不是办法。像这种前列腺增生，如果继续发展下去，会尿闭，中医称为癃闭，那就麻烦了。

爷爷说，你把南瓜子洗干净，晒干后炒熟，每天吃 100 克。记住吃的时候，一定要细细嚼烂，连壳一起嚼烂，效果才好。如果你牙齿确实不行，嚼起来不方便，就到药店里打成粉，每天一定要吃够 100 克药粉。可以分几次服用，但不管吃几次，服用的量一定要够，壳一定不能吐掉。

这老爷子听后说，这办法简单，我连药钱都省了，就是不知道效果怎么样？

爷爷说，要想效果好就要注意养生。前列腺增生，要注意不能喝酒，尤其是高度的烈性酒，酒精对前列腺伤害非常大，它能使前列腺迅速充血增大。还要饮食清淡，肥甘厚腻之品、辛辣烧烤之物要少吃，因为这些都容易酝酿湿热，下焦湿热也是前列腺肥大的一个重要原因。

这老农回去后连续服用了一个多星期，发现夜尿次数居然减少了，明显感到小便比以前通畅，没有以前那种排得淋沥不尽之感，好像水道被打通了一样。

效不更方，他便信心十足，连续服了 1 个月，小便细如线或分叉的现象也消失了。他到医院里做 B 超复查，发现增生的前列腺明显缩小了，医生说前列腺肥大、炎症的症状已经解除了。

这老农哈哈大笑，为什么呢？因为他马上想到可以帮更多的前列腺增生病人解除病痛的苦恼。于是他便收集南瓜子打粉，专治中老年人前列腺增生。可有些人非常有效，有些人效果却不理想，他便不解，来请教老先生。

爷爷笑笑说，单味南瓜子治前列腺增生乃民间偏方，虽然说一味单方气煞名医，但单方使用也得注意，之所以单方没有理想的效果有两个原因。

老农问，是哪两个原因呢？爷爷说，第一是养生方面的问题。如果病人经常久坐不动，或房劳太过，本身就精气亏虚，湿热下堕，再加上饮酒无度，嗜食肥甘厚腻，下半身湿热熏蒸更厉害，前列腺便容易反复出问题。

第二是医生辨证论治的问题。南瓜子只能在一定程度上减轻前列腺增生的病症，而中医认为前列腺增生和下焦肾的功能不足是分不开的。如果腰膝冷痛，小便清长，必须要加桂附地黄丸。如果小便黄，舌红少苔，烦躁，这是阴虚火旺，就要加知柏地黄丸。要视病人体质而用一些汤方治其本，再配合南瓜子治其标，这样标本兼顾，其效必速。

66、鹤草芽、雷丸、鹤虱、榧子、芜荑

◎献方运动和鹤草芽

小指月说，鹤草芽不是仙鹤草的根芽吗？爷爷点点头说，仙鹤草又叫脱力草，能补气止血，但它的幼芽却能够杀虫，可见同一植株，部位不同，功效未必一致。正如马兜铃的藤称为天仙藤，却是祛风湿药，又能理气；它的根称为青木香，是理气药，又能够消肿解毒，而马兜铃却能够清肺止咳。

小指月说，为什么古籍中很少提到鹤草芽？爷爷说，鹤草芽是新中国成立后大搞中草药运动时，才发现它有杀虫的功用，可驱杀绦虫，还带有泻下作用，可谓是治绦虫病的新药。当时国家提倡民间献方，搞了个献方运动，这里头有大量民间宝贵的草药经验。以后等这些中药学完后，你再慢慢去看这数十本献方汇集，你就能够从中领悟到很多方子的巧妙构思，当然见识也会大大拓宽。

鹤草芽驱虫作用要强于南瓜子，但由于它的有效成分不溶于水，所以要研粉服用，不入煎剂。单用鹤草芽研粉，早上空腹服用，便有效果，一般药后 5 ~ 6 小时，可以看到有虫体排出。

◎雷丸治虫积疳积

小指月说，雷丸的名字好霸气。爷爷笑笑说，《本草求真》讲雷丸味苦而咸，性寒，有小毒，它是竹子余气所结成的菌核，得霹雳而生，故有雷丸之名。

小指月说，雷丸入药，也不入煎剂。爷爷说，因为它含有蛋白酶，加热到60℃

就容易受到破坏而失效。小指月说，雷丸除了杀虫，还有治小儿疳积的作用。

爷爷说，雷丸杀虫，是因为它味苦能够燥湿，性寒可以清热。小孩大都好食肥甘，胃肠多实热，实热就容易生虫。雷丸苦能杀虫除湿，咸寒能清热消积，故善治小儿虫积。不过此物毕竟苦寒，脾肾虚寒者慎用。它治小儿疳积也是这个道理，疳积容易化热，主要积于阳明胃肠，雷丸善入阳明经，以开滞消疳。说白了，就是雷丸能够轰开阳明经疳积滞塞下行的通道。

随后小指月在小笔记本中记道：

《经验前方》记载，下寸白虫，雷丸一味，水浸软去皮，切，焙干为末。每有疾者，五更初先食炙肉少许，便以一钱匕药，稀粥调半钱服之。

◎糖衣炮弹与鹤虱

杞子女贞，并补肝肾，鹤虱榧子，均杀三虫。小指月背着朗朗上口的《药性赋》，原来这杀虫药鹤虱、榧子常联合使用，以治虫积腹痛，它们是绦虫、蛲虫、蛔虫的克星。

《名医类案》中讲，一人大肠内出虫不断，断之复生，行坐不得，鹤虱末调敷五钱自愈。

爷爷说，鹤虱除了杀肠道寄生虫外，对于阴道虫蚀阴痒也有奇效。妇科炎症常会用到它。小指月说，为什么古籍中常记载，用这些杀虫药为散剂时，常以肉汤调下，或叫病人先吃炙肉少许，再调以药末呢？

爷爷说，虫也很聪明，你看叫小孩吃苦药，他都会把嘴巴闭得严严实实的，所以很多药片外面包了一层糖衣，小孩就喜欢吃，这叫糖衣炮弹，暗度陈仓。等进入胃里，表面的糖衣一融化，药效就出来了。而这些聪明的虫，对于各类苦药味，它都把嘴巴闭得紧紧的，一旦它们闻到肥甘之味，便把嘴巴张开了，所以说虫闻甘则动，然后这些药再下去，它们就猝不及防。

小指月笑笑说，原来这又是三十六计，先以肥甘厚腻来诱惑虫子，然后再麻痹它们，驱逐它们。随后小指月在小笔记本中记道：

易聘海经验：鹤虱治妇人阴痒。郭妇，二阴外围瘙痒经旬，奇痒难忍，通宵达旦，不得安睡一夜，只见有白色小虫成群毕集，争相爬行，昼伏夜出。病人每过黄昏，即心惊肉麻，其惧恐痛苦之态，不可名状。遂来诊，以杀虫论治，授以生平经验方，即鹤虱60克炒香研末，取肥猪肉炖汤，汤调药末，每次令服9克，每日3次。外用蛇床子、地肤子、苦参子各30克，花椒9克，水煎洗患部。连治

7 日痊愈。此属蛲虫病，夜间成熟雌虫爬出肛门产卵，引起肛门外奇痒，蔓延阴道，因瘙痒难忍而出现失眠、夜惊等症，所用内外治疗方法是中肯的。

◎不苦的驱虫药——榧子

爷爷说，榧子和使君子都能杀虫，它们有个好处，就是味甘平，小孩容易接受，不似一般杀虫药味苦难吃。

《本草纲目》记载，凡杀虫药多是苦辛，唯使君、榧子，甘而杀虫，亦一异也。

《实用现代中药》记载，各类肠道寄生虫病，用榧子、使君子和大蒜各 30 克，水煎服用，空腹吃，每日 3 次，下虫有效验。

小指月说，甘能补中，苦容易泻伤气血，所以榧子杀虫不容易伤到气血。

爷爷说，正是这样，所以医家喜用之。《本草新编》说，榧子杀虫尤胜，但从未有用入汤药者，切片用之至妙。余用入汤剂，虫痛者立时安定，亲试屡验，故敢告人共享也。凡杀虫之物，多伤气血，唯榧子不然。

小指月说，我看榧子还有一个特点，就是它能润肺止咳，润肠通便。

爷爷说，这也是一般杀虫药没有的。因为榧子甘润平和，甘润之品大都能养其阴，阴血滋润，大便滑通。碰到一些虫积病人，又有便秘的，往往首选榧子。同时你也要知道，如果大便稀溏，就要少用。随后小指月在小笔记本中记道：

疗钩虫病，每日吃炒榧子三五两，直至确证大便中虫卵消失为止。曾治 5 例（其中 3 例兼有鞭虫），皆经 1 个月左右痊愈。治疗过程中未见不良反应。本品如配合使君子肉、蒜瓣煎服，则疗效更佳。

◎驱虫的三大药味

爷爷说，指月，芜荑是什么味道？小指月说，芜荑辛温带苦。

爷爷又问，治虫常用哪三大药味？小指月说，虫大都得辛则伏，得酸则静，得苦则下。治虫配药时要考虑到辛、苦、酸之味，而乌梅丸就是这种组合的代表。

爷爷点点头说，芜荑治虫积腹痛，也是取它辛温令虫得伏，取它苦味令虫得下，虫积面黄腹痛，用一味芜荑也管用。《千金要方》中说，治脾胃有虫，食即痛，面黄无色，疼痛无时，芜荑仁二两，和面炒令黄色，为末，非时米饮调二钱匕。

爷爷又问，指月，治虫大都要经过哪两种方式？小指月说，一种是将虫麻痹或杀死，比如用苦楝皮、使君子、鹤草芽、鹤虱、芜荑等；另一种是将阳明胃肠打开，使浊气、浊水、浊滓能排下来，比如槟榔、南瓜子、雷丸，当然还有榷子。

爷爷说，知道了治虫的三大药味和两种方式，驱虫就思过半矣。还有，用治虫药时必须注意，孕妇，或者准备孕育的男女都要慎用，因为精子、卵子亦可以当成精虫来看，切不可百密一疏啊！

67、大蓟、小蓟

◎血热妄行大小蓟

有个少年，每年夏天最热时都会咯几次血，血色鲜红，脉势洪数，延续好几年了。他倒是习以为常，可今年夏天非常热，他咳吐血十余次，就有点慌了，赶紧找来竹篱茅舍。

小指月马上背出《药性赋》，大小蓟除诸血之鲜。爷爷点点头说，血热妄行的出血，可以凉血止血，而大小蓟都能凉血止血。

小指月正准备开药，爷爷说，直接到野外采，多的是，用新鲜的药止血凉血效果要比干品好。然后小指月便带着这少年到野外山谷采了大小蓟，大蓟有的高达 1 米，喜欢生长在山谷。而小蓟比较矮，大都半米以下，喜欢生长在沟边，而且叶边还带刺，所以小蓟在凉血止血的同时还能够消痈肿、散毒结。

这小伙子就用大小蓟的根各 50 克，每天煮水当茶饮，喝了就不咳吐血了。连续喝了半个月，从此以后未再咳吐血。随后小指月在小笔记本中写道：

《医学衷中参西录》记载，一少年每年吐血，反复三四次，数年不愈。诊其脉，血热火盛，俾日用鲜小蓟根二两，煮汤数盅，当茶饮之，连饮 20 余日，其病除根。

一少年素染花柳毒，服药治愈，唯频频咳嗽，服一切理嗽药皆不效。经西医验其血，谓仍有毒，其毒侵肺，是以作嗽。询方于愚，俾用鲜小蓟根两许，煮汤服之，服过两旬，其嗽遂愈。

◎舌头出血

有个妇人血压高，经常舌头出血，每次出血都好几调羹，没有其他症状，检查也查不出问题，多方治疗，效果都不理想。将近一年了，她也习以为常。

可这个夏天非常热，她这次舌头出血，点点滴滴十几天了，都没有办法止住，都不敢吃饭了。她赶紧找来竹篱茅舍。

爷爷看后说，这是舌衄，心开窍于舌，你心脉洪数，血压高，借舌头来泄血，所以需要找一味药，既能够凉血止血，还要有一定的降压作用。

小指月说，小蓟正好合适。爷爷说，为什么呢？

小指月说，《卫生易简方》中提到，单用小蓟捣汁服用，可治九窍血热出血。《中药学讲义》里记载，现代研究报道，小蓟有较显著、较持久的降压作用。它能通利小便，利尿通淋，减轻血脉的压力。

爷爷点点头说，就用一味小蓟，鲜品煎汤饮。这妇人喝了2天后，舌头就不再出血了。又喝了半个月，发现血压控制在正常范围。对于血热妄行，尿赤、舌红、脉数的高血压病人，用小蓟能够清热凉血，利尿降压，导热下行。

随后小指月在小笔记本中记道：

《医林锥指》记载，某年，一杨姓妇女，70余岁，患舌衄，舌上有小出血点，每流血辄盈碗不止，已半年，久治无效。专科治之，效亦不显。用小蓟根捣汁，饮之，服3个月后，血竟止。

◎小蓟治尿血

《医学衷中参西录》记载，鲜小蓟根，味微辛，气微腥，性凉而润。为其气腥与血同臭，且又性凉濡润，故善入血分，最清血分之热。凡咯血、吐血、衄血、二便下血之因热者，服者莫不立愈。

爷爷说，很多出血表现不同，属于血热亢盛，尿赤、舌红、脉数的，都可以用小蓟，而且大小蓟功用相似，可以相须为用。不过大蓟解毒消痈疗疮之功要强些，小蓟利尿利胆降压功用更胜一筹，它可以让脏腑血热通过膀胱排出来。

有个病人做完结石手术后，老是尿血，一旦吃些性热的食物，如煎炸烧烤，或者稍微熬夜，小便就带血。

爷爷说，你这身体还没有完全恢复过来，稍微吃些性热的东西，就容易血热妄行，动血出血。于是给他用一味小蓟捣汁服用，尿血症状很快就消除了。

当然如果开汤方的话，可以给他开小蓟饮子，往往也是一剂知，二剂已。不过小蓟饮子药味多，不如单味小蓟药专效宏，而且鲜品凉血止血之功更胜一筹。

随后小指月在小笔记本中写道：

《太平圣惠方》记载，治热淋，俱用小蓟一味，生捣汁服。

◎大蓟疗痈毒

春天的时候，爷爷经常让小指月到野外采大蓟，并不是采来做药，而是大蓟本来是一种野菜，可以凉拌吃。每年吃几次凉拌的大蓟，可以帮五脏六腑洗洗澡，让里面的痰热浊气没机会结成痈毒。小指月说，这叫有病治病，没病防病。

爷爷说，吃应季的野菜、蔬菜可以养生，这叫食其时，百骸理。春天常采大蓟、蒲公英，夏天采马齿苋，秋天吃点雪梨，冬天就吃萝卜、大白菜。顺着节令吃蔬果，不容易得病。

有个小伙子得了肺结核，治了半年多还经常咳嗽、盗汗、胸痛，人也很消瘦。

爷爷说，肺部的阴影可以当成肺的痈块来治，既然脉细数，肺热盛，可以试试用新鲜的大蓟，因为大蓟本身就是治疗各类痈疮毒热的妙品。

小伙子从春天吃到夏天，每天都去采大蓟，每次用 100 克煎水代茶饮，胸痛渐渐减轻，盗汗大为改善。再去检查，肺结核的病灶居然比以前缩小了一半以上。

看到这效果，他信心大增。把附近的大蓟都采光了，后来他就自己种。新鲜的吃完了，就到药店买干品，也有效果。又吃了两个多月，体重增加不少。再去拍片检查，肺里的病灶居然完全吸收钙化，随访 1 年未曾复发。

随后小指月在小笔记本中记道：

《闽东本草》记载，用新鲜大蓟，煎汤内服，解毒消痈，治肺痈。

《日华子本草》记载，用新鲜的大蓟叶子，研汁调服，可治肠痈。

◎大蓟、小蓟拾珍

耿鉴庭经验　小蓟治鼻病

《外台秘要》引《神妙方》治"鼻塞不通，小蓟一把，水三升，煮取一升，分服"。在中草药展览会上，曾见到一个效方，是在这方的基础上，用小蓟煮鸡蛋治鼻病，取得满意的效果。我家治日久的肥厚性鼻炎，鼻甲肥大，血管粗张，有时出血，且经常气窒难通者，用之多效。小蓟既能破宿血，又能生新血，具有活血化瘀作用，又有双向调节的类似意义。治僵肿已久者，必须活血，乃外治之定理，用于鼻科，亦甚吻合。

指月按：顽固的鼻炎要当成疮痈来治，而大小蓟本身就是治疮痈毒热之妙品，对于热毒血瘀引起的鼻息难通、局部肿胀，用之有疗痈消腐之效。

徐克明经验　小蓟治淋巴结炎

小蓟破瘀，治热毒（药用根），也可用治颈项淋巴结核。徐氏多次试用有效。淋巴结炎，用小蓟 60 克，瘦猪肉二两切碎，为一日量，水煎煮，汁成两半，连猪肉同服治之，取得很好效果。

李某，经内外科医师检查发现左颌下及颈部长一椭圆形肿块，约 5 厘米×3 厘米，较硬，有压痛。化验白细胞总数及中性粒细胞增高。拟诊为淋巴结炎。内服消炎药、外敷安福消肿膏 2 天无好转。到县医院治疗 1 周亦无改善。后邀徐氏诊治，改用上方，连服 3 天，肿渐消，继用 4 天而愈。

指月按：淋巴结炎亦局部痈肿也，实热者可用小蓟，若病久体虚者，则当补虚益气，而小蓟瘦肉食疗方有补虚泻实之功。

龚士澄经验 大小蓟治赤白带

我地农村妇女称赤白带为"亏病"，常自挖鲜大小蓟各 100～150 克，置锅内煨稠汁，加红糖适量，于 1 日内分数次服完。连服 3～5 日，每能减轻或痊愈。我吸收此民间经验，凡遇下焦湿热伤络之赤白带及盆腔炎所致的血性黄白带，俱用大小蓟加于应证方中，效果比较理想。

指月按：下焦湿热导致的各类妇科炎症、带下病，单纯治下焦局部，不容易治好，必须要下病上取，正本清源，方为上策。而肺为水之上源，源清则流自洁，大小蓟直接清降上源，下流自洁。

68．地榆

◎塞源澄流治崩漏

《太平圣惠方》记载，治妇人漏下赤色不止，令人黄瘦虚渴，地榆二两（细锉），以醋一升，煮十余沸，去渣，食前稍热服一合。亦治呕血。

一妇人月经量大不止，其脉洪数。爷爷说，治崩漏有哪三大法？

小指月说，塞源，澄流，复旧。爷爷说，治崩漏下血，一般会用到酸涩收敛之品，以塞其源；用到苦寒清降之品，以澄其流；最后固本培元，以复其旧。

小指月说，地榆疗崩漏，止血止痢，这是《药性赋》里讲的。爷爷说，你知道为何地榆治疗血热崩漏效果神奇吗？

小指月说，《本草求真》里讲，地榆酸涩主收敛，苦寒能清降，乃解热止血之要药也，血热者可用，虚寒者不可用，久病者宜用，初起者不宜用。

爷爷说，地榆用醋、水各半煎煮，可加强收敛止血之功。

这妇人就用一味地榆饮治好了自己的崩漏。随后小指月在小笔记本中写道：

王珍珠经验：地榆苦酒治崩漏。崩漏按常规治疗，一般均能获效，但也有少数顽固者，久久难愈。这些病人多数属于无明显寒热偏颇、气滞血瘀征象的功能失调性子宫出血，常因气虚不摄、血不循经所致。此时若将单味地榆用米醋煎服，常能获得较好效果。此方出自《太平圣惠方》，后人常用以治疗下焦血热型崩漏。我认为不论何种崩漏，只要没有明显瘀阻表现，即可遵"散者收之"之旨而用之。对于病程延久、气血耗散者，效果尤著。兹叙一例，略示本方效应。

一陈姓学生，年方 16，迎考前适值经水来潮，量多如注，心慌头晕。曾送入某医院住院治疗 10 余天，病势虽见缓解，但仍时有漏下，且稍劳作即显著增多，遂来我处求治。症见精神委顿，面色无华，心悸怔忡，纳谷不馨，脉沉细，舌淡红，苔薄白。证属气血两虚，即以八珍汤加止血药治之。二诊因服前方效果不著，遂改用归脾汤调养心脾，摄血归经，先后共服 6 剂，病人血转淡红，仍不干净。思之：此证与心脾两虚关系密切，然亦因血亏气耗所致，故当从"散者收之"着手，于是用地榆 30 克，水、醋各半煎服。病人仅服 2 剂，血即干净。原方令用醋煎，因虑其伤胃而改为水、醋各半煎，同样受益。

地榆味苦涩，性微寒。据《本草纲目》记载，地榆除下焦热，可治血证，治妇人漏下。现代药理研究提示，本品能缩短出血时间，且有广谱抗菌作用。对血热性出血，有清热解毒、凉血止血作用。炒炭后，非但微寒之性已趋平和，而且增强了固涩作用。合米醋之酸敛，可以收摄经血，同时米醋还略有祛瘀之力，使血止而不留瘀。本方性味平和，药专力雄，收敛迅速，诚为治崩漏之良方。

◎ 家中有地榆，不怕烫伤皮

山下一人家柴房着火，众人去救火，终于把火扑灭了，但有好几个人都被烧伤了，手部红肿热痛，起大水疱。

爷爷说，一味地榆治水火烫伤如神。民间素有"家中有地榆，不怕烧破皮""地榆烧成炭，不怕皮烧烂"的俗谚。地榆能清热凉血，收敛疮肿。局部烧伤必有毒热，疮口散而不收，所以用地榆一举两得，既收其创口，也解其毒热。故一味地榆，水火烫伤之特效药也。于是爷孙俩采来新鲜的地榆，研成细末，用香油调成烫伤膏，叫大伙儿敷上。一敷上去，马上止痛。第二天肿消热退，严重的多敷了几天，也都好了，而且皮肤不留瘢痕。

爷爷说，地榆不仅是外科烧烫伤的著名单方，各种疮疡、痔瘘或金疮出血都可以用它。随后小指月在小笔记本中写道：

《中医验方汇选》记载，一妇人因被火烧伤，面部肿胀，目不能开，嘴唇肿大起疮。用生地榆研为细末，香油调敷患处，立时止痛。次日又敷，肿消而愈。

《实用经效单方》记载，王某，男，25 岁。上山砍柴，不小心割伤右足，血出不止，用地榆粉敷，立止。又有江某，男，36 岁。大便后下血，5 年反复不愈，后来用一味地榆，每日 30 克煎水服用，连服 3 天，便血止，不再发作。

◎一味地榆饮治胃溃疡出血

一慢性胃溃疡病人，经常胃出血，用了多种治溃疡止血的药，效果都不理想。

爷爷说，试试一味地榆。小指月就疑惑了，地榆要么治痔疮出血，崩漏出血，或者水火烫伤，肌表出血，用它治胃黏膜溃烂出血，没有听说过。

爷爷笑笑说，外用之药即内用之药，外治之理即内治之理。地榆可以凉血解毒，收敛止血，用于肌表创口出血，有点像创口贴。它能把毒火收下去，让创伤处迅速愈合。这酸涩又味苦的地榆，又名酸赭或涩地榆，能促进表皮生长，而胃黏膜是内表皮，皮肤是外表皮，虽然各异，但修复的机制如一。

这病人用了一味地榆饮后，胃不痛了，也很少再出血了。

爷爷说，胃黏膜，局部溃烂出血，灼伤，可以把它们看成是水火烫伤而治疗。

随后小指月在小笔记本中记道：

石恩骏经验：一味地榆饮治疗慢性胃炎。炒地榆 50 克，加生姜 3 片，蜂蜜 20 克，水煎服，每天 3 次分服。此方为贵州一草医治疗胃病之秘方，石氏习而得之，为其治疗慢性胃炎之专用方。关于本病的治疗，今贤有谓补脾为主，或疏肝为主，或活血为主，或调理气血为主，石氏认为当以清热利湿、解毒消炎为主。考地榆苦酸微寒，归肝、胃、大肠经，凉血止血，解毒收敛，治疗中下焦血热之便血、痔血、血痢等消化道炎性病变。地榆亦为烧烫伤之要药，研极细粉末外用，可减少皮肤黏膜的渗出与疼痛，加快创口愈合，亦常用于皮肤黏膜的炎性溃烂。观古今治疗胃脘痛、痞满、嗳气诸证常用之方，均无地榆一味。然研究其药性与主治，又考胃镜检查结果，地榆切于本病实用。

石氏运用此方常取得显著疗效或根治效果，一般用药数周或月余。若胃脘灼痛明显，口渴而浊臭，尿黄便秘，口干或苦，日久不愈者，此肝胃俱有热毒，用药量可稍大，每天 60 克。若胃脘不适，痞满或痛，泛酸嗳气，吐涎沫，痛引胁背或胸中，舌淡，脉弦紧者，此肝胃杂有寒气，生姜可多加数片。若脾胃虚弱，疼痛隐然，舌淡，脉虚，此元气虚，可加山药 30 克同煎。若为慢性萎缩性胃炎，病机多为气虚阴伤，地榆饮加枸杞子 25 克同煎服，有较好疗效。近年枸杞子用于外科某些疾患，如疔痈、冻伤、烫伤、褥疮等皮肤黏膜炎性病变，无论外用、内服均有效果，似可作为石氏组方之佐证。若病情稍重或兼有溃疡，则加生白及 30克同煎。白及治一般胃病之药理并非仅在于收敛止血，更在其消肿生肌、解毒散结之力。石氏以白及合焙干刺猬皮治疗胃部恶性肿瘤亦有一定疗效。《神农本草经》云白及主痈肿恶疮败疽、伤阴死肌、胃中邪气、贼风，当可深究之。

69. 槐花

◎为什么痔疮病人这么多

小指月说，爷爷，为什么现在痔疮的病人这么多？爷爷说，出入必车马，升降必电梯，久坐办公室，眼不离手机。

小指月说，十人九痔，那该怎么办呢？爷爷说，一方面要寻找治疗痔疮的好药，另一方面要养成好的生活习惯，要勤散步，少食肥甘厚腻，保持肠腑通畅，湿热不滞，痔疮便会少发作。

有个病人，一吃辛辣烧烤，肛门就灼热，痔疮肿痛出血。

爷爷叫他去买槐角丸，吃了就好了。有时也叫他抓点槐花和地榆泡茶，喝儿次也好了。不过如果经常熬夜应酬，便容易反复。

《经验方》记载，槐花、荆芥穗等份打粉，每次酒服一钱，治大肠下血。

爷爷说，地榆、槐花乃痔疮出血特效二药组，地榆凉血之中带收涩，而槐花只是清热凉血，并无收涩之性，两味药一配合，专治血热妄行的出血症，特别是它们善于下行，故治疗便血、痔疮出血往往少不了它们。

随后小指月在小笔记本中记道：

刘禹锡《传信方》中记载，民间郎中王及有个用槐汤治疗痔疮的办法，就是用槐树枝浓煎汤，熏洗痔疮，然后再用艾条灸局部。有个西川的判官，长途骑骡子后，引发了痔疮，可见久坐会让痔疮加重，到了驿站，痛不可忍，坐卧难安。于是便采用槐树枝煎汤熏洗，后用艾灸之法，很快就治愈，遂登骡而驰。

《太平惠民和剂局方》记载，槐角丸治五种肠风泻血，粪前有血名外痔，粪后有血名内痔，大肠不收名脱肛，谷道四面胬肉如奶名举痔，头上有孔名瘘，并皆治之。槐角（去枝梗，炒）一斤，地榆、当归（酒浸一宿，焙）、防风（去芦）、黄芩、枳壳（去穰，麸炒）各半斤。上为末，酒糊丸如梧桐子大，每服三十丸，米饮下，不拘时候。

◎槐花泡茶治肝热目赤

一人患眼疾，每天起床时目赤肿痛，久久难愈，用了不少眼药水，百治乏效。

爷爷说，此肝经血热也。肝开窍于目，人卧则血归于肝，热血归肝，故目赤肿痛；人起则血散于四肢毛窍，所以赤肿减轻。用一味槐花泡茶，连喝三次即愈。

小指月说，爷爷，清肝明目一般不是用菊花吗？爷爷说，菊花也有效果。不过这病人肺脉亢盛，大肠有热，肝火也旺，菊花能清肝火，但不能降泻大肠热。槐花既善于清泻肝火，又善于清利大肠热，所以用之。

小指月点点头，然后在小笔记本中记道：

《中药学讲义》记载，槐花味苦寒，长于清泻肝火，清肠泻热。凡肝火上炎、肠中积热所致的目赤、头胀头痛及眩晕等症，用单味槐花煎汤代茶饮，或配伍夏枯草、菊花等同用。

◎槐花拾珍

黄中平经验

单味槐花治疗小儿头面部脓疱疮系张琴松先师口授，多年治疗69例，效果非常理想。方法：槐花30克，加水150毫升，隔水炖20分钟，去渣取汁，调冰糖，分数次当茶频服，一般3～5天红肿消退，病痛痊愈。

指月按：将治疗痔疮的苦寒之品槐花，移用过来治小儿头面脓疱疮，异病同治，异在病名，同在病机，只要属于湿热内扰，火毒上攻，夏季容易多发的小儿头面部脓疱疮，皆可用此方。

70. 侧柏叶

◎柏叶西指降气血

《论语》说，岁寒，然后知松柏之后凋也。爷爷说，松柏耐寒，禀冬水之气足，能够祛风湿，除骨节痹痛，同时又带有肃降收藏之功。特别是侧柏叶，它喜欢向西边生长，西方秋金肃降也，故侧柏叶善降气血。

一妇人忧劳烦满，经常胸中疼痛，不时咳吐血。

爷爷说，气郁化火，咳吐鲜血，脉数，应该降气则血自止。小指月说，下血必升举，吐衄必降气，这是血证的一条治疗原则。

爷爷说，那就用单味侧柏叶打成散剂，用米粥汤调下。这妇人服用数次即愈。随后小指月在小笔记本中写道：

《太平圣惠方》记载，治忧恚呕血，烦满少气，胸中疼痛，柏叶捣罗为散，不计时候，以粥饮调下二钱。

◎侧柏叶降气止咳逆

有个 4 岁的小孩，每天连连咳嗽，咳了一个多月，喝了大量止咳糖浆，都没有止住。每次一咳就咳得面红耳赤，听那咳嗽声音，大人都害怕他把肺给咳坏了。

爷爷说，这是百日咳，如果早点治，效果就比较好，拖久了治疗起来就会复杂些。你看他现在咳得厉害，带些血丝了，说明气血逆乱妄行，要用一味药，既能助肺金行肃降之力，又能够有点化痰止咳的效果。

小指月说，侧柏叶能凉降气血，化痰止咳。爷爷说，用侧柏叶，新鲜的效果最好。于是用新鲜侧柏叶煎水，然后加进蜂蜜，制成糖浆，孩子喝了 3 天就好了。

随后小指月在小笔记本中记道：

吴光烈经验：治百日咳遵《内经》之旨，五脏之久咳皆聚于胃、关于肺。关者宜开，聚者宜散（散非发散，乃疏通之意），注意生克关系。用鲜侧柏叶、大枣、冰糖治之，无不奏效。清代黄宫绣《本草求真》载，鲜侧柏叶有养阴润肺燥土的作用；大枣补脾益气，润肺止咳；冰糖味甘色白，补脾益肺。肺清则肃有主，肺气开宣，气不上呛，而阵咳可止，自无关于肺之患；补脾益气和中，则脾健运，纳食增进，湿不内聚，生痰无源，而无聚于胃之害。且脾健则土能生金，子得母气，母子相得益彰。关于肺、聚于胃可解，而痉咳可止。

一年春，诊一 3 岁小儿，咳嗽顿作，连声不绝，咳时面赤耳红，最后须咳至有回缩音及吐出痰涎，咳始渐平。近来伴有咯血和鼻衄，屡经治疗，未见好转。嘱用鲜侧柏叶 15 克，大枣 6 枚，冰糖适量，水煎代茶顿服。1 剂后略有见效，连服 6 剂，痉咳止，纳食增进，活泼如常。（《南方医话》）

◎侧柏叶泡酒治脱发

小指月说，爷爷，为什么很多洗发水里都有侧柏叶、何首乌呢？何首乌能补肝肾，乌须发，可以理解，可侧柏叶呢？

爷爷说，血气过热过燥，也会导致脱发。就像天气太热，树木水分缺乏如焚，也会纷纷枯黄掉叶。这种脱发，就可以用侧柏叶。小指月说，原来是这样。

爷爷说，一些脂溢性脱发病人，脾气烦躁，经常熬夜，阴虚火旺，这种病人往往脉偏数，易脱发。用苦寒能降的侧柏叶，把血热降降，而且它苦能坚，让毛发坚固，这也不失为治脱发的一个好思路。

一妇人经常上夜班，头发掉得厉害，性格也很急躁。

爷爷说，用单味侧柏叶，泡在酒精中，1周后便可搽涂毛发脱落之处，每天搽3次，不久后发落处会再生。随后小指月在小笔记本中记道：

石恩骏经验：石氏认为，该药之特长在外用治疗脱发，且疗效较他药为优，其机制或与其能益阴、清热、凉血有关。脱发一证，石氏认为，禀赋不足，毛孔疏松，风邪乘虚而入，日久生热化燥，或火盛血虚，发失滋养者，亦为常见。然临床采用滋补肝肾、益气养血，加清热凉血润燥剂服之，未必有效，故可开外用一途。外用侧柏叶治脱发，历来文献多有记载。如《日华子本草》谓其烧取汁涂头，黑润髭发。《梅师方》谓以侧柏叶治头发不生。《太平圣惠方》谓以柏叶治头发黄赤等，然皆作为外用。石氏认为，柏叶治脱发，必须生用、外用，若炒炭或内服则疗效几失殆尽。外用方：生侧柏叶150克，骨碎补300克。可用95％乙醇适量浸泡上方，每天取少许药液涂搽头皮。忌食辛辣刺激之物。

71、白茅根

◎白茅根利尿退温热

爷孙俩经常到野外去采白茅根。小指月喜欢尝白茅根，嚼起来汁液带甜，非常可口。爷爷说，白茅根利水退热之功不容小视，鲜品效果最好。

一病人得了温热病，身体反复发热，烦躁，尿赤。先用发汗退热的办法，想不到热退了又再起来。

爷爷摸脉后说，脉应指有力，是里热盛，不是纯表热，可以通过利水道，使阳随阴降，热随尿出。于是就给他用单味白茅根半斤煎水服，1剂而热势退，3剂病痊愈。

小指月说，爷爷，怎么一下子用这么大剂量？爷爷笑笑说，很多人都知道白茅根能利尿退热，它中空有节，又带有微微发表、通表里气机的功效，是温病烦热要药。但临床上用的时候，却没法得心应手，原来他们都是10克、20克用，如隔靴搔痒，我们一用就 100 克、200 克，方能真正把热从水道排出去。

小指月点点头，原来这又是中药的剂量之秘，如果不知道这秘诀，古书读不懂，临床效果不理想，便容易失去信心。随后小指月在小笔记本中记道：

《医学衷中参西录》记载，一西医得温病，头疼壮热，心中烦躁，自服西药退热之品，服后热见退，旋又反复。其脉似有力，唯在浮分、中分。俾用鲜茅根四两，滑石一两，煎三四沸，取汤服之，周身得微汗，一剂而诸病皆愈。

一妇人年近四旬，因阴虚发热，渐觉小便不利，积成水肿，服一切通利小便之药皆无效。其脉数近六至，重按似有力，问其心中常觉烦躁，知其阴虚作热，又兼有实热，以致小便不利而成水肿也。俾用鲜茅根半斤，煎汤两大碗，以之当茶徐徐温饮之，使药力昼夜相继，连服五日，热退便利，肿遂尽消。

◎ 正本清源治崩漏

一妇人崩漏不止，屡用升举补脾之品，如补中益气汤、归脾丸，都没有止住。其脉虚数。

小指月说，下血必升举。按道理，用补脾统血、益气升举之法应该有效才对，怎么效果不理想呢？爷爷说，你看她脉象虚数，知其气不摄血，但其脉带数，寸部尤甚，这是肺热亢盛，肺热不能下移，血出必难以自止。这时用益气统脾加利水退热法，在归脾汤基础上加白茅根 60 克试试。随后 1 剂则血少，3 剂则血止。

小指月说，为何加白茅根呢？爷爷说，白茅根色白入肺，中空有节，善于通达水热下行，又能凉血止血。这样上焦肺胃热退，下焦血自不妄行矣。治疗崩漏别只看到下焦问题，别忘了下病上取，正本清源。

随后小指月在小笔记本中记道：

邢维萱经验：审证求因，辨证施治，是中医学之精髓，精于医者，莫不以此为准则。忆昔曾治李姓妇女，适逢绝经年龄，血崩不止，已有月余，多方求医不效。面色萎黄，心悸不寐，少气懒言，纳食欠佳，脉沉细无力，舌苔薄白质淡。辨证为心脾两虚，脾不统血。治以黄芪 30 克，党参 30 克，当归 15 克，白术 10 克，茯苓 15 克，广木香 5 克，龙眼肉 10 克，炒酸枣仁 15 克，鸡冠花 30 克。病人服药后依然出血不止，而且体质日渐衰弱。请李翰卿老所长诊治。李老问及病情，按脉片刻，仍按原方，加白茅根 60 克服用，药进 2 剂血崩止。请教李老加白茅根何意？李老说：此人心脾气虚证存在，但适逢绝经之年，天癸将尽，肾水不足，加之日久出血，阴液更加亏损。阴不足则阳有余，阴虚生内热，迫血妄行。

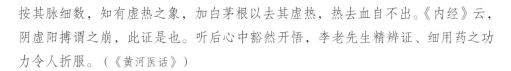

按其脉细数，知有虚热之象，加白茅根以去其虚热，热去血自不出。《内经》云，阴虚阳搏谓之崩，此证是也。听后心中豁然开悟，李老先生精辨证、细用药之功力令人折服。（《黄河医话》）

◎ 小儿流鼻血

《妇人良方》记载，治血热鼻衄，白茅根汁一盏，饮之。

《太平圣惠方》记载，治鼻衄不止，白茅根为末，米泔水服二钱。

《千金翼方》记载，治吐血不止，白茅根一握，水煎服之。

小孩 10 岁以前很容易流鼻血，稍微吃点性热的，或者运动激烈，都会导致鼻子出血。一方面是小孩身体比较通透，另一方面也说明脏腑肌肉还不够固密，发育不够壮满。这叫小儿脾常不足，统血力量不够。所以活动剧烈，或者身体透支厉害，也容易导致鼻子出血。

有个小孩经常打电子游戏，打的时间长了，鼻子就容易出血，家人不让他打了，他还偷偷去打。有一次放假，这孩子连续打了一个下午的电子游戏，鼻子出血难以自止。爷爷说，回去采点白茅根煎水喝就好了。当天下午，他家人就去采了白茅根，喝了就好了。

小指月不解地问，爷爷，为什么打电子游戏会引起鼻子出血呢？

爷爷说，长期过度集中精力在脑部，必定会导致气血上越，气血上越厉害，脑部压力便会大，脑部压力一大，便会借最薄弱的环境——鼻黏膜来泄血，以减轻压力。这种过度用脑的病人，脉势如果上亢，出现咯血、鼻衄，或者眼部出血，都是一个道理。只需要用白茅根，《药性赋》里说，白茅根止血与吐衄。它能够清热降气，凉血止血，正符合吐衄必降气之理。随后小指月在小笔记本中记道：

刘少臣老中医行医 50 余年，对疾病的治疗有许多独到之处，辨证用药灵活，有时仅用一味药或几味药就能取得良好的效果。如有一 6 岁男性患儿鼻衄，曾到几所医院均未治愈。就诊时嘱其家长每日用白茅根煮水喝即可，月余病愈，未再发。（《津门医萃·第 1 辑》）

72. 苎麻根

◎ 苎麻根治蛇虫咬伤、中耳炎

有一天指月正在田地里松土，他用手去拨土块，想把杂草拔掉，不料突然窜出一大蜈蚣来,对着指月的手咬了一口,随后局部就肿胀光亮。以前指月只听说被蜈蚣咬,非常疼,这回一试,疼得连眉毛都竖起来了。

爷爷看到后,随手从旁边拔了苎麻,捣烂取汁,给指月涂抹,肿痛处马上舒服多了,1小时后,局部疼痛就消失了,肿也慢慢退了。第二天又涂了几次就好了。小指月说,爷爷,为什么苎麻能解蜈蚣毒呢?

爷爷说,很多药都能解蜈蚣毒。当时旁边就是苎麻,随手一拔就是一大把。苎麻本身甘寒,能凉血止血,清热解毒,新鲜的捣烂外用,可以治疗各种热毒疮痈、丹毒、虫蛇咬伤。如《浙江民间草药》记载,治蛇虫咬伤,用新鲜苎麻根捣烂敷上。《日华子本草》记载,苎麻根主蛇虫咬。

爷爷接着说,不仅可以用于蛇虫咬伤,对于身体的疮毒,苎麻根也有特效。比如急性中耳炎,用苎麻根汁水配冰片滴耳,效果不错。

随后小指月在小笔记本中记道:

黄荣活经验:诊务之余,黄老叙述,他祖母系乡村草医,有一治疗中耳炎验方,治愈者颇众。后黄老学中医时,其祖母即将此验方传授给他,黄老对中耳炎病人用之,无不效验,且愈者甚多,遂形成一套固定方剂。方法是以鲜苎麻根取汁,加入冰片适量调匀,滴入耳内,每日滴3次,3日见效,1周痊愈。凡属血热感风或湿热感风等浸淫疮,用之亦获显著疗效。盖中耳炎(脓耳)的发生,外因是风热湿邪侵袭,内因是由于肝、胆、脾、胃等脏腑的功能失调也。

◎胎热不安用苎麻根

爷爷挖苎麻根,小指月把根皮剥下,尝了尝,有点甘甜清凉,没有其他异味。

爷爷说,这味药非常平和,历来都用它安胎止血,凉血退热,一味苎麻根乃安胎要药。小指月说,苎麻根为什么能够安胎呢?

爷爷说,苎麻根安胎适用于胎热不安引起的动血、下血、腹痛。中医认为产前宜凉,产后宜温,但凉不可过寒,温不可过热。只要属于胎热不安的,都可以用。但不是所有的胎动不安都属于胎热,也有些是气虚,或肾虚,或气滞。所以也用白术、桑寄生、菟丝子或紫苏梗之类的药来安胎固肾补气。苎麻根虽然是安胎特效药,但也要分寒热虚实而用之。

《梅师方》记载,治妊娠胎动,下血腹痛,以单味苎麻根煎汤服用。

一妇人因为劳损过度,导致胎动腹痛,下血,脉象虚数。

爷爷说,虚为血少,数乃有热。于是用四物汤去动血之川芎,加养血止血之阿胶，再配合苎麻根。3 剂后腹痛止，下血除。

小指月说，看来治疗胎动不安，不是纯用安胎药，如果因为劳损气血引起的，必须要以补气血为先，气血充足，胎系才牢固。

随后小指月在小笔记本中记道：

邓兴贵经验：滑胎常因脾肾两虚，气血虚弱，冲任不固，无力系胎，或阴虚血热，热伏冲任，迫血妄行，胎失所养而致。邓氏在临床上常用苎麻（去皮）20 克，莲子（去心）20 克，糯米 20 克，加水 1000～1500 毫升，煮至莲子熟透为度。然后去苎麻，加入适量红糖，再稍煮沸，候冷顿服，亦可分服。每天煎服 1 剂。一般是孕后第 2 个月开始服，服至孕已足 3 个月为止。以后可每周煎服 1 剂。如有腰胀腹痛流血者，每天须加服 1 剂，并卧床休息，切忌房事。用此疗法治疗 19 例滑胎病人，痊愈 18 例。

方中苎麻味甘性寒，无毒，有清热解毒安胎之功效，且能清淫欲之瘀热。莲子味甘性平，有健脾补肾安胎之作用，能清君相之火，又能固涩真气。糯米味甘性淡，补益脾阴，能实阳明空窍之用。红糖补血养胎，使胎不妄动，而胎气自安。此以五谷果实为方，诚王道之剂也。（《南方医话》）

73、羊蹄

◎羊蹄三大功效

小指月说，羊蹄是什么？爷爷说，羊蹄也叫羊蹄大黄，它能够泻热通便，比起大黄来，力量更缓和，所以有土大黄之称。治大便热结，用单味羊蹄煎服即通。

《滇南本草》中说，羊蹄治诸热毒，泻六腑实火，泻六经客热，退虚劳发热，利小便，治热淋。

小指月说，也就是说羊蹄不仅通秘结，还能利小便？爷爷说，胱肠清，五脏宁，推陈出新，就它可行。

小指月说，《神农本草经》里说羊蹄还能主头秃，疥瘙，除热，女子阴蚀。

爷爷说，羊蹄是一味治疗疮癣、阴痒很好的药，因为它苦寒偏涩，能够清除局部的痒热。治疗湿癣，要配枯矾，研粉，还要调点醋敷，因为醋能收，枯矾能够令湿处得干，羊蹄可以让痒热得解。或者单用羊蹄，放在米醋里泡，制成羊蹄醋，涂搽局部，也能减轻疥癣瘙痒，这也是羊蹄主要的外用功能。当然治妇人阴蚀瘙痒，用羊蹄煎汤熏洗也是很有效的。羊蹄不仅可以治痒痛，还可以治水火烫伤，新鲜的羊蹄捣烂，敷在局部，烫伤皮肤好后不留瘢痕。

小指月说，这羊蹄也有凉血止血的作用。爷爷说，大凡清热泻火解毒之药，能入血分，都可以凉血止血，对于血热妄行的疾病，不管是吐血、衄血，还是咯血、便血都有帮助。

小指月便记下来羊蹄的三大功效：泻下胱肠，杀虫解毒，凉血止血。

74、三七

◎伤科圣药

小指月说，爷爷，《本草纲目》说三七是军中金疮要药，这是怎么回事？

爷爷说，以前打仗，外伤是非常平常的事，刀兵刺伤，或堕马跌伤，如果不能及时救治，便有生命之危。军队里最需要的要药便是跌打损伤药，而跌打损伤药首推三七，因为不论内伤、外伤，服用三七皆有良效。它能够让血出得止，血瘀得活。小指月有些疑惑地说，这两种相反的功效如何统一在一起呢？

爷爷说，《医学衷中参西录》记载，三七之性，既善化血，又善止血，人多疑之，然有确实可征之处。如破伤流血者，用三七末擦之则其血立止，是能止血也；其破处已流出之血，遇三七皆化为黄水，是能化血。或者局部有血肿，内服三七加酒，很快血活肿消，疼痛减轻。

小指月说，难怪三七有金不换的美称，是军队里必备的药品。

爷爷说，三七还有一种妙用。古代有一种刑罚——杖责，当堂用军杖击打，一些体弱的犯人，杖责五十军棍，非死即重伤。那该怎么办呢？有些懂得潜规则的犯人家属，便会在当天晚上买通狱卒，不是叫明天手下留情，打得轻点，而是这狱卒会提前准备一碗浓浓的三七水，给这犯人服下，这样等到第二天杖责的时候，不至于瘀血攻心，气闷而死，并且伤后恢复得也比较快。

小指月说，原来三七还可以这样救人，可以先预防。爷爷说，有些人经常出差，舟车劳顿，或者司机，他们提前服些三七粉，气通血活，这样舟车劳顿，长途开车，不容易劳伤、扭伤，即使伤到也容易恢复。

小指月说，原来这是三七的现代妙用。真是伤科圣药首推三七，活血止血却不留瘀啊！爷爷说，三七现代妙用还很多，比如心脑血管堵塞、肿瘤，这些都是人类健康的重要杀手，三七能够减轻身体的瘀滞堵塞，能够减少这些疾病的发生。

随后小指月在小笔记本中记道：

《本草纲目》记载，凡杖仆伤损，瘀血淋沥者，随即嚼烂，敷之即止，青肿者即消散。若受杖时，先服一二钱，则血不冲心，杖后尤宜服之。产后服之亦良。

◎止血神药

《本草新编》记载，三七根，止血之神药也。无论上、中、下之血，凡有外越者，一味独用亦效，加入于补血补气之中则更神。盖止药得补而无沸腾之患，补药得止而有安静之休也。

有个小伙子，喝酒喝得吐血，胃中出血甚多，赶紧来到竹篱茅舍。

爷爷说，先止住血再说，于是便用30克三七粉，分为3次，叫他服下，马上不再吐血了，然后爷爷又叫他静坐休养，浆粥养胃，不可过饱过劳。

用三七治疗吐血、胃出血，李时珍早有提到。《濒湖集简方》记载，治吐血、衄血，三七一钱，自嚼，米汤送下。

这少年经过此番教训后，知道生命可贵，便不敢再酗酒了。爷爷说，如果病过后能够改正，那么这场病就没有白得。如果病过后，仍然不知道悔改，那就白病一场。

随后小指月在小笔记本中记道：

《医学衷中参西录》记载，本邑高姓童子，年十四五岁，吐血甚剧，医治旬日无效，势甚危急，仓促遣人询方，俾单用三七末一两，分三次服下，当日服完其血立止。

奉天王姓少年，素患吐血，经医调治已两月不吐矣，而心中发闷，发热，时觉疼痛，廉于饮食，知系吐血时医者用药强止其血，致留瘀血为羔也。为疏方，用滋阴养血、健胃利气之品，煎汤送服三七细末二钱，至二煎仍送服二钱，四剂后又复吐血，色多黑紫，然吐后则闷热、疼痛皆减。知为吉兆，仍与前方，数剂后又吐血一次，其病从此竟愈。此足证三七化瘀之功也。

◎腹中癥瘕也可化

有个妇人，生完小孩后，腹部有个积块，老是化不了，积块处经常刺痛。

爷爷说，刺痛属于血瘀，血瘀用三七，而且生小孩也是一种损伤，所以产后可服三七粉。如果身体偏寒，可加生姜，遵循产后宜温的原则，这样可以加快局部气血循环，使瘀血不停留。这妇人按照爷爷的教导，连服了10日的三七姜水，少腹暖洋洋的，积块消无芥蒂，大赞此方神奇。

小指月说，爷爷，这是把腹中积块看成是伤科血肿而用三七。爷爷说，虽然病名不同，但病象一致，皆可活其血，化其瘀，则癥瘕自消，肿痛自愈。

随后小指月在小笔记本中记道：

《医学衷中参西录》记载，天津胡氏妇，信水六月未通，心中发热，胀闷。治以通经之药，数剂通下少许，自言少腹仍有发硬一块未消。其家适有三七若干，俾为末，日服四五钱许，分数次服下。约服尽三两，经水大下，其发硬之块亦消矣。审斯，则凡人腹中有坚硬之血积，或妇人产后恶露未尽结为癥瘕者，皆可用三七徐消之也。

◎ 三七止崩漏

《濒湖集简方》记载，治产后血多，三七研末，米汤服一钱。

有个妇人产后出血多，大有血崩之势，从外面根本没法止住血。

爷爷说，止血要从里面止，就像水坝漏水了，要在里面堵才能堵得住。于是给她用 6 克三七粉，用浓稠米汤送服，连服两次，血就慢慢止住了。

爷爷说，三七也可以治崩漏下血，可以把崩漏下血当成伤科看，用这伤科圣药。如果没有三七粉，还可以用云南白药。云南白药里有一味药最为重要，而且是公开的，那就是三七。

随后小指月在小笔记本中记道：

《医学衷中参西录》中记载，本庄黄氏妇，年过四旬，因行经下血不止，彼时愚甫弱冠，为近在比邻，延为诊视，投以寻常治血崩之药不效，病势浸至垂危。后延邻村宿医高××，投以《傅青主女科》中治老妇血崩方，一剂而愈。其方系黄芪、当归各一两，桑叶十四片，煎汤送服三七细末三钱。后愚用此方治少年女子血崩亦效，唯心中觉热，或脉象有热者，宜加生地黄一两。

◎ 行气活血炎肿消

《濒湖集简方》记载，治赤眼，十分重者，二七根磨汁涂四围。

《本草纲目》记载，治无名痈肿，疼痛不止，山漆磨米醋调涂。已破者，研末干涂。

有个病人得了腮腺炎，整个腮部肿胀，眼睛也红肿热痛，一派热火，大有燎原之势。他先服用了治腮腺炎的专方普济消毒饮，这可是强强联合的清热解毒泻火药，局部没那么热肿了，缩小了一半，但却变得更硬。于是赶紧找来竹篱茅舍。

爷爷看局部硬肿，便说，这个可以当成伤科来治，疮痈肿痛，气滞血瘀，等于跌打肿伤，病名虽异，实质如一。遂用三七打粉，调米醋外敷局部硬肿，然后又用部分三七粉内服，两次后硬肿就软了，变小了，随后慢慢也就消了。

小指月说，爷爷，像这种腮腺炎，是毒热上攻，只听说用清热解毒药，你为什么用活血化瘀的三七而取效？

爷爷说，过用凉利之药，反而容易冰伏热毒，令血脉不畅，肿胀更加难消，这时稍微用些活血化瘀之品，令气血对流，肿痛反而消得快。小指月点点头说，原来爷爷把这腮腺炎当成疮痈来看。

爷爷说，不是吗？疮痈是一团气滞血瘀的产物，这腮腺炎也是气血瘀滞，局部肿胀，再加上有热毒，才鼓起包来，只要让气血对流，热毒不清自解。小指月点点头说，这就像用香附来治疮痈初起，行气活血一样。

爷爷说，香附偏走气分，而三七更能入血分。若气滞用香附，血瘀用三七，所以血热顽肿非三七不化。

三七治疗腮腺炎，其实张锡纯早就验证过，他自己得了严重的腮腺炎，用各种方药效果都不太理想，后来每天吞服 6 克三七，令气通血活，很快痛止肿消。可见消炎未必用清热药，清热药也未必能够消炎，气不通，血不活，炎肿自然难消。而用三七的道理便是通其气血，消其炎肿。

随后小指月在小笔记本中记道：

《医学衷中参西录》中记载，乙丑孟夏末旬，愚寝室窗上糊纱一方以透空气，夜则以窗帘障之。一日寝时甚热，未下窗帘。愚睡正当窗，醒时觉凉风扑面袭入右腮，因睡时向左侧也。至午后右腮肿疼，知因风袭，急服西药阿司匹林汗之。乃汗出已透，而肿疼依然。迟至翌晨，病又加剧，手按其处，连牙床亦肿甚，且觉心中发热。于斯连服清火散风、活血消肿之药数剂，心中热退，而肿疼仍不少减，手抚之肌肤甚热。遂用醋调大黄细末屡敷其上，初似觉轻，迟半日仍无效，转觉其处畏凉。因以热水沃巾熨之，又见轻，乃屡熨之，继又无效。因思未受风之先，头面原觉发热，遽为凉风所袭，则凉热之气凝结不散，因其中凉热皆有，所以乍凉之与热相宜则觉轻，乍热之与凉相宜亦觉轻也。然气凝则血滞肿疼，久不愈必将化脓。遂用山甲、皂刺、乳香、没药、粉草、连翘诸药迎而治之，服两剂仍分毫无效，浸至其疼彻骨，夜不能眠。踌躇再四，恍悟三七外敷，善止金疮作疼，以其善化瘀血也。若内服之，亦当使瘀血之聚者速化而止疼。遂急取三七细末二钱服之，约数分钟其疼已见轻，逾一刻钟即疼愈强半矣。当日又服两次，至翌晨已不觉疼，肿亦见消。继又服两日，每日三次，其肿消无芥蒂。

丙寅季春，表侄刘××，右腿环跳穴处肿起一块，大如掌，按之微硬，皮色不变，继则渐觉肿处骨疼，日益加重。及愚诊视时，已约三月矣。愚因思其处正当骨缝，其觉骨中作疼者，必其骨缝中有瘀血也。俾日用三七细末三钱，分作两次服下。至三日，骨已不疼。又服数日，其外皮色渐红而欲腐。又数日，疮顶自溃，流出脓水若干，遂改用生黄芪、天花粉各六钱，当归、甘草各三钱，乳香、没药各一钱，连服十余剂，其疮自内生肌排脓外出，结痂而愈。此疮若不用三七托骨中之毒外出，其骨疼不已，疮毒内陷，或成附骨疽为不治之症。今因用三七，不但能托骨中之毒外出，并能化疮中之毒使速溃脓（若早服三七并可不溃脓而自消），三七之治疮，何若斯之神效哉！因恍悟愚之右腮肿疼时，其肿疼原连于骨，若不服三七将毒托出，必成骨槽风证无疑也。由此知凡疮之毒在于骨者，皆可用三七托之外出也。

◎瘀血不去，新血不止

《濒湖集简方》记载，治赤痢、血痢，三七三钱，研末，米泔水调服。又曰，治大肠下血，三七研末，同淡白酒调一二钱服。加五分入四物汤亦可。

爷爷说，指月啊，三七行气活血，消痈肿，不独消局部肌肉之痈肿，更能够消脏腑之痈肿。小指月说，连脏腑痈肿皆可消，这味药太厉害了。

爷爷说，《识药辨微》中说，三七治跌打损伤、痈疮肿毒，有起死回生之功，价逾黄金，故曰金不换。现在不少人把三七用于治疗肺脓肿、阑尾炎，甚至肠道肿瘤，以及妇科腹痛、包块出血等病症，利用它消肿止痛、化瘀止血之功，往往能够出奇制胜，收到意想不到的效果。

有个病人大便出血，屡用凉血止血之药，也治不好。

爷爷说，瘀血不去，新血不止。就像补自行车轮胎，刮尽轮胎垢积，胶水才能黏合得密实。用一味三七研粉，以米汤水送服，活血止血，瘀去血止。

随后小指月在小笔记本中记道：

《医学衷中参西录》中记载，天津刘××，偶患大便下血甚剧。西医注射以止血药针，其血立止，而血止之后，月余不能起床，身体酸软，饮食减少。其脉芤而无力，重按甚涩。因谓病家曰：西人所注射者，流动麦角膏也。其收缩血管之力甚大，故注射之后其血顿止，然止后宜急服化瘀血之药，则不归经之血始不至凝结于经络之间为恙。今但知止血，而不知化血，积之日久必成劳瘵，不仅酸软减食已也。然此时尚不难治，下其瘀血即愈矣。俾日用三七细末三钱，空心时分两次服下。服至三次后，自大便下瘀血若干，色紫黑，从此每大便时必有瘀血随下，至第五日所下渐少，至第七日即不见瘀血矣，于斯停药不服。旬日之间，身体复初。由斯观之，是三七一味即可代《金匮》之下瘀血汤，且较下瘀血汤更稳妥也。

附录：山东沂水刘××来函：仲夏，杨姓女，年七岁，患疳疾兼大便下血，身形羸弱，不思饮食，甚为危险。前所服中西治疳积之药若干，均无效，来寓求治。后学查看腹部，其血管现露，色青微紫，腹胀且疼，两颧发赤，潮热有汗，目睛白处有赤丝，口干不渴，六脉沉数，肌肤甲错，毛发焦枯。审证辨脉，知系瘀血为恙也。踌躇再四，忽忆及向阅《医学衷中参西录》，见先生论用三七之特殊功能，历数诸多奇效，不但善于止血，且更善化瘀血。遂俾用三七研为精粉，每服七分，朝夕空心时各服一次，服至五日而大便下血愈。又服数日，疳疾亦愈。用三七一味，治愈中西诸医不能治之大病，药性之妙用，真令人不可思议矣。

◎三七也能美容

一女孩脾气大，脸上长了很多绿豆大小的赘生物，医院诊断是寻常疣，用了好几种药治疗，也没有把疣消掉。

爷爷看后说，这种皮肤浅表的赘生物常称为疣，大都是邪风郁闭毛窍，加上里面肝气郁结化火上冲，于是局部气机闭郁，便结成这样的疣体。

小指月说，那该怎么治呢？爷爷说，治法非常多，都要顺其性，让肌表气通血活，瘀结消散，疣体自灭。于是叫这病人每天服2次三七，每次服2克，连服1周，并且教她服药期间，平时用双手搓热脸部，使脸部气血循环加强，这样按摩之力加上药力，双管齐下，内外兼治，发现疣体居然消无芥蒂。

小指月说，爷爷，三七也能治疣，真是少见啊。爷爷说，古籍里虽少记载，但气血冲和，百病不生，这种道理是所有学医者都懂的。你如果站在气血层面上去看的话，就不会惊讶三七治疣的效果了。

小指月说，原来三七也能美容。爷爷说，疏其气血，令其条达，容貌自美。

随后小指月在小笔记本中记道：

《中医杂志》报道，汪某，女，18岁。面部生有绿豆大小赘生物数颗，皮肤科诊断为寻常疣，治疗一段时间没什么明显效果。后来用三七粉，每次1.5克，每日2次，白开水送下，1周后所有疣不知不觉地消无芥蒂。

75、茜草

◎一味茜草治月经不来

小指月正采着一株茜草，茜草的根部最为奇特，居然是血红色的，真是少见，就像血脉一样。爷爷说，茜草根又叫小活血龙、血见愁、活血丹、红内消。

小指月一听便说，这些名字都指向茜草活血行血的效果。

爷爷说，没错，《珍珠囊》里说，茜草去诸死血。《本草纲目》里说，茜草活血，通经脉。茜草偏寒凉，对于血热出血，或者对于血瘀阻闭，乃要药也。故不论是跌打损伤，或妇人经闭，风湿热痹，皆以茜草为要药。

一妇人 2 个月没来月经，烦躁郁闷，睡眠难安。

爷爷说，像这种经水不通，气血瘀滞，用一味茜草即可。杨士瀛说，茜草专于行血活血，治女子经水不通。

这妇人用 30 克茜草，加一两黄酒和水各半煎服。吃完第二剂，月经就来了。

爷爷说，月经困难，或者经水中带有血块、腹痛者都可以使用。

随后小指月在小笔记本中记道：

《经验广集》记载，治妇女经水不通，茜草一两，黄酒煎，空心服。

◎巧用活血药治肝炎

有个慢性肝炎的病人，经常胁痛，转氨酶偏高，先用了板蓝根、白花蛇舌草等清热解毒药，后来又用了五味子收敛降酶的药，发现转氨酶降到一定程度就降不下来了，而且胁痛无改善，胃口也不好，稍微劳累，肝区隐痛就加重。

爷爷说，久用寒凉之药，气血凝滞，面色晦暗，加上舌下静脉明显曲张，乃气滞血瘀。于是给他用小柴胡汤，特别加了茜草根、土鳖虫，活化肝区瘀血。想不到没怎么用降转氨酶的药，几剂药后胁痛消失，转氨酶也降到正常范围。随后爷爷便叫他要清淡饮食，好好休息，不可熬夜，不可房劳过度。

小指月说，爷爷，为什么用茜草、土鳖虫，难道它们对降转氨酶有帮助？

爷爷说，转氨酶只是个指标，如果热毒盛用板蓝根、白花蛇舌草、溪黄草便有效果。如果血瘀气滞，那你就得活血化瘀，这时用点茜草、土鳖虫或三七粉，通开肝区瘀滞，推陈出新，血脉活化，更有效。

小指月说，爷爷意思是让血液活化，瘀毒就容易被带走。瘀毒不仅要靠清解，更要靠活化。纯清热解毒，容易冰伏瘀毒。如果配合适当的活血化瘀，那么瘀堵就不容易沉淀下来。

随后小指月在小笔记本中记道：

茜草、土鳖虫是刘渡舟老师在临床上治疗肝病的常用药对。刘老说，茜草色赤性温，味咸而酸，赤入营血，咸软坚，酸归肝，性温则宣通流行，故能行肝经之血滞，祛肝中之瘀积，补营分而生新血。《内经》四乌贼骨一蘆茹丸。用之治血枯，用的正是这种作用。土鳖虫性寒，能破血逐瘀。《金匮要略》大黄䗪虫丸、下瘀血汤，俱用之以治干血，可见土鳖虫是一味活血化瘀的好药。二味皆为厥阴肝经血分药，一温一寒，一草一虫，配合使用，能够行滞活血，化瘀破积，祛瘀生新，相辅相成，是极佳的药对，是肝病治疗的必用中药。这是因为肝藏血、主疏泄，故肝病每多血病。肝病早期常有血滞，肝病既久恒多血瘀。所以治肝病要善治血，治血要善于活血，而活血又要善于使用茜草、土鳖虫。刘老在临床上治疗各种肝病，每每使用这一药对，就是基于这样的认识。他创制的治疗肝病的系列方剂（如柴胡解毒汤、柴胡活络汤、柴胡鳖甲汤、柴胡止痛汤等）全都含有这一药对，也就是在这样的理论指导下形成的。

刘老认为，肝病有瘀血特征者要用，肝病无明显瘀血特征者也得使用。如肝硬化者，瘀血之象显也，当用之；若慢性肝炎，病程既长，久而入络，肝血瘀滞，亦当用之；即使为急性肝炎，湿阻毒蕴，热结气郁，未有不良影响于血脉循环者，所以尤其需用此二药。况且气血相互影响，用血药以促进血脉流行，这对于气分病变的消退是极有帮助的。不注意这一点，见肝之病，徒治其气，不知治血，则血滞失于流利，而湿之阻、毒之蕴、热之结、气之郁也甚不易解除。

刘老进一步认识到，此二药配合使用治疗肝病时，不仅能够改善肝脏的血液循环，而且能够改善肝脏的物质代谢，尤其是对肝脏的蛋白质代谢具有较好的调节作用。进一步的观察表明，将处方中的这二味药去掉时，上述作用明显减弱；复加之，作用又见增强。这充分说明二药能改善肝脏的蛋白质代谢。二药的常用量为各 10 克。当絮浊试验指标、A/G 比值严重异常或顽固难以纠正时，可以酌增。

◎ 血不利则为水

有个病人肝部长了个囊肿，经常要用手去捶打胸胁部，才会觉得舒服。

爷爷说，这是身体在自救。所谓囊肿不过是一包水，它郁结在那里，堵住气血运行，所以人自救便想去敲打它，疏理开来。

小指月说，那是不是给他用利水的药，把肝部的囊肿浊水利下来呢？

爷爷说，利水是治其标，行气活血方能治其本。气行则水行，气滞则水停，血瘀则水肿，血行则水化。于是爷爷便给他用了旋覆花汤。

小指月便背《金匮要略》的条文说，肝着，其人常欲蹈其胸上，旋覆花汤主之。旋覆花汤就三味药，旋覆花、葱管和茜草。这病人服用了 7 剂药，肝部囊肿居然消失了，再也没有想去捶打肝区的感觉。

爷爷说，这个病人见效快，一是因为及时治疗，对证下药；二是因为囊肿比较小，才能通过旋覆花和葱以通气下气，再配合茜草活血化瘀，这样气血通行，囊肿浊水便被消化掉了。

小指月说，用活血行气之法治囊肿浊水，这种思路好像以前听爷爷讲过。

爷爷说，这也是张仲景《金匮要略》水气病篇提到的。张仲景讲血不利则为水，血液循环不好，肝部就容易长囊肿，盆腔容易积液。所以都可以用茜草配合小茴香之类的药去行气活血以治水。不要以为活血法只治妇人月经不调，对于各类水肿、囊肿、积液，这活血法都大有用途。

随后小指月在小笔记本中记道：

朱良春经验：茜草尚可利水，用于水肿、黄疸等疾。《千金要方》治风水，即有活其血气之说，仲景《金匮要略》曾论及血不利则为水。可惜历来注家多泥于字面，在妇女经水问题上做文章。朱老认为：仲景之精神乃在于阐发瘀血导致水肿，临证对于水肿仅用通行利水剂无效者，常改从血瘀治疗，选用茜草合益母草、鬼箭羽、丹参、泽兰、牛膝、车前、猪苓、茯苓皮、桂枝等，每收捷效。茜草、益母草、泽兰辈，既能活血，又能利水，故用于血瘀水肿证，非常合拍。

76. 蒲黄

◎蒲黄治口腔溃疡

有个口腔溃疡的病人，痛得坐立不安，吃不了饭。他说，医生，我嚼口饭都痛，实在受不了，你有没有办法，不用熬药就给我先治治？

爷爷说，就用一味蒲黄，敷在疮口上。然后便到药柜里抓了一小把蒲黄，叫病人按敷在疮口上，马上觉得好多了。病人回去后又按敷了几次，一小包蒲黄粉还没有用完，口腔溃疡就好了。

小指月说，爷爷，为何蒲黄粉外敷疮口处，就能治好口腔溃疡呢？爷爷说，蒲黄有什么功用？

小指月说，活血化瘀，又能止血利水。爷爷说，你看口腔溃疡，局部是不是像一个瘀肿？创面有溃烂、水肿、瘀血的迹象。小指月点点头。

爷爷说，蒲黄活血利水，能够使局部血水流通，使生疮处修复得快。正因为这样，蒲黄还有一个重要的功用，就是病人舌头肿胀，难以说话，直接把蒲黄粉涂在舌头上，涂几次就好了，或者用蒲黄粉煎水漱口也有效，这都是取它活血利水之功。随后小指月在小笔记本中记道：

《本草纲目》记载，《普济本事方》云，有士人妻舌忽胀满口，不能出声，以蒲黄频掺，比晓乃愈。又《芝隐方》云，宋度宗一夜忽舌肿满口，用蒲黄、干姜末等份，干搽而愈。据此二说，则蒲黄之凉血活血可证矣。盖舌乃心之外候，而手厥阴相火乃心之臣使，得干姜是阴阳能相济也。

◎失笑散治瘀血腹痛

《医学衷中参西录》记载，失笑散，用蒲黄、五灵脂等份生研，每用五钱，水、酒各半，加醋少许，煎数沸连渣服之，能愈产后腹痛于顷刻之间。

一妇人做完人工流产手术后就吹空调，继续熬夜工作，没有来得及休息恢复，结果经常腹痛如刀刺，随后几年居然怀不上孩子。

爷爷说，做人工流产手术对身体的伤害是比较大的，正常的发育被中断，你想想身体受到的伤害有多大。爷爷便给这妇人开了蒲黄和五灵脂两味药。这两味药又叫失笑散，专治产后瘀血排不干净导致的腹痛，以及各类血瘀刺痛诸症。

这病人连续服了两个月经周期，来月经的时候连服 5 天，排出大量的血块，腹痛顿减，第三个月居然怀上了孩子。

小指月问，为什么叫失笑散呢？爷爷说，当一个人肚腹瘀血刺痛难忍时，你完全看不到他有一点笑容，都是痛苦之状，而用这蒲黄和五灵脂把瘀血化开，让刺痛消除，不知不觉就笑了出来。

小指月说，可这五灵脂味道有些臭浊，不太好喝怎么办？爷爷说，确实，胃气虚的人入口容易吐，喝到肠胃里也容易拉出来，是因为五灵脂味道臭浊，正因为它臭浊，入血分，能够降血中瘀滞。当然你不用五灵脂，纯用蒲黄也有效，就是要加大剂量。

随后小指月在小笔记本中记道：

《梅师集验方》记载，治产后血不下，蒲黄三两，水三升，煎取一升，顿服。

《太平惠民和剂局方》记载，失笑散治产后心腹痛欲死，蒲黄（炒香）、五灵脂（酒研，淘去砂土）各等份，为末，先用酽醋调二钱熬成膏，入水一盏，煎七分，食前热服。

77、花蕊石

◎吐衄必降气，气降血出止

《本草求真》记载，花蕊石原属劫药，下血止后，须以独参汤救补，则得之矣。若使过服，则于肌血有损，不可不谨。

一病人骑摩托车摔伤，吐血不止，时不时有血溢出来，按照常规可以用三七粉或云南白药，效果很好。但刚好药柜里的三七用完了，止血又不能等。

爷爷说，立即配花蕊石散。让病人用童便送服花蕊石散，马上就不吐血了，胸中也没那么闷胀了。小指月说，花蕊石是矿石类药，怎么止血之功这么好？

爷爷说，花蕊石味酸涩，所以能收敛止血，它是矿石类药，善于降下，吐衄必降气，气降血出止。花蕊石一边下降，一边收敛，血就容易止住。

随后小指月在小笔记本中写道：

《太平惠民和剂局方》记载，治诸血及损伤金疮、胎产，有花蕊石散，皆云能化血为水，则此石之功盖非寻常草木之比也。花蕊石散，治金刃箭镞伤中及打仆伤损，猫狗咬伤，内损血入脏腑，妇人产后败血不尽，血迷血晕，恶血奔心，胎死腹中，胎衣不下。花蕊石（捣为粗末）一两，硫黄（上色明净者，捣为粗末）四两。上二味相拌令匀，固济，瓦罐内煅，取出细研，瓷合内盛。外伤掺伤处，内损用童便或酒调服一钱。

78、降香

◎看三国是看计谋，还是看养生

大怒冲天贯斗牛，擎拳嚼齿怒双眸。

兵戈水火亦无畏，暗伤性命君知否。

一病人心胸狭窄，经常为鸡毛蒜皮的小事勃然大怒。平素血压高，经常烦躁失眠。有一次邻居装修，影响了他休息，他就破口大骂，邻居也不甘示弱跟他吵了起来。大家吵了一个多星期，互不相让，谁也没睡好觉。一天早上，他刷牙时呛咳了一下，居然吐出一大口血，原来他胸中怒气还没有消。他赶紧看医生。

爷爷说，百病起于情，情轻病亦轻。你不放下心头怒气，这病难以速愈。这病人说，江山易改，本性难移。医生，你就帮我治病，不用劝我了。

爷爷笑笑说，指月，像这种脉象弦硬的病人，大都脾气太刚，很难调啊，你知道经常愤怒会得什么病吗？

小指月说，怒则气上，会失眠，会头痛，会口苦，会咽干，会胁胀，会血压高，会耳鸣，会吐血……

张从正《儒门事亲》"九气感疾更相为治衍"说，怒气所至，为呕血，为飧泄，为煎厥，为薄厥，为阳厥，为胸满胁痛，食则气逆而不下，为喘渴烦心，为消瘅，为肥气，为目暴盲，耳暴闭，筋解，发于外为痈疽……

这病人听了大吃一惊，怎么小郎中讲的系列病症，自己一一都有。本来这次他想来治疗郁怒吐血的，可自己还有这么多病症，该怎么办呢？

爷爷说，如果怒气不减，年岁渐增，血管脆弱，你现在能够吐出来血，将来内脏出血，就中风偏瘫了，谁也救不了你。一讲到生命堪危，没有人敢不引起重视。这病人不得不仔细思量。

爷爷说，你平时喜不喜欢看三国？这病人笑笑说，当然喜欢看了，易中天品三国，我从头看到尾，没落下一集。

爷爷说，看三国，你可以看出计谋。如果从另一个角度来看，你可以看出养生。是看计谋，还是看养生，看计谋就像机关算尽太聪明，反误了卿卿性命一样，人如果勾心斗角太多，思虑伤脾，脾气太大，身体便会差。

这病人一愣，三国是历史小说，难不成里头还有养生？爷爷接着又说，

楚霸王，周公瑾，匹马乌江空自刎。
只因一气殒天年，空使英雄千载怨。

这病人也是个聪明人，也读过楚汉相争，知道这些富有威名的英雄最后却因为不能抑制心头怒气而殒灭，所以有诸葛亮三气周瑜的故事，周瑜被气得吐血。

为什么看别人时，看得那么清楚，回过头来看自己时却糊涂了呢？爷爷这句话像是针一样，扎到这病人心坎上去了，病人寻思良久。

爷爷说，刘备因怒，被火烧连营七百里；关羽因怒，大意失荆州，此王侯将相之怒火也。故《孙子兵法》讲主不可以怒而兴师，将不可以愠而致战。而平民百姓因怒，便百病缠身，百药乏效。这病人好像有点明白怒伤身的道理了。

小指月说，因为怒火攻心吐血该用何药？爷爷说，你想想有哪味药，既能够

把怒气降下来，又能够化瘀止血？

小指月说，用降香，既能降气止痛，又可以化瘀止血，专治气火上逆，咳吐衄血。爷爷点点头说，就用一味降香磨粉服用。

血随气升降，气降血亦降，吐衄必降气，降香用之良。这病人吃了3天的降香，心胸宽畅，怒气暂消，也不再呕血了，连晚上睡觉也好了。

爷爷说，降本流末，而生万物。你看天地降气降雨，则万物欣欣向荣，人体气降气顺，则五脏和调，灾病不生。所以人活着就要活得大气，不能为鸡毛蒜皮的小事而生气，因为这是在伤身败体，拿别人的错误来惩罚自己。

随后小指月在小笔记本中写道：

《本草经疏》记载，降真香，香中之清烈者也，故能辟一切恶气。入药以番舶来者，色较红，香气甜而不辣，用之入药殊胜，色深紫者不良。上部伤，瘀血停积胸膈骨，按之痛，或并胁肋痛，此吐血候也，急以此药刮末，入药煎服之良。治内伤或怒气伤肝吐血，用此以代郁金，神效。

◎一味降香治金疮外伤

《本草纲目》记载，降香能疗折伤金疮，止血定痛，消肿生肌。

小指月正在切药，心中却在寻思着槟榔的药理，以前指月切槟榔都是小心翼翼，一方面切刀锋利，容易割伤手指，另一方面槟榔必须切得越薄越好，一个槟榔要切几十片。你想想那功夫得多高，用心得多专。

世间的事情就是这样，往往你刚开始去做，认认真真，全力以赴，反而不会出错，而一旦你熟悉了，便掉以轻心，这时却最容易出错。

小指月一个不小心，便把自己的手指割伤了，血流如泉涌。一般意外都是对分心的惩罚。爷爷如是说。

小指月知道自己又走神了，没有三七粉，要止血，好多招啊。刚好还有一些降香粉末没有用完，小指月就抓了一把按在伤口上，随后血就止住了，第二天就结痂了，不痛不痒。看来这降香止血也是一流的。

小指月问，爷爷，沉香、檀香和降香都是香类药中的精品，它们有何不同？

爷爷便引《本草通元》说，沉香色黑，故走北方而理肾；檀香色黄，故走中央而扶脾；降香色赤，故走南方而理血，而且降香入血分而下降，有行瘀止血定痛之功，古方紫金散便用一味降香打粉治刀伤出血不止。

随后小指月在小笔记本中记道：

《名医别录》记载，一个姓周的将士，被海盗砍伤，血流不止，筋如断，骨如折，军医先用花蕊石散，没有把血止住，后来又用降香制成的紫金散。这降香色偏紫，又名紫藤香。一用上去，血就止住了，疼痛也减轻了。第二天局部结痂如铁，遂愈，且无瘢痕。

79．白及

◎ 死囚的秘方

《本草汇言》记载，白及，敛气渗痰、止血消痈之药也。此药质极黏腻，性极收涩，味苦气寒，善入肺经。凡肺叶破损，因热壅血瘀而成疾者，以此研末日服，能坚敛肺脏，封填破损，痈肿可消，溃败可托，死肌可去，脓血可洁，有托旧生新之妙用也。如肺气郁逆，有痰有火有血，迷聚于肺窍气管之中，此属统体一身气道之故，理宜清肺之原，降气之逆，痰血清而火自退矣，若徒用此药，黏腻封塞，无益也。

有个肺结核的病人，经常咯血不止，胸痛难耐。医院说，肺内有空洞，不好修复。为了防止继续恶化，抗结核药还继续吃。

爷爷说，不管怎么样，先要减轻咯血的症状，不然的话不死于肺结核，也会死于大量咯血。

小指月说，伤科圣药三七，用它来止血不留瘀，行不行？爷爷说，可以，不过还得配上点白及？小指月说，单味三七不是就很厉害吗？

爷爷说，单味三七确实厉害，不过肺内有空洞要修复，就需要能够消肿生肌的中药，而让空洞修复，肌肉长出来，最好的一味药，莫过于白及。

这病人服完药后，果然胸中不痛了，咯血也止住了。

爷爷给小指月讲了用白及的故事。《夷坚志》记载，台州狱吏对一个囚犯很好，很怜悯他。这囚犯非常感动，在将死之前，对这狱吏说，我有一个秘方，是自己生死关头试效出来的。我连续七次犯了死罪，遭到严刑拷打，胸肺严重损伤，咯血呕血。有一异人传我一方，只用白及为末，米汤送服，其效如神。所以这么多次我都能够死去活来，咯血呕血得以止住。后来这犯人终难免一死，刽子手解剖他的胸部，发现胸肺部打伤之处都被修复好了。原来这白及能够帮助胸肺收敛止血，生肌长肉，填补空洞。

小指月说，原来白及有这么神奇的效果。爷爷说，治疗肺结核空洞，或者支气管扩张咯血、吐血的病人，在辨证论治或服用抗结核药的同时，配合服用些白及粉，效果更好。

随后小指月在小笔记本中记道：

侯济民经验：王某，男，26 岁，工人。1972 年初诊。于仲夏突发高热，经某医院治疗，高热虽减而未尽退。后诊为肺结核，随即大咯血，转入结核病医院治疗，因治疗无效，又转入某疗养院住院治疗。该院竭尽全力，但止血无功，特来求医。诊其脉略弦滑，舌尖红，苔薄白。遵急则治标之旨，以止血为急务。处方：白及粉 30 克，三七粉 15 克，温开水调下。二诊：昨晚服药后，一夜未见吐血。嘱继服前方，每日 2 次，连服 3 日，咯血即止，未复发。

◎一味生肌散

一山民手足皲裂，老是好不了。爷爷便叫小指月试验白及生肌功效。

小指月把白及捣烂研粉，一加水，这白及就成了黏稠状态，然后把这黏稠的白及涂敷在创口上，创口没几天就愈合了。

爷爷说，白及可以促进创面肌肉生长，用于水火烫伤、金疮破伤或手足皲裂，以及各类手术后肌肉愈合不好，这一味白及都是特效的生肌散。

随后小指月在小笔记本中写道：

《本草汇言》记载，治刀斧损伤肌肉，出血不止，白及研细末掺之。

唐代苏颂记载，山野人患手足皲裂，或刮伤，嚼白及涂之有效，为其性黏也，又能生肌。

◎益气生肌修复胃壁

《神农本草经》记载，白及主痈肿恶疮败疽，伤阴死肌，胃中邪气，贼风鬼击，痱缓不收。

一商人胃痛久不愈，在医院做了胃镜，发现是糜烂性胃炎，胃壁上溃疡点比较多，而且隐隐有溃烂出血之势。

爷爷说，你如果还暴饮暴食，这胃病就没法治了。这商人明白自己确实应酬太多，把身体搞坏了，也没少用药，但没有一种胃药可以帮助他能为所欲为地暴饮暴食。爷爷说，饮食有节是最好的胃药。

小指月摸完脉后说，爷爷，这脉还有些虚陷。爷爷说，正因为脉势虚陷，中气不足，局部溃疡点才不容易修复好。人体肌肉的生长，靠的是中焦一团土气，因为土主肌肉。故用黄芪建中汤培补中土，以治其本，加上白及，收敛生肌，消肿止血，以修复其局部创口，治其标。

这商人回去服了7剂药，胃痛大减。他再也不敢暴饮暴食了，自己的胃不是靠药养出来的，而是靠自己去爱惜，把它养好的。

小指月问，为什么要用黄芪？爷爷说，一方面黄芪能够把虚陷的脉势提起来，另一方面黄芪还能够长肌肉，促进局部胃壁溃疡修复。《神农本草经》讲黄芪主痈疽久败疮。像这种胃溃疡久治不愈，局部溃烂，也属于久败疮一类，用益气生肌法，便能够帮助胃壁修复。

随后小指月在小笔记本中记道：

肖康伯经验：胃溃疡用白及粉有良效。盖白及粉遇水黏稠，能对溃疡面起保护作用，且有止血作用，可推其有使溃疡面及早愈合的作用。总护士长患胃溃疡，经胃镜检查有巨大溃疡面，建议手术。病人拟先用中医疗法，如无效再手术。余即给汤药黄芪建中汤，并早、晚各服白及粉9克。服数日症状见减，因坚持服用数月，无须手术而愈。（《内蒙古名老中医临床经验选粹》）

石恩骏经验：若消化性溃疡长期不愈，疼痛不适，属败疽死肌之类也，则以黄芪建中汤加白及治之，因知其可敛疮疡之久溃。一般慢性胃炎，胃镜视之多有胃黏膜糜烂及出血病灶。余认为其病理也类痈疮，常以炒地榆与白及治之。若糜烂较明显，炒地榆用量较多；若出血病灶较大，则白及用量较多。坚持服用月余，每有良效。胃之阴疽者，害莫大于恶性肿瘤，余用白及、云南白药及焙干刺猬皮研末，每天服之，有一定疗效。溃疡性结肠炎虽属慢性病变，亦需清热解毒、祛湿敛疮之法为基础。余认为此病结肠局部溃疡必属败疽死肌之类，常拟下方治之有效。处方为：白芍、赤芍、炒地榆、生白及、木香、槟榔、马齿苋、当归、焦白术、熟大黄、厚朴。

80. 仙鹤草

◎脱力二药组治崩漏

有个女孩经常月经量多，人也消瘦，后来发展到崩漏，本来身体就弱，再加上大量出血，面色㿠白，神疲乏力。到医院里检查，说是贫血。不管她怎么增加营养，身体还是没劲，好像是无底洞一样，补多少，漏多少。

爷爷说，你思虑太过了，应该少用眼，少玩手机。这女孩不解地问，我这崩漏跟我用手机有什么关系呢？

爷爷说，体虚莫动血。你身体本来就虚弱，双脉濡弱，脾不统血，脾土应该平静。你身体应该静养，打打太极拳，练练八段锦，而老是玩手机，过度用眼，心意识非常乱，便容易耗气动血，气血妄动，又收不住，崩漏就老是治不好。你如果想真正治好自己的病，就要把手机放一边。这女孩听了点点头。

爷爷说，就用归脾丸吧。女孩说，我用过归脾丸，效果不理想。

爷爷说，此一时彼一时，你服用时不够你消耗的，现在你少用手机、电脑，气血就能够牢固。

然后爷爷就叫她用仙鹤草加大枣煎水送服归脾丸，效果特别好，才吃了 1 周，崩漏就止住了，连续几个月都未再发作，但她也不敢再熬夜、玩手机了。

原来仙鹤草加大枣能够补气摄血，收敛止血，使气血不容易妄动消耗，气力能够恢复。故这两味药又称脱力二药组，因为仙鹤草又称脱力草、乏力草，专治脱力劳伤，乏力神疲。与大枣同用，大能补虚摄血，强壮益力。

随后小指月在小笔记本中记道：

杨鉴冰经验：重用仙鹤草治崩漏。月经量多，或久崩久漏，身体必然虚亏。临床所见妇科虚性出血病人，素体脾虚，加以出血过多而常见贫血外貌及精神疲惫、肢倦身困、纳差、便溏等症，治疗当选用止血又能补虚的药味。仙鹤草一味既具止血之功，又有补气健脾之用，堪当此任。《现代实用中药》指出仙鹤草治贫血衰弱、精力委顿。临床观察，用仙鹤草治疗后，病人多能在短期内体力恢复，精神振奋，食欲增强，大便由溏转常，而月经量多、崩漏之病也随之痊愈，其远期疗效亦甚为满意。用量一般在 30 克左右，量小则补虚之力不足，配健脾补气之药合用疗效益佳。故属脾虚中气不足之崩漏、月经过多者，仙鹤草可放胆重用。

◎一味仙鹤草治痢疾

一少年腹中痛泻，伴发热 5 天，热虽退，泻痢不止。静脉输液，疗效不佳。

爷爷说，像这类慢性腹泻、痢疾，既有体虚，又有毒热，应该补其虚，去其浊，可以用一味仙鹤草煎浓汤服。

这少年便用新鲜的仙鹤草 100 克，煎浓汤频服，连续服用 3 剂，痢止病愈。

小指月说，爷爷，怎么一味仙鹤草就能治疗痢疾？爷爷说，仙鹤草又叫龙牙草，《岭南采药录》记载，治疗各种赤白痢，单味仙鹤草水煎服即愈。仙鹤草是一味强壮收敛之剂，可强壮肠道功能，帮助其收敛，又因为其药性平和，能够迅速止痢，尤其对于久病痢疾体虚者，用之最宜。

随后小指月在小笔记本中记道：

杨则民经验：吾乡杨将军由前线归来，谓军中患痢者甚多，西药不胜供给。取乡人验方：用仙鹤草一味煎服汁，病院中百六十余人，皆次第经四五日而痊愈。余在闽时，某同事患阿米巴痢甚剧，西药注射及内服均无效。人极羸瘦，衰弱不堪，最后回家，服仙鹤草不过一星期而痊愈。又友人某君患阿米巴痢疾，用西药注射毫无效果，改用仙鹤草煎服，一次而愈。又日本东京帝国大学农学部彬田磐氏，在杂志上介绍此药，有详细记载，称为下痢之神药。（《潜厂医话》）

◎仙鹤草合贯众治带下

农村常有些妇人，一旦劳力过度，白带量就多，阴道瘙痒，阴道炎、尿道炎随之而来，严重影响农作、生活。

一妇人慢性阴道炎2年了，反反复复，白带量多，每当身体劳累后加重。

爷爷说，为什么阴道炎瘙痒？小指月说，虫蚀为患。

爷爷又说，为什么有虫蚀？小指月说，无湿不生虫。下焦湿热重，虫就有最好的繁衍环境。

爷爷又问，为什么湿留下焦？小指月说，脾主湿，脾虚气弱或劳倦伤脾，导致气力不举，所以湿邪下堕。

爷爷说，这种体虚白带多、阴痒的病人，你应该会治了吧？小指月说，一要补其虚，二要去其湿热，杀其虫痒。

爷爷说，没错，补其体虚，可用一味仙鹤草，仙鹤草乃体虚力弱、劳倦伤脾之良药。去其湿热，杀其虫痒，可用贯众。《药性赋》讲，除毒热、杀虫于贯众。

小指月说，仙鹤草扶正，贯众祛邪，正气日增，邪气日减，身体就可以恢复。

这妇人连吃了1周的仙鹤草加贯众，白带消失，阴道瘙痒痊愈。偶尔因为劳力过度反复，又抓几剂药，喝了便好。而且喝完后精神振作，体力恢复。

随后小指月在小笔记本中记道：

苏德仁等经验：仙鹤草合贯众治带下。忆昔日数次参加农村医疗队时，见乡间妇女患带下者特多，便以仙鹤草合贯众治之，少花钱，治好病。或指导其自采仙鹤草单味煎汤服，不但白带向愈，精神、饮食均随之改善。病人无不喜形于色。

沈绍英经验：仙鹤草根擅长治妇女带下。赤白带下配入贯众、鬼针草、红枣（各30克），7天为1个疗程，2个疗程即可见效。黄带：仙鹤草根30克，六月雪30

克，凤尾草 30 克，红枣 15 克，水煎服，疗效颇佳。

◎气力足，乳汁富

《傅青主女科》记载，妇人产后绝无点滴之乳，人以为乳管之闭也，谁知是气与血之两涸乎！夫乳乃气血之所化而成也，无血固不能生乳汁，无气亦不能生乳汁。

一妇人产后十余日，乳汁非常少，家人给她用了王不留行、路路通，甚至贵重的穿山甲，花了一千多元，乳汁还是不多。

爷爷一摸脉象，便说，指月，你看为何用了厉害的通乳之药，仍然没能通下乳汁？小指月说，这脉象虚大，正如水库没水，再怎么放下闸门，水也流不出来。应该用补虚之法，恢复气力，自然水满沟渠，水到渠成，不通自通。

爷爷点点头，然后给这妇人用了大量的仙鹤草，配上大枣。只有气力足，乳汁才富足，乳汁富足才能顺利流出。仙鹤草配大枣，善于强壮补虚，是非常平和的恢复气力之药。民间把仙鹤草称为脱力草，不管是劳力过度，还是生完孩子后气力亏脱，都可以用来壮气力，恢复精神。

这家人看后非常不解地问，你这两味药既便宜，又毫无通乳的记载，有没有效果啊？爷爷笑笑说，天下由来重贵药，不知贫药有佳效。

这妇人回去后连续喝了 1 周，越喝身体越有劲，奶水越多。她才相信药物之贵贱，绝对不是从价格上来区分的。用得好花很少的钱却能够把病治好，用不好花再多的钱也难以把病治好。就像南辕北辙一样，虽然拥有强壮的马，最好的车，但方向不对，结果也到达不了目的地。

爷爷说，指月，你如果懂得气虚乳少的道理，用仙鹤草来通乳，那懂不懂得气虚经闭后用仙鹤草来通经呢？

小指月豁然大悟，原来治疗疾病必须要直指病机，要看到疾病发生发展变化的共同规律。如果气血不足，生成不了乳汁，同样气血不足，也会来不了月经，故用仙鹤草配合大枣，再加些黄酒为饮，可以治疗气虚血枯所致的闭经。进而可以把这组益气力二药组配在治疗各类虚劳疾病的方子里增强疗效，不局限于治闭乳或闭经，这样治疗的思路就打开了。

随后小指月在小笔记本中记道：

张董晓经验：仙鹤草治疗产后乳少。干祖望老中医认为仙鹤草可恢复精神，谓仙茅、淫羊藿、仙鹤草为中药中的激素，不取其止痢之功，而用其补虚强体之妙，病人用药后多反馈良好。遂对仙鹤草治疗气虚一证增添了认识。加以民间谓仙鹤草为脱力草，因其对脱力劳伤者有补虚强壮的作用，可用治劳力过度所致的脱力劳伤者，常与大枣同煮，食枣饮汁，效果颇佳。故遇产后乳少病人，若辨证属气虚型则建议其服用仙鹤草及大枣同食，多获良效。

仙鹤草治闭经。1962 年曾治刘某，女，19 岁。体形矮小，面黄肌瘦，月经自 15 岁初潮来 2 次后，因患寒热似疟症，经常胁痛，纳食减少，遂致月经不潮。按其脉细涩，拟诊为病后失调，营虚血枯致闭经。处以干仙鹤草 60 克，当归 20 克，郁金 10 克，红枣 10 枚，黄酒 1 杯入引。嘱其隔日 1 剂，20 天后月水已下，唯量少色淡暗。守方续服半年后，月经调顺，形体日趋丰满增高。21 岁结婚，次年生一男婴。

◎劳力脱肛

有个小伙子非常喜欢打篮球，有一次连续打了一下午，晚上大便时发现肛门脱垂。原来这是劳力过度，脾虚不能统摄，气陷不能升举。

爷爷说，指月，虚陷脱肛用何方？小指月说，就用补中益气汤。

爷爷说，像他这种是脱力劳伤引起的，可以加仙鹤草、大枣，效果更佳。

于是这小伙子便用仙鹤草、大枣煎汤送服补中益气丸，吃了 3 天，脱肛就缩回去了，以后也未再脱肛。

随后小指月在小笔记本中记道：

陈正芳经验：仙鹤草治小儿脱肛。陈某，男，12 岁。因上山砍柴负重，脱肛月余，痛苦非常。去年春节我回乡探亲，找我诊视，我按书本上学到的知识教其服补中益气丸，经服两瓶，未能见效。适逢病人外祖母到，教其用龙芽草（即仙鹤草）连根半斤左右捣汁，去渣留汁与兔肉同煮烂，分几次吃光。病人母亲照其法，结果治愈。

仙鹤草按一般药书记载，性味苦凉，具有凉血止血的作用。未见有人用于治疗脱肛，唯江西、福建民间有把仙鹤草称为"乏力草"。考现代药理研究，仙鹤草能增加身体抵抗力，使已疲劳的骨骼肌兴奋。可以认为，仙鹤草亦有补气作用，再加上兔肉温中补气，中气得举，脱肛则收。

◎津血同源——仙鹤草止盗汗

一农夫犁田过劳，导致汗出淋漓不止，体倦乏力，走起路来像踩棉花一样。晚上睡觉也潮热盗汗，气短，饮食减少，慢慢消瘦。

爷爷说，南方养耕牛的人都知道用一种野草，叫脱力草，去喂养耕牛，这样耕牛便身强体壮，可以耐久耕作，而不容易劳伤懈惰。

这农夫说，我知道这种野草，又叫仙鹤草，病牛吃了都会跑。

爷爷笑笑说，你现在双脚虚软无力，劳力过度，就需要强大气力，可以去采这种草。这农夫说，这草不是牛吃的吗？

爷爷笑笑说，牛吃百草，百草也是药啊，药能让牛强壮，也能令人有劲。

这农夫回去后，每天拔一大把仙鹤草，再按照老先生说的抓把大枣，放到锅里煮，口渴了就喝这汤水，越喝身体越有劲，气色越红润，胃口越开，盗汗也没有了。

小指月不解地问，爷爷，为什么仙鹤草可以止盗汗呢？爷爷说，仙鹤草止盗汗有两个道理，一个是它能够壮力气，气足卫表就固密，汗水就不容易出，另一方面仙鹤草还能够收敛止血。

小指月说，这仙鹤草收敛止血和治盗汗有什么关系？爷爷说，中医说汗血同源，津血一体，气力充足，气能摄血，也能够摄津液啊！所以仙鹤草既能止血，也能敛汗。

小指月恍然大悟，原来是这样。随后小指月在小笔记本中记道：

郭辉雄经验：仙鹤草味苦涩性平，功专收敛止血，广泛用于各种出血证。余治疗盗汗，颇收良效。如曾某，男，35岁。患盗汗已历时半个月，经用当归六黄汤、大补阴丸等治疗罔效。自诉寐则汗出，寤则觉汗湿衣襟，旋即汗已，深为所苦，伴咽干，心烦，二便尚调，舌质红，苔薄黄，脉沉细数。此盗汗之证，投常药无效，当变通其法。窃思仙鹤草功专止血，但血汗同源，既能止血，当亦能敛汗。且江南民间常用仙鹤草与大枣煎服，认为可医脱力劳伤，作为补益之品。于是以仙鹤草为主而疏一方，仙鹤草30克，白芍15克，甘草6克，生地黄12克，柏子仁15克，麦冬12克，茯苓10克，大枣10枚。嘱服3剂，盗汗减少，继进3剂而盗汗已，诸恙悉除。

用仙鹤草变通治盗汗而偶获良效，悟出偶然之中必具必然之理。于是余在临床上凡遇盗汗者，常以仙鹤草为主药，用量30～50克，根据临床证候不同，随症配伍。盗汗偏阴虚者，配生地黄、麦冬、当归、白芍、五味子、山茱萸、女贞子、墨旱莲等；兼虚火旺者，加黄柏、知母、玄参、地骨皮等；偏气虚者，配黄芪、党参、白术、茯苓、甘草等；湿热内蕴者，配茵陈、黄芩、黄连、栀子等；若临床证候不显，可仅以仙鹤草30～50克，大枣10枚，煎水频饮即可。

◎凭什么抗肿瘤

爷爷说，仙鹤草，药性平和，重用却有强壮体质、攻克癌瘤的作用。上海群联草药店出售一种治疗肺结核体虚乏力、吐血咳嗽的草药制剂，主要成分就是仙鹤草。小指月说，为什么很多人用仙鹤草抗肿瘤，并没有发现有显著疗效？

爷爷说，本身癌瘤的治疗就不容易，恶变迅速，而用仙鹤草，你用小剂量，效果不迅猛，抗癌必须大剂量使用，而且是早期出现的癌瘤，效果才比较好。因为这时正气尚未全虚，借助仙鹤草扶正补益，以消坚聚。

小指月说，《百草镜》里又提到，治疗乳痈或乳岩初起，用仙鹤草加酒煎，能够让初起者消，成脓者溃。爷爷说，乳痈和乳岩，大都是气血壅聚，邪毒内盛，仙鹤草既不能行气，也没法活血，如何消之、溃之？

原来这仙鹤草能够振奋机体功能，精神振作，精力充沛，才是真正抗癌攻坚的王牌。用仙鹤草，是站在扶正的角度上，令正气复，邪气退。

小指月说，对于肿瘤包块，仙鹤草有功，对于寻常小病体虚是不是也有劳呢？

爷爷说，当然，对于一些虚人感冒，屡屡发热不退，外邪留恋不去的，虽然经过休息，一时却难以恢复。你用仙鹤草，一旦补足力气，使身体不再疲倦乏力，感冒发热也很快会好。还有一些腰肌劳损、劳力过度导致的腰酸背痛，用仙鹤草50～100克，就能很快让身体气力复，劳损减轻。

随后小指月在小笔记本中记道：

《中医杂志》报道，仙鹤草治直肠癌。徐某，女，44岁。大便下黏液带血，日2～4行，已2年多。经省某医院诊断为直肠癌。以鲜仙鹤草500克，红枣100克，浓煎服，每日1剂，连服2个月余而愈。

◎顽咳久咳气力虚

有个百日咳的小孩，越咳气力越弱，连咳了将近1个月，人消瘦了不少，晚上还盗汗。

原来久咳不愈很耗气，顽咳久咳病人大都身体气力虚，久病多虚，体虚亦多久病。这样气力越消耗，咳嗽就越难治愈，如此渐入恶性循环。

爷爷说，应该补养正气，正气存内，邪不可干。正气一虚，吹点风，吃点凉东西，马上便咳嗽不止。用仙鹤草煎汤送服止嗽散。

这孩子吃了几天后，咳嗽就渐渐消失了。家人都松了一口气，以为百日咳一定要咳个3个月，想不到若对证，三五天就好了。

231

不是说咳嗽难治，而是身体正气难以恢复。正气若恢复，咳嗽很快就好了。那些余邪留恋，残兵败将，一下子就被正气逐出体外，身体恢复健康。

随后小指月在小笔记本中记道：

《中医杂志》报道，仙鹤草治痉咳。许某，女，4 岁。双目火红，口唇青紫，询知剧烈痉咳已半月余，经治无效，以至如此。处以仙鹤草 30 克，水煎服，每日 1 剂。连服 5 剂，巩膜出血大半吸收，痉咳有瘥。继投自拟经验方三子二陈百仙汤（仙鹤草、百部、紫苏子、葶苈子、莱菔子、半夏、陈皮、茯苓、甘草）加减，继用 6 剂，诸症皆愈。

又陈某，男，42 岁。经常因感冒引发喉痒干咳，呈阵发性痉咳，咳甚则面红、胁痛，服用中西药效果不显。服我处方 2～3 剂，就能告愈，以后遇有咳嗽发作时便照服。其实我的处方就是以仙鹤草、百部为主药配伍而成，并无秘密不可泄露。

81、紫珠、棕榈炭、血余炭、藕节

◎找出出血的原因

小指月说，爷爷，有这么多收敛止血的药，白及、仙鹤草，还有紫珠、棕榈炭、血余炭、藕节、榉木等，该如何区别使用？

爷爷说，白及性黏腻，就像胶水一样，迅速修复创面，各种溃疡、疮疡，不管外伤内伤，皆可用之。仙鹤草乃脱力草，能补虚收敛止血，劳力血脱用之最妙。紫珠能解诸毒物，各类热毒出血可以用它，如咽喉肿痛、烧烫伤、疮疡。

小指月说，棕榈炭、血余炭呢？爷爷说，集炭类止血药之大成，莫过于十灰散，用十种药物烧灰存性，研成细末，凉血止血，治疗各类血热出血，方子里头就有棕榈炭。血余炭是人头发烧灰入药，发乃血之余，烧灰存性能收敛止血。这味止血药还能利小便，小便不利，又出血的，用它最好。

小指月问，为什么要用那么多种药烧灰来止血呢？爷爷说，烧灰后，收敛之性加强，另外一个是血见黑则止。

炭类药止血功能是比较强的，不过必须要辨别出血的原因，不能片面地见血止血。止血只是急则治其标而已，找出真正出血的原因，才有利于根治疾病。比如一个气虚出血，怎么用止血药都不如直接用补气药，补足中气，气能摄血，血出立止,这叫无形之气所当急固。

小指月点点头。然后爷爷接着说,藕节是凉血止血的,但它药性平和,很少单用,一般加到复方中。如果是简单的鼻衄出血、咯吐血,可以用新鲜的藕捣汁服用,止血功能还是比较强的。

随后小指月在小笔记本中写道:

见汗不止汗,见血莫止血。

明得此中趣,方为医中杰。

82．艾叶

◎肚腹三里留

高龄老人,阳气如日薄西山,容易消化不良,腹中冷痛。这个老爷子,晚上睡觉忘了盖被子,睡到半夜,腹中冷痛难耐,第二天就拉稀,双脚无力。

小指月说,诸病水液,澄澈清冷,皆属于寒。拉稀,肚中冷痛,应该是寒湿为患。爷爷说,为什么寒湿内盛呢?

小指月说,阳气不足啊。爷爷说,指月,用什么办法,能够快速地治好他的腹痛、便稀?

小指月说,当然是艾灸了。爷爷说,为什么呢?

小指月说,艾叶者,纯阳也,点火灸之,取太阳真火,可以助人体元阳。阳气足则寒湿化,寒湿化则腹中冷痛减,大便稀溏愈。爷爷点点头说,艾灸哪里呢?

小指月马上背出四总穴歌:

肚腹三里留,腰背委中求。

头项寻列缺,面口合谷收。

如果是肚腹消化不良,冷痛,这时艾灸足三里,振奋阳明胃肠,寒湿自散。如果是腰背受凉,急性疼痛,就灸腘窝的委中穴,属于足太阳膀胱经,膀胱经一松,腰就不痛了。

然后小指月就帮这病人艾灸足三里。本来他是按着肚子,一脸痛苦样过来的,半根艾条还没灸完,他就不按肚子了,脸上也露出了笑容,说舒服多了,肚子暖洋洋的,不痛了。

爷爷说,若要身体安,三里常不干。可以用艾灸足三里来强壮身体,特别是对于中老年人脾胃虚弱的,用此法可以保健延年。当然也可以艾灸肚脐周围,更能温暖脾胃，使周身四维舒畅，身体健康。

随后小指月在小笔记本中写道：

《旧唐书》记载，柳公度八十多岁，步履轻健，人家向他请教养生术。他说，我没有什么神奇的养生术，只是不以脾胃暖冷物，不以元气佐喜怒，并且保持肚脐周围气海穴常温耳。原来用艾灸气海，可以防病延年。

《针灸集成》记载，广西有一人，少年多病，遇到一异人，教其每年艾灸肚脐，随后病去强壮，年逾百岁。

◎ 艾叶肚兜

《本草纲目》记载，老人丹田气弱，脐腹畏冷者，以熟艾入布袋兜其脐腹，妙不可言。寒湿脚气，亦宜以此夹入袜内。

这老爷子回去后，一个多月都没有腹痛、拉稀。有一天晚上，天气转冷，他有经验了，赶紧拿条被子盖住肚子，但空气有些闷热，他便把脚露出被子外，想不到半夜下雨，天气变冷，他没盖脚，一觉醒来，一阵肚腹绞痛，又拉稀了。

老年人的身体就像破车一样，漏洞百出，防范稍微不严密，就容易出问题。

小指月说，爷爷，这次怎么盖了被子，还免不了着凉、腹痛呢？爷爷说，寒从脚起，脚受凉了。

小指月不解地问，按道理脚受凉，应该腿脚痹痛，怎么会肚子不舒服？

爷爷笑笑说，这就是中医的整体观。这种现象叫循经传感。你要是肚腹冷痛，一灸膝盖周围的足三里，肚腹就会暖洋洋的。你可以反过来想，一旦膝盖周围足三里受凉，也会寒气循经传导，上入腹中，导致冷痛、拉稀。

小指月说，原来是这样。爷爷说，还有脾主四肢，四肢经常受凉，脾胃消化也会不好。

这病人苦笑着说，有没有办法，可以让我的肚子痛彻底好了？这样不用每次疼痛时都麻烦你帮我艾灸。爷爷想了一下说，也有办法，要从根本上提高你的脾主运化的能力，这样四季脾旺不受邪。当脾胃温暖，邪气就不容易伤到它。

于是爷爷便教这病人做了一个艾叶肚兜，兜在脐腹之间。这病人用后，不但肚腹冷痛、便稀的症状消失了，而且胃口开，精神好，气色转红润，平时感冒都很少了。

小指月说，这招太妙了，连艾灸的时间都省了，而且艾灸只能灸一会儿，用这艾叶肚兜贴在肚腹上，却能持久地保护肚腹阳气，振奋脾胃。

爷爷说，脾主大腹，通过艾叶肚兜暖大腹，便是助脾胃。老年人脾胃强壮，百病难生，脾胃一虚，万病丛生。通过这种简验便廉的养生小招法，便可以让人长寿健康，保护阳气，防止外寒。

随后小指月在小笔记本中写道：

《杨诚经验方》记载，治产后腹痛欲死，因感寒起者，陈蕲艾二斤，焙干，捣铺脐上，以绢覆住，熨斗熨之，待口中艾气出，则痛自止。

《本草正》记载，艾叶能通十二经，而尤为肝脾肾之药，善于温中逐冷除湿，行血中之气、气中之滞，凡妇人血气寒滞者，最宜用之。或生用捣汁，或熟用煎汤，或用灸百病，或炒热敷熨可通经络，或袋盛包裹可温脐膝，表里生熟，俱有所宜。

◎下血必升举

一妇人经期出血不止，肚腹冷痛。

爷爷说，像这种虚寒性的崩漏，不能轻易用凉血止血之品，应该用温经止血的办法。于是给她用艾叶加上老姜，浓煎汤水，服后腹痛消，下血立止。

艾叶能够走小腹，把下焦阳气升上来。原来艾叶极苦，苦能降，苦降下焦，但它又有大辛纯阳之气，能够助阳气化以温升。所以艾叶是入下焦而走上也。

小指月便问，爷爷，这艾叶是温通的，怎么能够止血呢？它是一团阳气，不会动血，加重出血吗？

爷爷说，如果血热出血，一般就要用凉降之品，比如吐衄血往上溢，古人用四生丸，荷叶、侧柏叶、生地黄都是清肃下降的，反佐艾叶，止血之余防止寒凝血瘀。而对于虚寒下血，用艾叶和姜温升，看似有动血之忧，不过阴随阳升，血出自止。阴血会随着阳气而升降，阳气下陷则血易出，阳气升举则血能上行，阳气固密则血自止。可以用胶艾四物汤，为什么在一派养阴血的方中要加入艾叶呢？因为艾叶有血中之阳之称。

小指月马上明白了，原来下血必升举是这个道理。阳气除了主固密外，还能主升举，当身体阳气不足，固密不住阴血，阴血便会往下掉，这时只要温镇阳气，加强下焦阳气摄纳之权，那么阴血自然固密，不再血行失道，所以这种下血不是血热妄行，而是虚寒下血，通过温升而止血，叫阴随阳升。

爷爷说，产后宜温也是这个道理。随后小指月在小笔记本中记道：

《食疗本草》记载，产后泻血不止，干艾叶半两，熟老生姜半两，浓煎汤，一服立妙。

◎艾灸扁平疣

一女孩脸上长了很多扁平疣，害得她不敢出门，非常郁闷。

爷爷说，越不敢出门，越窝在家里，体质就越阴寒，越不见阳光，那些病毒就越喜欢上你。这女孩说，我不好意思出去见人啊。

爷爷便教她用艾条灸疣体，先盯着最大的疣体及最先起来的那个疣体。虽然艾条熏得脸上很热，艾烟也很呛人，但随后这些疣体竟然纷纷脱落，脸上光洁如初，并无任何瘢痕。

小指月说，爷爷，为什么要先灸最大的、最先长的疣体呢？爷爷说，这叫擒贼先擒王，把主将、主帅拿住，其他的便四散而逃了。

小指月又说，为什么用艾条可以把疣体给灸掉呢？爷爷说，这还是一个阳化气的问题。病毒是阴邪，阴邪能在体内不断生长，是因为病人身体阳化气功能不及，通过助阳化气，病毒就待不下去了。

小指月点点头。爷爷接着说，极热的地方病毒很难存活。扁平疣，西医认为是病毒感染所致，所以通过制阳光，可以消除这疣体阴邪。这一团疣休是有形之物，也是阴成形的产物，所以加强阳化气，就能把阴成形给气化了。如果碰到特别顽固的，还可以制成雄黄艾条，威力更大。

《本草纲目》中记载，艾叶，最好的是李时珍故乡蕲州产的蕲艾，蕲艾是天底下最道地的艾叶。服之则走三阴而逐一切寒湿，转肃杀之气为融和；灸之则透诸经而治百种病邪，起沉疴之人为康泰，其功亦大矣。

小指月说，照这样讲，用这艾条，不仅可以消肌表的小疙瘩，脏腑里的瘤结、经络百脉里的堵塞，是不是也可以温化？

爷爷对小指月触类旁通表示赞许，说，这也要辨证。如果是沉寒痼冷的，用上去确实有化瘤散结之功，可别小看这微微的艾叶阳火。张仲景说，火气虽微，内攻有力。这微微的火气可以把身体寒冷瘤结攻散。唯独微数之脉，慎不可灸。为什么呢？张仲景又说，因为火为阳，容易引人烦逆，焦骨伤筋，耗损血气。所以用艾灸治疗肿瘤包块，也是一条思路。一般对于身体虚寒，脉势不足，抵抗力差，身体容易长包块的病人，便可以采用这种办法。

随后小指月在小笔记本中写道：

据史料记载，比较早的用艾灸治病的杰出人物是晋代的鲍姑，鲍姑是大医家葛洪的妻子。《鲍姑记》里说，鲍姑用当地盛产的红脚艾叶，以救当地人身上长的赘瘤赘疣，一灼则消除无有。鲍姑在当地救治的病人非常多。当地人感动于鲍姑医德高尚，医术精湛，后来便在广州越秀山三元宫里建了鲍姑塑像，以表纪念之情，并且书写对联：妙手回春虬隐山房传医术，就地取材红艾古井出奇方。

83．炮姜

◎天冷爆水管与受凉出血

有个小伙子由于天气酷热，喝了两瓶冰冻啤酒，喝完后他就后悔了，肚子冷痛如绞，面色㿠白如纸，随后大便下血不止。

小指月说，爷爷，喝凉饮，一般会拉肚子，怎么他还下血呢？

爷爷说，血脉遇寒便会收引，收引后压力大便容易破裂。就像自来水管，如果冬天太冷，收缩得太厉害，管壁也会爆裂。

小指月马上意会到爷爷所说的热胀冷缩的道理，原来极寒极热都会导致管壁破裂。所以血压高的病人容易血管破裂，血溢出脉外，这时就要用些凉降之法，令热退火降血止。而伤寒饮冷导致血脉收引，拘急绞痛，也会破裂出血，这时就要用些温中之品，使寒气散开，血脉舒展，血液畅行，其血自止。

然后爷爷便说，用附子理中汤，把干姜改为炮姜。这小伙子吃了2剂附子理中汤，肚子冷痛消失了，出血自止。

小指月说，生姜、干姜、炮姜有什么不同呢？爷爷说，生姜是鲜品，就像少年，善于发散；干姜是经过晒干后水分蒸发，气味浓缩更含蓄，温热之性更集中，就像中年，守而不走，专门温壮里寒。如果他肚腹虚冷，泻痢，就用干姜。但他由于寒伤血脉，导致血溢脉外，泻痢带血，这时就要用炮姜，因为炮姜经过炮制后变黑，血见黑则止，所以这炮姜更像老年人，比干姜更稳守，既有温暖之气，又无妄动血液之虞，而且还能温经以止血。

《姚氏集验方》中提到，单味炮姜研成粉末，用米汤服下，专治脾胃虚寒，血痢不止。随后小指月在小笔记本中记道：

石熙瑞经验：炮姜为干姜炮炙焦黑而成，味辛苦，较之干姜，尤擅治吐血、崩漏等症。干姜大辛大热，适用于阴寒太盛，舌苔灰白而润者。而炮姜为阳中阴药，热减性钝，但辛散之性犹存，温能行气，气机畅达，则百脉平和，常用治反胃呕吐、肺寒久嗽、腹痛难禁等症，皆能随手取效。如伍白术、砂仁，可以鼓舞胃气以治胃呆纳差；伍参、苓、白术，可以振奋脾阳，以治脾虚不运；伍怀牛膝、当归，可以温经活血，以治足痿不用。

余用炮姜于幼科，亦常得心应手。曾治文氏子，2个月。发热、腹泻已6日，兼见恶心呕吐，纳差。1980年12月1日就诊于余。查体温39℃，舌苔白，指纹红。此为脾虚中寒，升降失职，虚热外浮。宜补脾理气，甘温除热。方用藿香、白参、木香、砂仁、法半夏、甘草各3克，茯苓、车前子、厚朴、炮姜、怀山药、麦芽、焦白术各6克，芡实10克。嘱服3剂。复诊：热退泻止，小便增多，稍有咳嗽。守上方加益智仁3克，黄芩6克，又3剂，诸症悉平。本例高热、腹泻并见，盖小儿气血未充，脾常不足，故常致清气下陷，气不归原，阳浮于外，虚热乃成。若脾胃健运，虚热必然自平。故以参、苓、白术诸药健脾止泻，以炮姜温中升阳而除虚热。余临证用炮姜于幼科，其发挥有五：配干葛、柴胡治风热骤起，配银柴胡、地骨皮治久热伤阴不退，配白参、厚朴治脾虚发热，配养血滋阴药治血虚发热，配参须、石斛治小儿夏季热。（《湖南省老中医医案选·第1辑》）

◎产后第一生化汤

《药性切用》记载，炮姜即干姜炮黑，辛苦大热，入脾胃而守中逐冷，救急回阳，为温中止血专药。产后虚冷需之，即设假热外浮，非炮姜导之不可。

按：二姜具战守不同，干姜辛热，逐里寒而表寒解；炮姜辛苦，除内寒而虚阳自回。但姜性辛热，孕妇均宜忌之。

产后宜温，小指月对这四个字体会得不太深刻。爷爷说，一个妇人刚生完孩子，是不是气力大虚，可以当成暂时性虚劳看待？

小指月一下子明白了，便想到《内经》里说的劳者温之的道理。原来虚极劳损必定气力不足，需要用温暖之品以助益之。而脾胃最主气力，主肌肉，这干姜或炮姜就能直入中土，温暖中州，阳生阴长，使气充血生，劳累得复。当一个人气力恢复时，就有劲去排邪浊了。

一妇人刚生完孩子，老是肚中冰冷，恶露排不干净，想排又排不畅快。

爷爷说，这叫心有余而力不足。身体想要把恶露赶出去，但又因为产后虚冷劳累，缺乏一股气力去推动。这时既要能够把气血温暖推动起来，而且又要防止动血、出血，该怎么办呢？小指月说，用产后第一方——生化汤。

爷爷点点头说，当然也可以用中成药，生化汤制成的颗粒。小指月随口把生化汤方歌背了出来：生化汤是产后方，归芎桃草酒炮姜。

爷爷说，还要加进童便为引，更能够引瘀血恶露下行，使浊阴出下窍。

这妇人吃完 3 剂生化汤后，不仅恶露排泄顺畅，而且觉得腹中暖洋洋的。

爷爷说，炮姜善走血分，长于温经止血，它能帮助身体把恶血排出去，又能够稳住新血，使不乱走。真是产后恶露不尽的一味良药啊！

随后小指月在小笔记本中记道：

《本草正》记载，阴盛格阳，火不归原，以及阳虚不能摄血，而吐血或下血，用炮姜最为止血要药。

84. 灶心土

◎锅底火弱，水谷不熟

《本草便读》记载，伏龙肝即灶心土，须对釜脐下经火久炼而成形者，具土之质，得火之性，化柔为刚，味兼辛苦。其功专入脾胃，有扶阳退阴、散结除邪之意。凡诸血病，由脾胃阳虚而不能统摄者，皆可用之，《金匮》黄土汤即此意。

一妇人，连冬天都喜欢吃雪糕，这已经不是身体需要，而是欲望需要。第二年春天，老是反胃，吃了东西不消化就吐了出来。

爷爷说，这是胃中虚冷，就像灶下没有火，虽然把食物放在锅里，食物也不会煮熟。胃中虚冷，火力不足，吃进的水谷腐化不了，吐出来还是未消化的原物。

小指月说，那就要给她温暖中土。爷爷说，有一味药平和有效，能够温灶下火，暖灶下土，使锅中水谷腐熟。

小指月一听就知道了，说，爷爷，就是灶心土，又叫伏龙肝。它本身就是农村柴火灶下面的黄土经过灶火久炼而成。

爷爷说，就用灶心土打成细粉，每次服用 6 克即可，可以用姜汤水送服，更能止呕温中。这病人吃了第一次就不反胃了，吃了 3 次感觉特别舒服，胃口大开。

爷爷叫她以后不要再吃冷饮了，吃伤了脾胃，不但会反胃，而且将来还会痛经，长肌瘤。随后小指月在小笔记本中记道：

郑长松经验，脾虚胃寒伏龙肝功著。胃主受纳腐熟水谷，必赖脾之阳气为动力。中阳不足，脾虚胃寒。复因孕后冲气充盛，冲脉隶于阳明，冲气上逆犯胃，则恶心呕吐，阻隔饮食。辛温之药为脾虚胃寒家所喜。黄宫绣云："伏龙肝久经火熬，则土味之甘已转为辛，土气之和已转为温矣。"味辛散逆以醒脾胃，性温暖胃以和中州，若配姜、夏、藿香等醒脾开胃、降逆止呕之品，其效益佳。

车某，女，32 岁。妊娠两个半月，自停经 40 天起，即饮食少思，进食稍多则恶心呕吐。近 20 天来，逐日加重，食入不久即阵阵呕吐，食出未化，吐尽方安，面色㿠白，舌质淡红，苔薄白滑，脉沉细弱。证系脾虚胃寒，不能运化。治宜温中降逆，醒脾开胃。伏龙肝 60 克，藿香、半夏、生姜各 9 克。先取伏龙肝水煮，待澄清后代水煎药。服药 1 剂，病势大减，3 剂后呕恶尽止，知饥思食。

后　记

很久很久以前，有个小山村，村民要经过一条小河，才能到对岸闹市去。购物在那里，读书也在那里。刚开始村里有人专门以摆渡为生，利用小竹筏把村民载过对岸，去进行货物的交流和知识的融合。

后来村里的人越来越多，而且小河经常发大水，摆渡的小竹筏也不安全。有人就提议要建造一条桥梁，刚开始村民以为这么大的工程，怎么可能完成？可提议的人默默地去建造桥梁，然后越来越多的人加入这个队伍中来。

几年后一条牢固的桥梁横跨过这条小河，从此人们能够自由往返于河流两岸，孩子读书，家庭购物，日常生活都很方便。

中医是运用小竹筏来帮助一个个的人到达健康的彼岸，还是搭建一座通往古典中医智慧的桥梁，让全世界的人都能够轻松地出入于传统中医，走一条真正的健康之路，中医需要一个个地度病人，更要普度大众。

如果说不断地临床是用小竹筏来摆渡救治一个个病人，那么总结经验，普及教育，便是在搭建一座真正的中医桥梁，这需要更多的中医有心人去做。

中医的普及需要搭建很多桥梁，比如通向各种中药的桥梁，通向各类名方偏方的桥梁，还有通向医理真谛的桥梁。正如城市会搭建很多天桥，方便往来人群。又如网络会有很多链接，能够搜索到很多有用的信息。

当中医普及的桥梁越来越宽阔、越来越多时，整个中医就真正会成为大众生活中不可或缺的一部分。古代很多医家的经验，就像一个个砖块，一条条钢筋，一包包水泥，可谓是应有尽有。

现在最缺乏的不是材料，而是我们大家一起齐心共举，用这些材料去搭建桥梁，方便大众，能迅速步入中医之门，走一条健康养生之路！

（《小郎中学医记——爷孙俩的中医故事 4》完结，敬请期待下一部《小郎中学医记——爷孙俩的中医故事 5》）。